Abnehmen und dabei genießen

Doris Wolf

Abnehmen und dabei genießen

Ohne Diäten, Kalorienzählen
und Verzicht zum Wunschgewicht

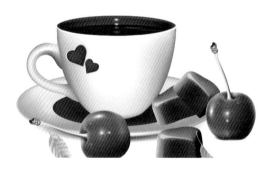

PAL Verlagsgesellschaft mbH
Seit 30 Jahren der Verlag für praktisch anwendbare
Lebenshilfen erfahrener Psychotherapeuten

Bibliografische Information der Deutschen Nationalbibliothek
Die Deutsche Nationalbibliothek verzeichnet diese
Publikation in der Deutschen Nationalbibliografie,
abrufbar im Internet über http://dnb.d-nb.de

© PAL Verlagsgesellschaft, Mannheim
www.palverlag.de
ISBN 978-3-923614-60-8
7. Auflage 2014
Alle Rechte vorbehalten
Bild Umschlag: © Eleonora Ivanova - Fotolia.com

Dr. Doris Wolf arbeitet zusammen mit Ihrem Partner
und Kollegen Dr. Rolf Merkle seit 30 Jahren als
Psychotherapeutin in eigener Praxis.

Die Internetseite der Autorin
www.doriswolf.de

Die Ratschläge dieses Buches sind von der Autorin und
vom Verlag sorgfältig geprüft. Autorin und Verlag
können jedoch keine Garantie geben und schließen jede
Haftung für Personen-, Sach- und Vermögensschäden
aus.

Inhalt

Einleitung	7
1 Diäten - der sichere Weg zum Übergewicht	13
2 Mein Ziel: Natürlich schlank - wann und was ich esse	32
3 Mein Ziel: Natürlich schlank - wie ich esse und wann ich aufhöre	63
4 Wie ich mir Gewohnheiten und Phantasien zu Verbündeten mache	90
5 Wie ich mein bester Freund werde	116
6 Wie ich Angst vor Ablehnung und Langeweile überwinde	147
7 Wie ich Ärger- und Schuldgefühle abbaue	172
8 Wie ich meinen Genuss steigere und mein Verlangen stoppe	201
9 Wie ich meinen Körper optimal unterstütze	240
10 Wie ich mit einem Rückfall umgehe und welche Ziele ich habe	261
Anhang: Die wichtigsten Schritte des Natural Weight Program auf einen Blick	292
Weiterführende Literatur	

Einleitung

Liebe Leserin, lieber Leser,

herzlich willkommen beim Natural Weight Program. ‹Abnehmen mit Genuss und natürlich schlank bleiben›, heißt die Devise dieses Programms. Es basiert auf meinen persönlichen Erfahrungen, denen meiner Klienten sowie anerkannten psychologischen und medizinischen Erkenntnissen.

Dieses neu entwickelte Programm - im Folgenden werde ich nur noch vom NWP sprechen - kann Ihr Leben verändern. Sie erfahren, wie Sie ohne lästiges Zählen der Kalorien oder ‚Fettaugen' wieder mit Genuss essen und trotzdem Ihr Gewichtsproblem in den Griff bekommen können. Sie lernen die Gründe kennen, warum Sie nach Herzenslust fett- und kalorienreiche Nahrungsmittel essen und vor allem genießen können und dennoch nicht zunehmen werden. Und Sie erfahren, warum Sie auf teure und geschmacklose Diät- und Light-Produkte verzichten können. All das ist möglich, weil dieses Programm auf die Ursachen Ihres Übergewichts eingeht. Das NWP eröffnet Ihnen (wieder) völlig neue Perspektiven: Weg von der Waage, weg von der Konzentration auf Ihr Gewicht zu dem, was es für Sie sonst noch Schönes und Spannendes im Leben geben kann.

Sie lernen das Geheimnis jener beneidenswerten Menschen kennen, die sich keine Gedanken um Low-Fat- oder Diätprodukte machen, die keinen Unterschied zwischen „Du-darfst"- und „Du-darfst-nicht"-Nahrungsmitteln machen, die im Gegenteil alles essen, worauf sie Lust haben, und dennoch schlank bleiben. Die Rede ist von den natürlich schlanken Menschen. Die Lebens- und Ernährungsweise natürlich schlanker Menschen ist ein Schlüssel zur Lösung Ihres Übergewichtsproblems.

Wann ist das Natural Weight Program für Sie geeignet?

Eine Antwort auf diese Frage erhalten Sie, wenn Sie mehrere der folgenden Feststellungen bejahen können:

- Ich habe schon eine oder mehrere Diäten hinter mir.
- Nach jeder Diät habe ich wieder mein altes Gewicht erreicht bzw. noch mehr zugenommen.
- Ich mache mir sehr viele Gedanken um das Essen; was ich essen darf und was nicht.
- Ich esse heimlich.
- Ich kontrolliere mein Essverhalten.
- Wenn es mir schlecht geht, dann gönne ich mir etwas zum Essen.
- Ich habe schon Abführmittel und Appetitzügler genommen, um abzunehmen.
- Ich kaufe und esse Nahrungsmittel, die fett- oder kalorienreduziert sind.
- Ich kontrolliere mein Gewicht (fast) täglich.
- Ich verkneife mir die meiste Zeit viele Speisen, die ich eigentlich mag.
- Ich habe immer wieder Heißhungerattacken.
- Ich habe ein schlechtes Gewissen, wenn ich esse, worauf ich Lust habe.
- Ich beschäftige mich häufig mit der Frage, ob das, was ich esse, dick macht.
- Ich esse auch, wenn ich frustriert, unzufrieden, unausgefüllt, ärgerlich, ängstlich, einsam oder wütend bin; dann fühle ich mich etwas besser.
- Ich halte mich für zu dick und mag meinen Körper nicht.
- Ich beneide all die Schlanken, die alles essen können, worauf sie gerade Lust haben, ohne sich um die Kalorien zu kümmern, und dennoch nicht zunehmen.
- Ich hasse mich, wenn ich wieder mal mehr gegessen habe, als ich mir vorgenommen habe.
- Ich schäme mich wegen meines Gewichts.

- Ich möchte mein Essen genießen und mir deshalb keine Schuldgefühle machen.
- Ich möchte nie mehr eine Diät machen.
- Ich möchte mein Verlangen besiegen.
- Ich möchte mich in meinem Körper wohl fühlen.
- Ich möchte ausgeglichener und selbstbewusster sein.
- Ich möchte genau das essen, worauf und wann immer ich Lust habe.
- Ich möchte abnehmen und dann mein Gewicht halten.

Haben Sie mehrere Feststellungen mit Ja beantwortet? Dann ist dieses Programm genau das Richtige für Sie. Was Sie nämlich getrost in Zukunft durch die Teilnahme am NWP vergessen können, sind:

- Ihre Waage
- Ihre Kalorien- und Jouletabellen
- teure und nach nichts schmeckende Diät-Produkte
- Appetitzügler und Abführmittel
- neue und vermeintlich revolutionäre Diäten
- Ihr schlechtes Gewissen, weil Sie gesündigt haben
- Inhaltsangaben über Fett-, Zucker- und Kaloriengehalt
- das lästige und zeitraubende Abzählen und Abwiegen von Nahrungsmitteln
- den verkrampften Umgang mit vermeintlich dickmachenden und deshalb von vielen als ungesund eingestuften Nahrungsmitteln
- das Gefühl, nicht satt zu sein, und daher unbefriedigt vom Tisch aufzustehen
- Heißhungerattacken
- die Einteilung in „Du-darfst"- und „Du-darfst-nicht"-Nahrungsmittel

Die wichtigsten Vorteile des Natural Weight Program

Diäten und Diät-Produkte gehören für Sie der Vergangenheit an.
Diäten sind nicht nur ungesund, sie sind auch der sichere Weg zu einem noch größeren Übergewicht. Das bedeutet für Sie fortan: Keine Selbstkasteiung mehr, keine Verbote mehr. Sie können abnehmen ohne Diät.

Sie dürfen, ja, sollen alles essen, worauf Sie Lust haben.
Schluss mit der Selbstkasteiung durch Diätmargarine oder Light-Produkte. Wenn Ihnen der langweilige und nach nichts schmeckende Magerquark, der Tofu oder das Müsli zum Hals heraushängen und Sie Appetit auf Pasta mit Champignon-Sahnesauce oder einen Käse mit 75% Fett haben, dann genießen Sie diese Speisen ohne schlechtes Gewissen und ohne Angst, gleich eine Kleidergröße mehr zu benötigen. Sie dürfen, ja, Sie sollen alles essen, worauf Sie Lust und Appetit haben. Alle Nahrungsmittel und Speisen sind von heute an „Du-darfst"-Nahrungsmittel.

Sie können essen, bis Sie satt sind.
Hungergefühle und das Gefühl, zu kurz zu kommen, gehören der Vergangenheit an. Sie werden fortan zufrieden und befriedigt vom Tisch aufstehen.

Sie haben wieder Spaß am Essen und genießen es.
Die Zeiten, in denen Sie mit einem schlechten Gewissen oder heimlich gegessen haben, gehören der Vergangenheit an. Im Gegenteil: Sie werden Spaß am Genuss haben und sich auf ein leckeres Essen freuen.

Sie sind nicht mehr Opfer Ihres Verlangens.
Ihr Verlangen nach Essen, sofern es nicht auf körperlichem Hunger beruht, können Sie beeinflussen, sodass es sich auflöst, ohne dass Sie es mit Essen befriedigen müssen.

Negative Gefühle, die Sie bisher zum Essen verleitet haben, werden Sie nun mittels einfacher psychologischer Strategien bewältigen. Sie lernen, sich selbst auf natürliche Weise zu trösten, zu entspannen und es sich emotional gut gehen zu lassen. Das Essen als Seelentröster hat ausgedient.

Sie fühlen sich wohl in Ihrem Körper und behandeln ihn liebevoll. Verachtung und Hass auf Ihren Körper werden Sie überwinden, und Sie werden Ihren Körper als Ihre Heimat betrachten, die Sie liebevoll umsorgen.

Das Thema Abnehmen können Sie abhaken. Wie ein Drogensüchtiger permanent an seine Drogen denkt, denken Sie Tag für Tag an Ihr Gewicht und an das, was Sie essen dürfen und was nicht. Sie sind ständig mit Abwiegen, Zählen und Kontrollieren beschäftigt. Wenn Sie sich die Strategien der natürlich schlanken Menschen aneignen, können Sie endlich wieder leben und Ihre Energie in lohnenswertere und genussvollere Aktivitäten stecken. Und Sie können sich gleich von Anfang an in Ihrem Körper wohl fühlen - nicht erst, wenn Sie abgenommen haben.

Sie werden sehr viel Geld sparen. Das Geld für teure Diätprodukte, Abführmittel, Wunderpillen oder Bücher können Sie jetzt für die Dinge ausgeben, die Sie sich schon immer gewünscht haben, aber bisher kein Geld dafür übrig hatten.

Wie Sie am meisten vom Natural Weight Program profitieren

1. Lesen Sie das NWP erst einmal in einem Rutsch durch, um Ihre Neugier zu befriedigen.

2. Arbeiten Sie danach Kapitel für Kapitel durch. Markieren Sie die für Sie wichtigen Erkenntnisse mit einem farbigen Marker. Je häufiger Sie sich diese in Erinnerung rufen, desto mehr werden sie Ihnen nützen.
3. Die Kapitel sind so angelegt, dass Sie aufeinander aufbauen. Beantworten Sie bitte in jedem Kapitel die Fragen und machen Sie die Übungen, bevor Sie zum nächsten Kapitel übergehen.
4. Am besten kommen Sie voran, wenn Sie die Übungen des jeweiligen Kapitels zunächst mindestens 1 Woche, besser noch 14 Tage, umsetzen, bevor Sie zum nächsten Kapitel übergehen.
5. Wenn Sie möchten, legen Sie sich ein Schlankheits-Tagebuch an, in dem Sie wichtige Erkenntnisse notieren und in dem Sie auch die schriftlichen Übungen aus den einzelnen Kapiteln machen können.
6. Sie werden in den einzelnen Kapiteln viele hilfreiche Strategien finden. Nicht alle werden auf Sie zutreffen oder Sie ansprechen. Wählen Sie die Strategien aus, die Sie in Ihrem Leben anwenden möchten.
7. Erzählen Sie anderen von Ihrem Vorsatz, ein natürlich schlanker Mensch werden zu wollen. Dies stärkt Ihre Motivation und Ihr Durchhaltevermögen.

Ich habe der Einfachheit halber und der besseren Lesbarkeit wegen im gesamten Programm die männliche Form gewählt: „der Übergewichtige", „der natürlich Schlanke", „der andere". Bitte verzeihen Sie mir das. Selbstverständlich spreche ich auch, bzw. insbesondere uns Frauen an.

1
Diäten - der sichere Weg zum Übergewicht

Liebe Leserin, lieber Leser,
ich weiß, wie verzweifelt man nach vielen Diäten ist und wie sehr man sich nach einem Fressanfall verachtet. Ich habe selbst erlebt, wie hilflos man sich seinem Verlangen ausgeliefert fühlt, und wie wenig man glaubt, Einfluss darauf zu haben. Ich fühle mit Ihnen, wie Sie den Gang zur Waage als Gang zum Schafott erleben, und wie Sie Ihr Anblick im Spiegel schmerzt. Ich weiß, wie es sich anfühlt, die Ausmaße seines Körpers zu hassen, und wie schwer es einem dennoch fällt, sich selbst zu kasteien.

Bitte akzeptieren Sie diese schmerzlichen Gefühle - nur noch für eine Weile. Ihr Leben kann und wird bald anders aussehen - wenn Sie es zulassen und sich die Chance geben. Ich möchte Ihnen Genuss, Lebensfreude, Freude an Ihrem Körper, mehr Energie und Freude im Kontakt mit anderen Menschen zurückgeben. Sie haben es verdient.

Zunächst aber wollen und müssen wir uns damit befassen, weshalb Sie in den letzten Jahren all diese enttäuschenden und leidvollen Erfahrungen mit sich, Ihrem Essverhalten und Ihrem Körper machen mussten. Wir wollen uns damit auseinandersetzen, weshalb Sie grundsätzlich etwas in Ihrem Leben ändern müssen, um nicht immer wieder frustriert zu sein. Sie müssen nicht an sich zweifeln oder sich als Versager sehen. Nicht Sie haben versagt! Es waren lediglich die falschen Wege und Strategien, die Sie gewählt haben, um Ihre Ziele zu erreichen.

Diäten und Diätprodukte - sind sie der Schlüssel zum Wunschgewicht?

Die Spatzen pfeifen es seit Jahren immer lauter von den Dächern und es ist nicht mehr zu übersehen: Immer mehr Menschen sind übergewichtig.

Und so verwundert es nicht, wenn wir von immer neuen Schlankheitspülverchen und Pillen, Appetitzüglern und Diätwellen überschwemmt werden. Und es mangelt nicht an Ernährungsexperten, die uns durch immer neue Ernährungs- und Diätvorschriften von der Geisel Übergewicht befreien wollen. Jeder dieser Experten kann angeblich auf Untersuchungen verweisen, die die Wirksamkeit seiner Methode belegen. Der eine schwört auf eine fettreduzierte Kost, lässt uns ‚Fettpunkte' sammeln und unbegrenzt mit Kohlenhydraten satt essen. Ein anderer schwört auf Trennkost, wieder ein anderer lässt uns Eiweiß und Fett unbeschränkt essen, verbietet dafür aber Kohlenhydrate. Und fast täglich kommen neue Schlankheitsmittel und Wunderpillen hinzu, die uns die frohe Botschaft verkünden, wir dürften alles essen, bis wir satt sind, und dennoch würden die Pfunde nur so purzeln.

Wem können, wem sollen wir glauben? Sind Sie nicht auch schon reichlich verwirrt und verunsichert durch so viele unterschiedliche und immer neue Ratschläge? Und haben Sie nicht auch schon am eigenen Leib die leidvolle Erfahrung gemacht, dass die vollmundigen Versprechungen der Werbung wie eine Seifenblase zerplatzt sind und Sie verbittert zurückblieben? Ich war auf jeden Fall immer wieder aufs Neue von mir und all den erfolglosen Versuchen enttäuscht, als ich noch die Hoffnung hatte, mittels Diäten mein Gewicht in den Griff bekommen zu können.

Tatsache ist: Immer mehr Menschen nehmen kalorienreduzierte Nahrungsmittel zu sich. Immer mehr Menschen greifen zu Low-Fat (Fett reduzierten), Low-Sugar (mit Süßstoff angereicherten) oder Light-Produkten. Tatsache ist aber auch, dass die Zahl der Übergewichtigen steigt, obwohl sie doch abnehmen müsste, wenn die Versprechungen der Experten und der Diäten stimmen würden, oder?

Jahrelang wurde uns suggeriert: Vermeidet Fett, denn Fett macht schließlich fett. Was Ihnen und mir aber zu denken geben sollte: Werfen wir einen Blick über die Grenzen, etwa nach Dänemark oder Schweden. Die Dänen und Schweden konsumieren weitaus mehr Fett als wir Deutschen und sind dennoch insgesamt schlanker als wir. Und im Vergleich mit den Holländern, die genauso viel Fett essen wie wir Deutsche, gibt es bei uns viermal mehr Dicke. Und die angeblich Dicksten in Europa, die Russen, essen am wenigsten Fett von allen! Ist es also doch keine Frage des Fettes, ob wir schlank oder dick sind?

Abgesehen von diesen Ungereimtheiten muss man, wenn man Fett vermeiden will, ständig den Fettgehalt der Nahrung kontrollieren und dies führt zu einem verkrampften Umgang mit dem Essen und fördert so die Diätmentalität. Hinzu kommt, dass fettarme Produkte nicht schmecken und keinen Genuss darstellen. Fettarme Produkte mögen sättigen, aber nicht befriedigen. Ich denke, es geht Ihnen da wie mir. Ja, es gibt sogar kritische Stimmen, die sagen, eine fettarme Ernährung sei nicht gesund. So fördere eine fettarme Ernährung bei Übergewichtigen mit überwiegend sitzender Beschäftigung Störungen des Zucker- und Insulinstoffwechsels. Außerdem bewirke sie einen Anstieg der Blutfette und eine Senkung des ‹guten› HDL Cholesterins.

Wem können, wem sollen wir denn nun glauben? Eine große Übereinstimmung unter fast allen Ernährungswissenschaftlern herrscht jedoch Gott sei Dank weltweit bei der Frage: Wirken Diäten?

*Die bittere Wahrheit ist:
Diäten wirken nicht.*

Unter Diät verstehe ich jede Form der Kontrolle der Nahrungseinschränkung, gleichgültig, was man einschränkt, ob nun Fette, Eiweiß oder Kohlenhydrate. Diäten helfen Ihnen bestenfalls, kurzfristig Gewicht zu verlieren. Aber das ist ja schließlich kein Kunststück. Die Kunst besteht darin, langfristig das reduzierte Gewicht zu halten, richtig? Das aber schaffen die allerwenigsten Menschen mit einer Diät.

Wissenschaftliche Untersuchungen zeigen ganz klar, dass nur 2 - 5 % aller Personen, die eine Diät machen, abnehmen und das reduzierte Gewicht über Jahre hinweg halten können. Diese 2 - 5 % schaffen das, weil sie diszipliniert genug sind, über Jahre hinweg eisern Diät zu halten und nach den Vorschriften der jeweiligen Diät zu leben.

Die psychologischen Gründe, warum Diäten nicht wirken

Diäten funktionieren nicht, weil sie eine Form der Selbstkasteiung sind, die sehr viel Selbstdisziplin und Energie erfordert. Man muss ständig das Verlangen nach sog. dickmachenden, aber genussvollen Nahrungsmitteln unterdrücken. Wer aber will sich schon ein Vergnügen vorenthalten? Das ist auf Dauer frustrierend und sehr anstrengend.

Hinzu kommt, dass das Verbotene für uns immer interessanter ist, als das Erlaubte. Immer dann, wenn wir uns etwas verbieten, kreist in unserem Kopf der Gedanke „Ich darf nicht ...". Stellen Sie sich einmal vor, Sie stehen morgens mit dem Gedanken auf: *„Ich darf heute auf gar keinen Fall Schokolade essen."* Was wird passieren? Nun, Sie werden sehr häufig an Schokolade denken, und Ihnen werden tausend Reklametafeln für Schokolade ins Auge springen. Und jedes Mal, wenn Sie an Ihre Lieblingsschokolade denken, wird Ihnen das Wasser im Mund zusammenlaufen. Und jedes Mal müssen Sie hart gegen sich selbst sein und sich die Schokolade verkneifen. Wie lange stehen Sie diesen Kampf zwischen Verlangen und Verbot durch?

Diäten machen aus normalen Essern Menschen, die Angst vor dem Essen haben. Das Essen wird zum Feind. Vor Beginn der Diät isst der Übergewichtige noch einmal alles, was er in Zukunft nicht mehr essen darf. Er isst quasi seine Henkersmahlzeit. Dann beginnt er, das Essen in „du darfst"- und „du darfst nicht"- Kategorien einzuteilen. Was zählt, sind die Anzahl der Kalorien und ob es die Diät erlaubt. Seine ersten Gedanken beim Aufwachen am Morgen sind: *„Wie kämpfe ich heute dagegen an, nicht zu essen, was mich dick macht?"* All seine Gedanken kreisen um das Essen. Isst er ‚erlaubtes' Essen, hat er meist kaum Genuss.

Deshalb isst er dann meist doppelt so viel davon. Gleichzeitig denkt er permanent an ‚du darfst nicht'-Speisen und kämpft gegen sein Verlangen an. Die ersten Tage gewinnt er den Kampf. Dann fängt er an zu schummeln, bis er schließlich einen Fressanfall bekommt und alles ‚Verbotene' in Übermengen und in Windeseile in sich hineinstopft.

Nach dem Fressanfall sieht sich der Übergewichtige als Versager und nimmt sich vor, noch mehr Kontrolle über sein Essverhalten auszuüben. Er kennt nur zwei Alternativen: die Diät oder das zwanghafte und unkontrollierte Essen. Das Problem der Diäten ist, dass andere bestimmen, was, wieviel und wann Sie etwas essen sollen. Sie lernen, dass Sie sich nicht auf Ihren Körper und Ihre Kontrolle verlassen können. Aber was wissen Diätexperten schon, wann und worauf Sie und Ihr Körper gerade Appetit haben?

Die Diätmentalität

Es existieren ganz charakteristische Einstellungen gegenüber Diäten, die ich als Diätmentalität bezeichnen möchte. Diese Einstellungen halten Übergewichtige davon ab, ihr Gewicht auf Dauer zu reduzieren, und lassen sie sich als Versager fühlen. Einige Einstellungen zu Diäten habe ich im Folgenden aufgeführt. Schauen Sie nach, ob Sie auch Ihre Einstellungen darunter entdecken:

„Bestimmte Speisen machen fett. Deshalb muss ich diese meiden." „Nur kalorienarme Speisen sind gut."
Wenn Sie so denken, übersehen Sie, dass die Speisen nicht das eigentliche Problem sind, sondern Ihre Art, sie zu essen. Jede Speise kann mit der Zeit zu Übergewicht führen, wenn sie in Unmengen gegessen wird, oder wenn man isst, obwohl man keinen Hunger hat. Im Grunde genommen ist eine Speise als solche weder gut, noch schlecht.

„Dick zu sein, ist schlecht, und schlank zu sein, gut. Erst wenn ich schlank bin, bin ich liebenswert und attraktiv."
Diese Einstellung veranlasst Sie, eine Diät zu machen, um schlank und attraktiv zu werden. Sie glauben, erst dann könnten Sie sich akzeptieren. Wiederholte Misserfolge führen zu immer größerer Selbstabwertung und Ablehnung.

Sich so lange abzulehnen, bis man schlank ist, ist meist eine Garantie dafür, dick zu bleiben.

Selbstablehnung führt nämlich zu Anspannung und Unzufriedenheit und diese führen häufig zum Frustessen.

„Andere wissen besser als ich, was ich essen darf."
Wenn Sie so denken, geben Sie den Diätexperten Macht über Ihr Essverhalten und gleichzeitig auch die Verantwortung für Ihren Erfolg oder Misserfolg. Sie gehen nach der Diät und nicht nach dem, was Ihnen schmeckt. Tatsächlich sind Sie jedoch der Einzige, der dafür verantwortlich ist, was in seinen Mund gelangt. Sie sind der Einzige, der für Erfolg und Misserfolg verantwortlich ist.

„Ich bin ein Versager."
Wenn Sie eine Diät befolgen, geraten Sie meist in folgenden Kreislauf:

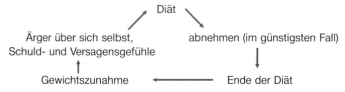

Die meiste Zeit verbringen Sie damit, sich mit dem Essen zu beschäftigen; was Sie essen dürfen, was nicht, wieviel Sie heute zu/abnehmen, wie viele Kalorien im Essen enthalten sind, usw. Sie beginnen, sich selbst zu hassen, weil Sie nach jeder Diät wieder zunehmen.

„Ich darf nicht alles essen. Ich muss mich einschränken."
Sie sind der Meinung, dass Sie nicht das essen dürfen, was Sie gerne essen möchten. Sie glauben, Gewichtsabnahme sei nur durch Selbstverzicht und Bestrafung möglich.

Jede Selbstkasteiung führt zu Fressanfällen und Rebellion. Erst uneingeschränkte Erlaubnis aller Speisen führt zu einer erfolgreichen dauerhaften Gewichtsabnahme.

„Je schneller, desto besser."
Sie sind der Meinung, eine Diät müsse schnell zum Erfolg führen. Wenn Sie erst einmal abgenommen hätten, dann lösen sich Ihre Probleme von selbst. In Wirklichkeit jedoch ist jede Blitz-Diät schädlich für den Organismus. Erfolglose Schlankheitskuren führen zu erhöhtem Übergewicht und Rückfälle sind vorprogrammiert.

„Das Gewicht ist das Problem, nicht die Ursachen dahinter."
Mit dieser Einstellung werden Sie von einer Diät zur ande-

ren wechseln. Bestenfalls werden Sie während der Diät abnehmen. Nach Ende der Diät werden Sie jedoch alles oder sogar noch mehr zunehmen. In Wirklichkeit ist Ihr Gewicht nicht Ihr Hauptproblem. Ihr Problem sind falsche Ernährungsgewohnheiten. Sie essen, wenn Sie keinen körperlichen Hunger haben, etwa bei Frust, Langeweile, usw.

„Ich halte eine Zeit lang Diät, bis ich schlank bin, dann kann ich wieder ‚normal' essen."
Diese Einstellung führt zwangsläufig zum Misserfolg, denn Normalessen bedeutet für die meisten Übergewichtigen, in Situationen zu essen, in denen schlanke Menschen nicht essen. Es bedeutet, mehr zu essen, als der Körper benötigt.

Die biologischen Gründe, warum Diäten nicht wirken

1. Unser Körper besitzt einen Überlebenstrieb. Auf Nahrungsentzug reagiert er mit immer stärker werdenden Hungersignalen. Für uns beginnt ein stetiger Kampf gegen diese Signale - meist sind wir irgendwann die Verlierer und brechen die Diät ab.
2. Wenn wir abnehmen, also Fett verlieren, dann schaltet unser Stoffwechsel auf Sparflamme. Er senkt den Verbrauch an Kalorien drastisch - und das auch noch Wochen und Monate nach Beendigung der Diät. D.h. unser Körper (ver)braucht weniger Kalorien für den Erhalt seiner lebensnotwendigen Funktionen und zwar umso weniger, je mehr Fett durch die Diät verloren gegangen ist!

Wenn wir nach Beendigung der Diät wieder zu unseren normalen Essgewohnheiten zurückkehren, dann benutzt unser Körper die zugeführten Kalorien nicht für seinen laufenden Betrieb. Er füllt damit zuerst die leeren Fettzellen wieder auf, und wir nehmen zu.

Das ist ein Überlebensprogramm, das aus der Zeit

stammt, als es noch keine ständig gut gefüllten Supermarktregale gab. Unser Körper sagt sich quasi: „Die Zeiten sind unsicher. Also verwerte die Nahrung, die du bekommst, möglichst gut. Wer weiß, wann die nächste Hungerperiode (Diät) kommt und es wieder etwas zu essen gibt. Lege sicherheitshalber erst mal einen Vorrat an."

Die Folge: Wir nehmen nach Abschluss einer Diät zu und in der Regel legt unser Körper noch mehr Fettpolster an, als er schon hatte, und wir werden noch dicker.

3. Ein weiterer biologischer Grund, warum wir nach Diäten wieder zunehmen, ist, dass entleerte Fettzellen permanent Hilfesignale in Form von starken Hungergefühlen an das zentrale Nervensystem schicken. Wir bekommen unbändigen Heißhunger, den wir befriedigen wollen. Selbst wenn die Fettzellen wieder gefüllt sind, hören diese Hungersignale nicht auf, so dass wir mehr essen, als der Körper verbrauchen kann, d.h wir nehmen zu. Bei einer kalorienreduzierten Diät muss man die Nahrungsration also ständig reduzieren, um weiter abzunehmen.

Aus diesen psychologischen und biologischen Gründen sind Diäten für die allermeisten Menschen ungeeignet, um auf Dauer ihr Gewicht zu reduzieren und zu halten.

Was also tun? Schauen wir uns einmal an, wie jene Menschen leben, die schlank sind **und** es auch bleiben. Schauen wir, ob wir etwas von ihnen lernen können. Denn wenn uns jemand etwas darüber verraten kann, wie man schlank bleibt, dann doch die wahren Experten, die Schlanken, oder?

Schlanke Menschen - ein Vorbild für uns?

Der Unterschied zwischen Übergewichtigen und natürlich

Schlanken liegt in ihrem Denken und Handeln. Wenn ich von natürlich schlanken Menschen spreche, meine ich nicht die zwanghaft schlanken Menschen, die manchmal alles Essbare wie Verhungernde verschlingen und dann wieder eine Zeit lang jede Kalorie zählen und nur von Tee und Selleriestangen leben, um ihr Gewicht zu halten. Ich meine auch nicht diejenigen, die alles essen, um dann den Finger in den Hals zu stecken und sich zu erbrechen.

Ich meine diejenigen Menschen, die einen ganz natürlichen Umgang mit dem Essen haben. Es sind Menschen, die beneidenswert schlank sind und es auch bleiben. Und wahrscheinlich haben Sie sich schon mehr als einmal gefragt - und geärgert, wie es diese Menschen schaffen, ihr Gewicht zu halten, obwohl sie sich überhaupt keine Gedanken um die Menge der Kalorien in Sahnetorten, in Pommes Frites oder Cheeseburgern machen. Im Gegenteil: Diese Beneidenswerten, zu denen ich inzwischen auch gehöre, essen alles unbekümmert, worauf sie Lust haben, und haben obendrein auch noch Spaß am Essen.

Wie machen die das? Haben sie ein Geheimnis? Liegt es an ihren Genen? Haben Sie einen besonderen Stoffwechsel? Nach allem, was wir wissen, haben sie ihr Schlanksein in erster Linie ihrer Art und Weise zu verdanken, wie sie essen, und nicht dem, was sie essen.

Wie essen natürlich Schlanke im Vergleich zu Übergewichtigen?

Natürlich Schlanke essen nur, wenn sie körperlichen Hunger haben. Wenn sie sich emotional schlecht fühlen, dann essen sie eher weniger. Sie kennen und nutzen andere Strategien als das Essen, um ihr emotionales Wohlbefinden wiederherzustellen.
Übergewichtige dagegen essen selten, weil sie körperlich hungrig sind. Sie essen, weil gerade Essenszeit ist, weil ein

Stück Kuchen in Reichweite ist oder weil sie etwas zu essen angeboten bekommen. Vor allem aber essen sie sehr häufig, wenn sie sich emotional schlecht fühlen. Sie benutzen das Essen als Seelentröster. Sie kennen keine anderen Strategien als das Essen, um negative Gefühle wie Ärger, Stress, Einsamkeit, Unzufriedenheit zu lindern. Schätzungen zufolge essen Übergewichtige in 75% aller Fälle nur aus einem Grund: weil sie sich emotional schlecht fühlen.

Natürlich Schlanke wählen ihr Essen danach aus, worauf sie Lust haben, und genießen es in vollen Zügen. Sie wissen in der Regel nicht Bescheid über gesunde Ernährung oder die Menge der Kalorien in ihrer Nahrung. Ja, sie wissen meist noch nicht einmal, wie viel sie wiegen.
Übergewichtige sind dagegen Kalorien- und Diätspezialisten. Bei allem, was Übergewichtige essen, fragen sie sich, wie viele Kalorien sie zu sich nehmen und ob ihr Kalorienbedarf nicht schon gedeckt ist. Sie informieren sich ständig über die neuesten Gesundheitstrends, und sie können oft genau sagen, wie lange man Rad fahren oder joggen muss, um die Kalorien eines Stück Käsekuchens zu verbrauchen.

Natürlich Schlanke genießen ihr Essen mit allen Sinnen. Sie schmecken und riechen bewusst, was sie zu sich nehmen und genießen die Aromen und Gewürze des Essens. Sie haben häufig auch eine besondere Vorliebe für naturbelassene Produkte. Sie lassen sich Zeit fürs Essen. Wenn sie essen, essen sie, wenn sie arbeiten, arbeiten sie. D.h. sie sind mit ihren Gedanken bei dem, was sie gerade tun. Es ist ihnen wichtig, in einer angenehmen Umgebung zu essen. Und sie kommen selten auf die Idee, im Stehen oder zwischen Tür und Angel zu essen.
Übergewichtige dagegen schlingen in der Regel ihr Essen hinunter. Sie essen, während sie andere Dinge tun und spüren so überhaupt nicht, ob sie noch Hunger haben, weil sie mit ihren Gedanken und ihrer Aufmerksamkeit woanders sind. Sie essen heimlich oder nebenbei.

Natürlich Schlanke hören mit dem Essen auf, wenn sie satt sind. Sie hören auf ihren Körper und seine Signale. Deshalb nehmen sie auch nicht mehr Kalorien zu sich, als ihr Körper benötigt. Sind sie satt, legen sie Messer und Gabel weg und lassen ihren Teller im Restaurant zurückgehen, auch wenn dieser noch halb voll ist. Wenn sie satt sind, dann kann man sie selbst mit den köstlichsten Leckereien nicht mehr verleiten, noch etwas zu essen.
Übergewichtige nehmen die Sättigungssignale ihres Körpers nicht (mehr) wahr, da sie verlernt haben, auf diese zu hören. Auch bringen sie es kaum übers Herz, etwas auf ihrem Teller liegen zu lassen. Wer weiß, wann es das nächste Mal wieder so etwas Leckeres gibt oder wann man es sich wieder gönnt? Und sie denken ständig ans Essen und ihr Gewicht, auch wenn sie gerade gegessen haben.

Natürlich Schlanke besuchen in der Regel keine Fitness-Studios und betreiben keine schweißtreibenden Sportarten, um ihr Gewicht zu regulieren. Wenn sie sich bewegen oder einer Sportart nachgehen, dann nur aus einem einzigen Grund: weil sie Spaß daran haben.
Übergewichtige dagegen bewegen sich oft, weil ihr Arzt es ihnen verordnet hat oder um ihr schlechtes Gewissen zu beruhigen. Sie quälen sich im Dienste ihrer Gesundheit in Aerobic-Kursen und auf Laufbändern. Von Spaß kann keine Rede sein. Was aber keinen Spaß macht, ist auch nicht gesund.

Natürlich Schlanke haben viele Ziele in ihrem Leben und verschwenden wenig Gedanken darauf, sich mit Essen und dem Gewicht zu befassen. Sie essen, weil ihr Körper Energie braucht, und sie gerne essen. Ebenso macht es ihnen aber auch Spaß, ihre Fähigkeiten weiterzuentwickeln, sich mit anderen Menschen zu treffen, sich um die Familie zu kümmern, beruflich voranzukommen, usw.
Übergewichtige kennen zunächst nur ein Ziel: nämlich abzunehmen. Sie glauben, erst dann beginne das wirkliche

Leben, wenn sie ihr Wunschgewicht erreicht haben. Dann würden sie eine erfolgreiche Partnerschaft führen, beruflich vorankommen, Freunde finden, etc. Dadurch nehmen sie sich viele Chancen, Zufriedenheit zu verspüren.

Können Sie erkennen, warum natürlich Schlanke schlank sind? Ist es ein Wunder, dass natürlich Schlanke nicht zunehmen? Nein. Wer so mit dem Essen umgeht, so denkt und sich so verhält, nimmt nicht zu und hält sein Gewicht. Die gute Nachricht ist: Sie können sich die Strategien der natürlich Schlanken aneignen.

Spielt die Veranlagung beim Übergewicht eine Rolle?

Ja, die Veranlagung spielt beim Übergewicht eine Rolle. Es wäre gelogen, wenn ich dies verneinen würde. Der Grundumsatz wird bis zu einem gewissen Grad erblich festgelegt. Die Bereitschaft Ihres Körpers, mehr und leichter Fettpolster anzusetzen, ist ebenfalls angeboren.

Aber wie bei jeder anderen genetischen Veranlagung kann man auch beim Übergewicht durch seinen Lebenswandel beeinflussen, wie stark die Veranlagung zum Tragen kommt. D.h. Übergewicht ist vermeidbar, auch wenn man die Veranlagung hierfür hat. Und hierbei helfen Ihnen die Strategien und die Lebensweise natürlich schlanker Menschen. Je mehr Sie diese in Ihr Leben integrieren, umso mehr werden sie Ihnen helfen, Ihr Gewichtsproblem in den Griff zu bekommen.

Ihr Gewicht ist nicht Ihr eigentliches Problem. Ihr Diätdenken, Ihr Essverhalten, Ihr Umgang mit Ihren Gefühlen und Ihrem Körper sind das Problem. Wenn Sie Ihre Einstellungen und Ihr Verhalten ändern, wenn Sie sich die Strategien der natürlich Schlanken aneignen, dann werden Sie auch Ihr Gewichtsproblem in den Griff bekommen. **Auch**

Sie besitzen die Fähigkeit, wieder zu diesem ungezwungenen und natürlichen Umgang mit dem Essen zurückzukehren, und nebenbei können Sie abnehmen.

Haben Sie sich entschieden? Wollen Sie einen völlig neuen Weg gehen, um Ihr Gewichtsproblem in den Griff zu bekommen? Dann starten Sie nun mit den ersten Übungen.

Ihre ganz persönlichen Übungen

Übung 1
Notieren Sie mindestens 10 positive Gründe, warum Sie sich für das Leben eines natürlich schlanken Menschen entscheiden wollen.
Berücksichtigen Sie dabei, welche Vorteile Sie in Ihrem Leben haben werden: körperlich, seelisch, in der Partnerschaft, im Beruf, in der Familie, in der Beziehung zu den Kindern, in Ihrem Selbstwertgefühl, im Freundeskreis. Was werden Sie **gewinnen**, wenn Sie sich nach den Prinzipien natürlich Schlanker verhalten?
Ich möchte schlank werden, weil ...

1. WEIL ICH MICH IN MEINEN KÖRPER WOHL FÜHLE
2. ICH SPARE GELD
3. ICH KANN MIR SCHÖNE KLEIDUNG KAUFEN
4. ICH DAS ESSEN KONTROLLIERE UND NICHT UMGEKEHRT
5. ICH WENIGER HAUTENTZÜNDUNGEN HABE
6. ICH MICH BESSER BEWEGEN KANN
7. ICH MEINE GESUNDHEIT BEWAHRE
8. ....
9. ....
10. ....

Hier einige Gründe meiner Klienten:
„weil ich mich endlich in meinem Körper wohl fühlen möchte."
„weil ich mich auf ein Leben mit ganz normalem Essen freue."
„weil ich dann stolz auf mich sein werde."

„weil ich dadurch viel Geld spare."
„weil ich mir dann tolle Kleider kaufen kann."
„weil ich dann essen kann, worauf ich Lust habe."
„weil ich dann auf der Betriebsfeier auch mittanzen kann."

Achten Sie bei Ihrer Liste darauf, dass Sie die Vorteile positiv formulieren. Also keine Verneinungen wie „kein", „nicht" oder „nicht mehr". Wenn Sie die 10 Gründe aufgeschrieben haben, dann lesen Sie sich diese mehrmals laut und mit **voller Überzeugung** vor: „Ich möchte schlank werden, weil ich ... Ich möchte schlank werden, weil ich auch ..."
Schreiben Sie diese Motive auf ein großes Blatt Papier, das Sie an einen Platz hängen, den Sie immer wieder vor Augen haben, oder mit Lippenstift auf den Spiegel, um sich jeden Tag daran zu erinnern. Dies sind Ihre Ziele. Dafür lohnt es sich, an sich zu arbeiten. Das werden Sie gewinnen. Soooooo viel wohler werden Sie sich fühlen. Sooooooo viel mehr Spaß werden Sie haben!

Übung 2
Notieren Sie mindestens 10 Nachteile, die Sie haben werden, wenn Sie sich gegen das Leben eines natürlich Schlanken entscheiden.
Berücksichtigen Sie dabei, welche **Nachteile** Sie in allen Bereichen des Lebens haben werden: körperlich, seelisch, in der Partnerschaft, im Beruf, in der Familie, in der Beziehung zu den Kindern, in Ihrem Selbstwertgefühl, im Freundeskreis? Was ist der Preis, den Sie zahlen werden? Was werden Sie **verlieren**, wenn Sie Ihr Übergewichtsdenken und Handeln fortsetzen?

Als Übergewichtiger habe ich die Nachteile:

1. ....
2. ....
3. ....
4. ....

5..
6..
7..
8..
9..
10..

Hier wieder einige Gründe ehemaliger Klienten:
„*werden sich meine Kinder weiter für mich schämen.*"
„*werden sich die Schmerzen in meinen Beinen weiter verschlimmern.*"
„*werde ich immer nur Säcke statt modische Kleidung anziehen können.*"
„*dann muss ich meinen Körper hassen.*"
„*dann bekomme ich die Stelle als Chefsekretärin nicht.*"

Übung 3
Machen Sie sich mit Ihrem Essverhalten vertraut.
Beobachten Sie sich im Alltag. Durchforsten Sie Ihren Kühlschrank, Lebensmittelschrank und die Gefriertruhe. Welche Lightprodukte und „Du darfst"-Lebensmittel, Diätprodukte und Diät-Drinks finden Sie dort?
....
....

Welche Appetitzügler, Abführmittel und Schlankheitsmittel nehmen Sie?
....
....

Welche Diäten haben Sie bisher gemacht und mit welchem Erfolg? Art der Diät, abgenommen in kg?, Gewicht gehalten: ja/nein?
....
....

Was haben Sie sich in der vergangenen Woche verboten, zu essen, obwohl Sie Verlangen danach hatten?
....
....

Weshalb haben Sie sich verboten, das zu essen, was Sie wollten?
....
....

Notieren Sie sich hier die Situationen der vergangenen Woche, in denen Sie gegessen haben, worauf Sie Lust hatten, und sich dann später verurteilt haben?
....
....

Notieren Sie sich hier die Situationen der vergangenen Woche, in denen Sie **mehr** gegessen haben, als Sie sich vorgenommen hatten, und sich dafür verurteilt haben?
....
....

Wie häufig hatten Sie in der vergangenen Woche Heißhungerattacken?
...... Mal

Wie häufig haben Sie in der vergangenen Woche gegessen?
- Im Stehen: ... Mal
- Fastfood: ... Mal
- Heimlich: ... Mal
- Beim Fernsehen/Lesen: ... Mal
- Am Schreibtisch: ... Mal

Wie häufig haben Sie in der vergangenen Woche gegessen, obwohl Sie keinen Hunger hatten?
- weil es Zeit war: ... Mal
- weil Sie eingeladen waren: ... Mal
- weil es gut schmeckte: ... Mal
- weil es gut roch oder aussah: ... Mal
- vorsorglich: ... Mal
- weil Sie niemanden kränken wollten: ... Mal
- weil man den Teller leer isst: ... Mal

Bei welchen Gefühlen essen Sie, um sich besser zu fühlen?
Kreuzen Sie die auf Sie zutreffenden Situationen an.

Ich esse/trinke,
- wenn ich depressiv bin,
- wenn ich ängstlich bin,
- wenn ich ärgerlich bin,
- wenn ich mich verletzt fühle,
- wenn ich mich abgelehnt fühle,
- wenn ich einsam bin,
- wenn ich mich langweile,
- wenn ich traurig bin,
- wenn ich angespannt und aufgeregt bin,
- wenn ich mich nicht leiden kann,
- wenn ich glücklich bin,
- wenn ich mich schuldig fühle,
- wenn ich ausgelassen bin,
- wenn ich gestresst bin,
- wenn ich Kummer habe,
- wenn ich Streit mit meinem Partner habe,
- wenn ich mich nicht ausgefüllt fühle,
- wenn ich Misserfolge habe,
- wenn ich unangenehme Aufgaben erledigen soll,
- wenn ich jemandem beweisen will, dass er nicht über mich bestimmen kann,
- wenn ich mich belohnen will.

Übung 4
Setzen Sie sich in Bewegung.
Verschaffen Sie sich auf **einfache** (!) Weise mehr Bewegung - ohne sich gezielt täglich eine Stunde für Ihre körperliche Fitness einplanen zu müssen. Z.B. könnten Sie Ihren Wagen eine Straße weiter entfernt parken oder eine Haltestelle früher aus Bus oder Straßenbahn aussteigen und die restliche Strecke zu Fuß gehen. Sie könnten **grundsätzlich** (!) die Treppen statt den Lift nehmen. Sie könnten zu Fuß die Zeitung oder die Brötchen am Kiosk holen gehen, statt den Wagen zu benutzen. Jeder Schritt zählt, aber auch, dass Ih-

nen die Bewegung Spaß macht. Klar, dass Ihnen das Treppensteigen die ersten Male keinen riesigen Spaß macht. Sie werden vielleicht alle 6 Stufen anhalten und nach Luft ringen. Dann gehen Sie langsamer, Stufe für Stufe. Geben Sie sich auf jeden Fall die Chance, zu erleben, ob Ihnen die Bewegung nicht doch Spaß macht, wenn Sie dann in 2 Wochen den Erfolg der Übung verspüren und leichtfüßig und leichtatmig alle Stufen bewältigen.

Ich werde mir ab sofort mehr Bewegung verschaffen, indem ich

....
....

Schlusswort

Schön, dass Sie mir so weit gefolgt sind. Sie sind mutig und übernehmen Verantwortung für Ihren Körper. Im Augenblick müssen Sie noch nichts groß in Ihrem Leben ändern. Sie haben alle Zeit der Welt. Sie wollen schließlich nicht mehr den schnellen, aber sinnlosen (Blitz)-Diäten hinterherjagen. Gönnen Sie sich lediglich ein wenig mehr Bewegung. Das verändert Ihre Stimmung und tut Ihrem Körper gut. Es gibt Ihnen das Gefühl, dass Sie in Bewegung kommen. Und das tun Sie ja, denn Sie lenken Ihre Aufmerksamkeit weg von der Diätmentalität hin zum Denken natürlich Schlanker. Sie machen sich bewusst, nach welchen Prinzipien Sie sich bisher durchs Leben dirigiert haben. Und Sie machen sich bereit zum Aufbruch in ein neues Leben.

Ihr Körper ist Ihr Freund.
Nehmen Sie ihn in Ihr Team auf und vor allem
behandeln Sie ihn wie einen Freund.

2
Mein Ziel: Natürlich schlank - wann und was ich esse

Liebe Leserin, lieber Leser,
schön, dass Sie weiterhin dabei sind und mich auf der Reise ins Land der natürlich Schlanken begleiten. Sie haben hoffentlich mehr als 10 Gründe dafür gefunden, das Natural Weight Program fortzuführen. Wenn nicht, dann denken Sie weiter darüber nach und ergänzen Sie die Liste. Suchen Sie nach den Vorteilen, die das Leben eines natürlich Schlanken für Sie hat. Das ist enorm wichtig, denn wir Menschen haben zwei Motive, auf Grund derer wir handeln. Wir versuchen, Negatives zu vermeiden, und streben Positives an. Wir versuchen, möglichst viel Lustvolles, Wohltuendes zu erleben und uns möglichst häufig gut zu fühlen, sowie uns das Schmerzhafte auf alle Fälle zu ersparen. Je mehr Gründe Sie für sich finden, das Leben eines natürlich Schlanken unbedingt führen zu wollen, desto mehr Energie und Kraft haben Sie, alles Notwendige dafür zu tun, dahin zu kommen. Sorgen Sie dafür - falls Sie es noch nicht getan haben, dass Sie Ihre positiven Gründe immer wieder vor Augen haben! Auf dem Spiegel, als Poster, am Kühlschrank, in der Geldbörse ...

Haben Sie auch die Fragen am Ende von Kapitel 1 ‹Machen Sie sich mit Ihrem momentanen Essverhalten vertraut› beantwortet? Was haben Sie herausgefunden? Haben Sie bisher eher das Übergewichtsdenken oder das Natürlich-Schlank-Denken praktiziert? Haben Sie Neues über sich erfahren? Und wie sieht es mit der Bewegung aus? Konnten Sie sich zu mehr Bewegung bewegen?

Jetzt möchte ich Ihnen die ersten zwei Strategien natürlich schlanker Menschen ausführlich vorstellen und Sie werden Vorbereitungen treffen, diese auf sich anzuwenden.

Strategie 1 natürlich schlanker Menschen: Natürlich Schlanke essen nur, wenn sie körperlichen Hunger haben.

Es gibt viele Gründe, zu essen: Langeweile, Stress, Ärger, Frust, Einsamkeit, Angst, Lust und Hunger. Natürlich Schlanke befriedigen ihren körperlichen Hunger mit Essen und ihren seelischen Hunger durch psychologische und mentale Techniken. D.h. sie essen nicht, wenn sie traurig, wütend, einsam, ängstlich sind oder sich vor einer unangenehmen Arbeit drücken wollen. Für die Bewältigung negativer Gefühle nutzen sie andere hilfreiche Strategien.

Natürlich Schlanke trösten sich auch nicht mit Essen, wenn der Tag schlecht gelaufen ist, und belohnen sich nicht mit Essen, wenn der Tag gut gelaufen ist. Sie essen nicht nach einem Diätplan und auch nicht, weil sie anderen eine Freude machen wollen. Sie essen nur aus einem einzigen Grund: weil ihr Körper nach Nahrung verlangt.

Sie haben es sicher bemerkt: Natürlich Schlanke unterscheiden zwei Arten von Hunger: den **seelischen** und den **körperlichen** Hunger. Wenn Sie sich wie ein natürlich Schlanker verhalten möchten, dann setzt dies voraus, dass auch Sie zwischen körperlichem und seelischem Hunger unterscheiden können.

Wann sprechen wir von körperlichem und wann von seelischem Hunger?

Den körperlichen Hunger könnte man auch als den wahren oder echten Hunger bezeichnen. Er entsteht dann, wenn unserem Körper quasi das Benzin ausgeht. Wenn der

Treibstoff zu Ende geht, schickt unser Körper Signale an das Hungerzentrum und wir verspüren Hunger.

Wirklich starken Hunger verspüren heute die wenigsten Menschen. Bei all den „Have-a-break"- und „Die-kleine-Mahlzeit-für-zwischendurch"-Angeboten und der ständigen Verfügbarkeit von Essen wartet kaum jemand noch, bis er wirklich körperlich hungrig ist, um etwas zu essen. Ganz zu schweigen davon, dass wir Hunger leiden müssten wie die Generationen vor und während der Kriege.

Deshalb werden Sie anfänglich manchmal unsicher sein, ob Sie nun wirklich körperlich hungrig sind oder nur gelüstig. Aber keine Sorge. Das lernen Sie (wieder).

Wie äußert sich körperlicher Hunger?
Wenn der Blutzuckerspiegel deutlich unter den Normalwert fällt, verspüren wir Hunger. Dieser körperliche Hunger äußert sich auf recht unterschiedliche Weise. Die einen verspüren eine Art Grummeln oder Magenknurren, andere eine Leere oder ein Loch im Magen. Manche bekommen zusätzlich leichte Kopfschmerzen, andere fangen an zu zittern oder zu gähnen und fühlen sich schlapp. Und wieder andere, wie ich, frieren leicht, weil dem Körper Energie fehlt. Magenknurren oder Ziehen in der Magengegend stellen sich meist etwa 4 Stunden nach der letzten Mahlzeit ein.

Beachten Sie bitte: Müdigkeit ist sehr oft auch ein Zeichen dafür, dass Sie zu wenig Flüssigkeit zu sich genommen haben. Überhaupt: Trinken Sie mindestens 2 bis 3 Liter Mineralwasser am Tag - Ihrer Gesundheit zuliebe.

Der seelische Hunger ist ein Verlangen nach Entspannung, Bestätigung, Anerkennung, Beruhigung, Zerstreuung, Ablenkung, Zuwendung oder Trost. Viele Menschen, die sich ärgern, sich gestresst oder einsam fühlen, unsicher, nervös, frustriert sind, sich langweilen oder einfach nur schlecht drauf sind, greifen zum Essen als Seelentröster.

Der seelische Hunger, d.h. das Verlangen, etwas zu essen, wenn es einem schlecht geht, ist meist konditioniert. Was heißt das? Das bedeutet: Haben wir uns angewöhnt, zu essen, wenn wir schlecht drauf sind, dann verspüren wir automatisch das Verlangen, etwas zu essen, wenn es uns schlecht geht. Jedes negative Gefühl löst dann das Verlangen nach Essen aus.

Die Wurzeln für dieses Verhalten werden meist bereits in der Kindheit gelegt. Das erste Bedürfnis, welches wir in unserer Kindheit verspüren, ist Hunger. Unsere Eltern entscheiden, wann, was und wieviel sie uns füttern. Sie können häufig nicht unterscheiden, ob ihr Säugling schreit, weil er hungrig ist, sich ängstigt oder langweilt, ärgerlich oder traurig ist. Meist geben sie ihrem Kind, wenn es schreit, etwas zu essen; einmal aus der Angst, sie könnten ihm zu wenig geben und etwas falsch machen, zum anderen aber auch, weil es dann ruhig ist. Dem Kleinkind etwas in den Mund zu schieben, gibt den Eltern das Gefühl: Wir sorgen für unser Kind. Ihm geht es gut. Auch Schuldgefühle der Eltern, zu wenig Zeit für das Kind zu haben, werden durch ein reichliches Essensangebot manchmal verringert.

Viele Eltern belohnen ihr Kind auch mit Süßigkeiten und bestrafen es damit, dass es keine Süßigkeiten bekommt. Sie benutzen Essen als Mittel, das Kind zu erziehen: „Wenn du brav bist und deinen Teller leer isst, bekommst du ein Eis." Und sie benutzen Essen, um Zuwendung und Anerkennung zu geben. D.h.: Kindliche Bedürfnisse nach Wärme, Aufmerksamkeit, sozialen Kontakten sowie sein Unwohlsein werden vielfach durch Essen befriedigt. Essen ist dann ein Ersatz für Gespräche, Spiele und Zärtlichkeit.

Wir lernen schließlich, Essen mit guten Gefühlen und ‚es geht mir dann besser' in Zusammenhang zu bringen.

Wir lernen, Essen als ein geeignetes Mittel zur Beruhigung und als Ersatz für Zuwendung anzusehen. Wir lernen, uns mit Essen zu belohnen, wenn wir eine unangenehme Aufgabe erledigt haben. Wir trösten uns mit Essen, wenn wir etwas Unangenehmes tun sollen. Mit der Zeit wird Essen zu einer Ersatzbefriedigung für alle unbefriedigten Bedürfnisse.

Diese frühen Erfahrungen nehmen wir mit ins Erwachsenenalter. Versäumen wir es als Erwachsene, uns diese frühen Erfahrungen bewusst zu machen und uns geeignetere Strategien als Essen zuzulegen, werden wir übergewichtig.

Also nochmals: Essen bei körperlichem Hunger ist notwendig zum Überleben. Essen hält Leib und Seele zusammen. Von der Natur aus ist es gewollt, dass wir Essen als lustvoll erleben. Das Essen ist belohnend und hat einen positiven Effekt. Es verändert den Blutzuckerspiegel, unsere Körperhaltung, Muskelanspannung, Atmung, usw.

Essen infolge seelischen Hungers tut gut und beruhigt die Nerven. Das ist o.k. und dagegen ist nichts zu sagen, solange wir das nur ab und zu tun. Wird es jedoch zur Gewohnheit, bei Problemen zu essen, dann haben wir ein weiteres Problem: Kummerspeck. Sind wir nämlich nicht körperlich hungrig, dann nehmen wir zu, da unser Körper die zugeführten Kalorien nicht braucht und als Fett einlagert.

Deshalb ist es wichtig für Sie, zu lernen, Ihren seelischen Hunger so zu befriedigen, dass Sie sich sowohl kurzfristig gut fühlen, als auch langfristig nicht mit Übergewicht bestraft werden. Und es ist wichtig, dass Sie beim Anblick Ihrer Lieblingsspeisen das Verlangen nicht automatisch als körperlichen Hunger missverstehen und etwas essen.

Mit anderen Worten: Sie müssen lernen, sich auf andere Weise als durch Essen etwas Gutes zu tun, sich zu beruhigen, sich angenommen und akzeptiert zu fühlen, sich zu entspannen oder abzulenken.

In den Kapiteln 5 bis 7 lernen Sie viele psychologische Strategien kennen, die Ihnen im Alltag helfen werden, sich Ihre gute Laune zurückzuholen. Sie lernen mit Ärger, Stress, Anspannung, Unzufriedenheit, Frust, Unsicherheit, Angst, Langeweile, Ablehnung und Kränkung umzugehen.

In einer Befragung von über 1200 Frauen zwischen 25 und 50 Jahren gaben 42% an, ihre letzte Diät sei daran gescheitert, dass sie auf Grund von Kummer und Stress wieder gegessen hätten. Wenn Sie also lernen, Ihren seelischen Hunger auf angemessene und natürliche Weise zu stillen, dann werden Sie abnehmen.

Bisher haben wir darüber gesprochen, dass wir gelernt haben, Essen als Seelentröster zu benutzen, um uns besser zu fühlen. Wir haben jedoch noch ganz andere Dinge in Bezug auf unser Essen gelernt, die uns ebenfalls ohne körperlichen Hunger zum Essen greifen lassen. Sie gehören auch noch in die Kategorie seelischer Hunger:

- Wir haben bestimmte gesellschaftliche Regeln erlernt, nach denen wir essen.
- Äußere Signale: Wir essen, weil wir mit bestimmten äußeren Signalen Essen verknüpfen.
- Innere Signale: Wir essen, weil wir uns gedanklich mit dem Essen beschäftigen.

- **Gesellschaftliche Regeln, die uns zum Essen ohne körperlichen Hunger verleiten**

Fragebogen: **Nach welchen Essensregeln esse ich?**

Nehmen Sie sich für die folgenden Übungen ausreichend Zeit. Sie sollen Ihnen helfen, herauszufinden, welche

Essensregeln Sie in Ihrem Elternhaus erlernt haben und heute noch befolgen. Kreuzen Sie diejenigen Regeln an, denen Sie zustimmen:

- Die Pflicht eines guten Gastgebers ist es, üppige Speisen und Getränke zu servieren.
- Bei Einladungen muss man alles essen, was aufgetischt wird.
- Bei Einladungen muss man auch dann essen, wenn es nicht schmeckt, um den Gastgeber nicht zu kränken.
- Man muss seinen Teller leer essen, auch wenn man schon satt ist, um nicht als verschwenderisch oder herzlos in Anbetracht der Hungernden in der 3. Welt zu gelten.
- An Festtagen und zu Feierlichkeiten isst man nun mal mehr. Das ist halt so.
- Sich Essen zu gönnen, ist ein Zeichen von Reichtum, Luxus und guten Zeiten.
- In Gesellschaft muss ich beim Essen mithalten, sonst mögen mich meine Freunde nicht mehr.
- Bei großen Buffets und wenn es etwas umsonst gibt, muss man zuschlagen.
- Man muss mindestens 3 Mahlzeiten pro Tag einnehmen.
- Man muss zu einer bestimmten Uhrzeit essen.
- Zu ganz bestimmten Tageszeiten gehören ganz bestimmte Speisen.
- Man muss einem Schlankheitsideal entsprechen, sonst ist man minderwertig und wird schief angesehen.
- Wenn man keinen Appetit hat, muss man sich zum Essen zwingen, um nicht krank zu werden.
- Nachtisch gibt es erst, wenn der Hauptgang aufgegessen ist.

Konnten Sie einige Regeln finden, die Sie im Alltag zum Essen bewegen? Dann werden Sie als natürlich schlanker Mensch diese Regeln in Frage stellen und durch eine neue Regel ersetzen:

Von nun an werden Sie nach Ihrem Körper gehen:
Sie essen dann, wenn Sie wirklich körperlich hungrig sind.

- Äußere Signale, die wir als Aufforderung zum Essen ohne körperlichen Hunger ansehen

Nahrungsmittel gibt es im Überfluss. Wir müssen nur einen Schritt vor die Tür setzen und schon strömt uns der Duft von Döner, Pizza und Bratwurst entgegen. Auf Schritt und Tritt begegnen wir Essbarem und Menschen, die sich gerade etwas in den Mund schieben. Ja, wir brauchen noch nicht einmal aus dem Haus zu gehen. Vielleicht haben wir in der Schublade Schokoriegel oder Erdnüsse in einem Schälchen auf dem Fernsehtisch.

Während unsere Vorfahren noch bangen mussten, ob sie täglich etwas zu essen finden und ihren Hunger stillen könnten, ist bei den meisten von uns der Tisch täglich reichlich gedeckt. Allein schon der Anblick und der Duft der Lebensmittel, die wir gerne mögen, lassen uns das Wasser im Mund zusammenlaufen. Die Werbung mit ihren appetitanregenden Bildern tut ihr Übriges, unser Verlangen zu wecken und uns an das Essen zu erinnern. Wohlgemerkt, es ist ein Verlangen und kein körperlicher Hunger, das wir in solchen Momenten spüren. Wir entscheiden, ob wir unserem Verlangen nachgeben.

Nehmen Sie sich ein wenig Zeit, um herauszufinden, wann Sie im Alltag essen, ohne körperlich hungrig zu sein. Hier zunächst einige Beispiele und typische „Versuchungssituationen" meiner Klienten:

- vor dem Fernseher
- wenn ich am Schreibtisch sitze und arbeite
- wenn ich beim Bäcker/Metzger vorbeigehe und den Geruch einatme
- wenn ich das Burger-King-Schild sehe
- während des Fußballspiels (Bier)

- wenn ich mit Freunden zusammen sitze
- wenn ich das Eingekaufte zu Hause auspacke
- wenn ich an der Kasse warte und die Schokoriegel sehe
- auf dem Volksfest, wenn es lecker nach Bratwurst riecht
- wenn ich gemütlich Zeitung lese
- zu Hause, wenn ich mich langweile
- im Job, wenn ich mich gestresst fühle
- im Job, wenn ich unangenehme Arbeiten erledigen muss
- bevor ich für längere Zeit aus dem Haus gehe
- wenn ich von der Arbeit nach Hause komme
- vor bzw. nach dem Sport
- wenn mein Mann außer Haus ist
- an Feiertagen
- bevor ich ins Bett gehe
- wenn ich eine Werbung zu meiner Lieblingsspeise sehe
- wenn ich die Musik höre, die bei der Werbung für meine Lieblingsspeise läuft
- wenn ich andere essen sehe
- wenn ich einkaufen gehe
- wenn ich im Kino bin (Popkorn, Eis)

Stellen Sie nun Ihre eigenen ganz persönlichen „Appetit-Auslöser" zusammen.

Fragebogen:
Welches sind äußere Signale für mich zu essen, wenn ich keinen körperlichen Hunger habe?

Ich bin gefährdet zu essen, obwohl ich keinen Hunger habe,

wenn ich ....
wenn ich ....
wenn ich ....
wenn ich ....

- Innere Signale, die uns ohne körperlichen Hunger zum Essen verleiten

Nicht nur äußere Signale können unser Verlangen auslösen, wir können dies auch selbst tun. Mit Hilfe unserer Vorstellungskraft haben wir die Fähigkeit, uns den Mund wässrig zu machen. Es genügt, wenn wir uns unsere Lieblingsspeise lebendig ausmalen, oder uns beispielsweise daran erinnern, wie es sich anfühlt, wenn die Schokolade so sanft und weich in unserem Mund schmilzt. Wir brauchen uns nur an den Geruch von frisch gebackenem Brot erinnern oder wie wir genussvoll ein paar knackige Erdnüsse zerbeißen, und schon verspüren wir ein Verlangen.

Hierzu ein kleines Experiment:

Schließen Sie Ihre Augen und stellen Sie sich Ihr Lieblingsessen, dem Sie nur schwer widerstehen können, vor: Stellen Sie sich vor, eine große Portion Ihrer Lieblingsspeise steht jetzt unmittelbar vor Ihnen auf dem Tisch. Sie brauchen nur Ihre Hand ausstrecken und sie zu Ihrem Mund führen. Sie verströmt einen verlockenden Duft, der Ihnen unmittelbar in die Nase steigt. Nun nehmen Sie in Gedanken ein Häppchen und führen es direkt unter Ihre Nase. Sie riechen daran. Das verlockende Aroma steigt Ihnen in die Nase. Dann schieben Sie sich den Bissen in den Mund. Sie spüren, wie sich der köstliche Geschmack in Ihrem Mund ausbreitet und ein Feuerwerk von Aromen freigibt. Es schmeckt so, wie Sie es ganz besonders mögen. Und stopp. Öffnen Sie die Augen und kommen Sie wieder zu mir zurück.

Nun, wie ist es Ihnen ergangen? Haben Sie ein Verlangen verspürt? Haben Sie das Gefühl, diese Speise jetzt auf der Stelle unbedingt haben zu müssen? Dann haben Sie gerade erlebt, wie Sie sich Ihren seelischen Hunger selbst erzeugt haben. Bitte bleiben Sie trotzdem sitzen und gehen

Sie nicht in die Küche, um sich eine Portion Ihrer Lieblingsspeise zu holen. Schlucken Sie ein paar Male kräftig oder nehmen Sie einen großen Schluck Wasser und lassen Sie das Verlangen vorüberziehen. Sie müssen ihm nicht nachgehen, denn es ist nur ein seelisches Verlangen und kein körperlicher Hunger. Sie haben die Kraft, ihm im Augenblick zu widerstehen.

Großartig, Sie haben sich gerade bereits wie ein natürlich Schlanker verhalten. Sie haben die erste Strategie natürlich Schlanker umgesetzt: nur zu essen, wenn Sie körperlichen Hunger haben.

Aber wahrscheinlich sind Ihnen zu der 1. Strategie natürlich Schlanker, nur bei körperlichem Hunger zu essen, doch auch einige Zweifel und Bedenken gekommen. Da Ihnen diese Denkweise als eingefleischter Übergewichtsdenker fremd ist und wir Menschen immer danach streben, Altgewohntes erhalten zu wollen, ist es verständlich, wenn Sie Einwände haben. Schauen wir uns einige Einwände an, die ich von meinen Klienten kenne.

Fragen und Einwände, die Sie in Bezug auf die 1. Strategie natürlich Schlanker haben könnten

„Heißt das, dass ich nie mehr etwas nur aus Lust essen soll, wenn ich nicht auch körperlich hungrig bin?"
Nein. Das heißt es nicht. Regeln sind dazu da, gebrochen zu werden. Machen Sie sich nicht zum Sklaven der 4 Strategien natürlich Schlanker. Es geht darum, dass Sie im Großen und Ganzen nach den 4 Strategien leben. Wenn Sie eingeladen sind und es schmeckt Ihnen ausgezeichnet, dann ist es in Ordnung, wenn Sie mehr essen, als Ihr Körper braucht. Ich tue das, mein Partner tut es und alle natürlich Schlanken tun es. Hin und wieder etwas aus Lust zu essen, wird nicht dazu führen, dass Sie sich neu einkleiden

müssen. Wenn ich am Abend über die Stränge geschlagen habe, dann habe ich am nächsten Tag meist weniger Hunger und esse dann auch weniger. Auf diese Weise reguliert sich meine Kalorienzufuhr auf ganz natürliche Weise.

Mein Partner liebt Mon Cheri über alles. Nach der Sommerpause, wenn er also lange darauf verzichten musste, weil es im Sommer nicht angeboten wird, isst er am ersten Tag 5 bis 10 Stück hintereinander weg. Am nächsten Tag sind es vielleicht noch 2 bis 3 Stück und am dritten oder vierten Tag hat er das Interesse daran fast völlig verloren. Sie machen ihn dann nicht mehr an und er isst dann höchstens noch eines an manchen Tagen.

„Wie kann ich unterscheiden, ob ich auf Grund äußerer Signale, innerer Signale, gesellschaftlicher Regeln oder körperlichem Hunger essen möchte?"
Ich weiß, dass sich dies zunächst bei Ihnen gleich anfühlt. Um körperlichen Hunger von seelischem Hunger unterscheiden zu lernen, müssen Sie geduldig sein. Hilfreich dafür sind die später folgenden Übungen, in denen Sie in sich hineinhören und auf Ihre inneren Signale achten lernen. Da Ihr Essverhalten ganz automatisch abläuft, müssen Sie zuerst einmal wieder die Signale, die der Körper sendet und auf die Sie reagieren, kennenlernen.

„Ich kann nicht zwischen Hunger und Appetit unterscheiden. Also werde ich immer essen, auch wenn ich nicht wirklich hungrig bin. Das wird ein Desaster."
Appetit und Gelüste sind Signale, die ausgelöst werden können durch Ihre verlockenden Phantasien von einem tollen Essen oder durch Werbung, bestimmte Situationen, in denen Sie gewöhnlich essen wie etwa vor dem Fernseher oder beim Warten an der Supermarktkasse, wo die Süßigkeiten aufgereiht sind. Hier hilft die Frage: **„Würde ich jetzt auch etwas essen, was mir sonst nicht so gut schmeckt?"** Wenn nein, dann verspüren Sie eher Gelüste,

als echten Hunger. Körperlichen Hunger haben Sie dann, wenn Sie (fast) alles essen würden, um satt zu werden. Also: Bei echtem Hunger muss man nur wenig essen und braucht nicht wählerisch zu sein. Bei Gelüsten gibt man sich nur selten mit wenig zufrieden und sie sind nicht durch beliebige Nahrung zu stillen.

„Am Arbeitsplatz muss ich mich mit meinen Essenszeiten nach der Einteilung in der Abteilung und nach der Öffnungszeit der Kantine richten. Da kann ich nicht warten, bis ich wirklich hungrig bin."
Wenn Sie gewöhnt sind, regelmäßig zu essen, wird sich Ihr Körper 4 bis 6 Stunden nach Einnahme des Frühstücks mit Hunger bei Ihnen melden, so dass Sie in der Mittagszeit körperlichen Hunger verspüren. Außerdem gibt es auch einen Mittelweg. Sie können entscheiden, eine Kleinigkeit zu essen oder nur etwas zu trinken. Wahrscheinlich können Sie sich auch ein Joghurt, Nüsse oder etwas Obst an Ihrem Arbeitsplatz deponieren, so dass Sie auch zwischendurch etwas essen können, wenn der Hunger kommt.

„Als Hausfrau und Mutter muss ich das Essen zu bestimmten Zeiten richten, wenn ich es mit meiner Familie einnehmen will. Da kann ich nicht nach meinem Hunger gehen."
Das ist richtig. Es ist jedoch recht unwahrscheinlich, dass Sie 4 und mehr Stunden nach Einnahme der letzten (Mittags-)Mahlzeit keinen Hunger haben, wenn Sie es gewöhnt sind, regelmäßig zu essen. Auch ist es gerade für Kinder wichtig, dass sie sich angewöhnen, zu bestimmten Zeiten zu essen und so ihren Körper daran gewöhnen, dass es regelmäßig und immer etwas zu essen gibt. Sie können für sich entscheiden, wieviel Sie essen möchten.

„Wenn ich jedes Mal esse, wenn ich hungrig bin, werde ich in kürzester Zeit enorm dick sein."
Wenn Sie nur bei körperlichem Hunger essen und aufhören,

wenn Sie satt sind, dann werden Sie nur so viel essen, wie Ihr Körper braucht, und Sie werden nicht zunehmen.

„Ich habe ganz selten Hunger. Abends stelle ich manchmal fest, dass ich völlig vergessen habe, etwas zu essen."
Wahrscheinlich ist Ihr Körper durch die vielen Diäten und das Übergewicht völlig aus dem Takt. Dann ist es gut, wenn Sie Ihren Körper wieder an **regelmäßige** kleine Mahlzeiten gewöhnen. Ich möchte Ihnen vorschlagen, dass Sie sich drei Hauptmahlzeiten und zwei Zwischenmahlzeiten gönnen. Die Menge der Nahrung sollte so sein, dass Sie nach 3-4 Stunden wieder Hunger bekommen.

„Soll ich warten, bis ich einen Bärenhunger habe und dann erst essen?"
Nein, auf gar keinen Fall. Das könnte dazu führen, dass Sie einen Heißhungeranfall bekommen und dann alles wahllos in sich hineinfuttern. Lieber zwischendurch auch bei kleinem körperlichen(!) Hunger etwas essen wie einen Apfel, eine Banane, Nüsse oder ein Joghurt. Sie sollten am Tag drei Mahlzeiten und zwei Zwischenmahlzeiten zu sich nehmen. Über Verlangen und Heißhungeranfälle werden wir uns im nächsten Kapitel noch ganz ausführlich unterhalten.

„Wenn ich etwas Leckeres rieche oder sehe, dann kriege ich sofort einen unbändigen Hunger und ein starkes Verlangen. Soll ich dann essen?"
Wie Sie richtig formulieren, geht es hier um seelisches Verlangen und nicht um körperlichen Hunger. Wenn Sie sich stark genug fühlen, können Sie sich eine kleine Menge der Leckerei gönnen und sie **langsam und genussvoll** essen. Wenn Sie sich im Augenblick dem Verlangen noch ausgeliefert fühlen, sobald Sie den ersten Bissen nehmen, sollten Sie nichts davon essen. Wie Sie ihm widerstehen können, werden wir später ausführlich behandeln. Üben Sie sich ein wenig in Geduld, bis wir zu diesem Punkt kommen.

„Was mache ich, wenn ich nach dem ersten Bissen und guter Absicht dann doch einen Fressanfall habe?"
Zunächst einmal akzeptieren, dass Sie nicht perfekt sind. Sie sind auf dem Weg zu natürlich-schlankem Denken und Handeln, aber noch nicht am Ziel. Ergründen Sie, weshalb Sie in den Fressanfall geraten sind. Stehen dahinter negative Gefühle, also ein seelisches Verlangen nach Essen? Was würde passieren, wenn Sie diese Gefühle nicht durch Essen besänftigen, sondern sie ausdrücken würden?

„Was ist, wenn ich mich nicht beherrschen kann und bei seelischem Hunger esse?"
Das ist völlig in Ordnung. Würde mich sehr wundern, ja sogar skeptisch machen, wenn Sie die erste Strategie natürlich Schlanker sofort vollständig und perfekt beherrschen. Sie machen gerade die ersten Schritte in ein neues, Ihnen bisher völlig fremdes Leben. Es ist absolut normal und zu erwarten, dass Sie anfangs öfter straucheln. Stehen Sie einfach wieder auf und gehen Sie weiter. Wenn Sie Ihr Ziel, sich die Strategien natürlich Schlanker anzueignen, nicht aus den Augen lassen, werden Sie von Schritt zu Schritt sicherer. Also bitte keine Selbstverurteilung, keine Selbstkritik - auch wenn es mal oder öfter passiert, dass Sie nach altem Muster essen. Verurteilung ist das Schlimmste, das Sie sich antun können. Warum? Weil Sie sich dann miserabel fühlen und einen starken seelischen Hunger verspüren. O.K., Sie sind es vielleicht gewohnt, hart mit sich ins Gericht zu gehen, trotzdem: Haben Sie etwas Nachsicht mit sich und verlangen Sie nicht das Unmögliche.

„Was mache ich bei seelischem Hunger, statt zu essen?"
Vielleicht hatten Sie einen schlimmen Tag am Arbeitsplatz. Vielleicht hatten Sie Streit mit Ihrem Partner. Vielleicht stehen Sie vor einer wichtigen privaten oder beruflichen Entscheidung. Sie fühlen sich miserabel, allein gelassen, ärgerlich, abgelehnt, gekränkt, innerlich ausgebrannt.

Verständlich, dass Sie sich am liebsten über alles Essbare hermachen würden, um sich etwas Gutes zu tun und Ihre negativen Gefühle zu besänftigen.

Solange Sie noch nicht mit den Selbsthilfe-Strategien zur Bewältigung seelischer Probleme, die ich Ihnen in den Kapiteln 5 bis 7 vermitteln möchte, vertraut sind, empfehle ich Ihnen Folgendes: Erstellen Sie gleich jetzt eine Wohlfühl-Liste. Notieren Sie möglichst viele Aktivitäten, - außer Essen - die Ihnen Spaß machen und gut tun. Beispielsweise: Musik hören, ein entspannendes Bad nehmen, eine Gesichtsmaske auflegen, ins Kino gehen, tanzen (in der Wohnung), einen Spaziergang machen, einen Freund oder eine Freundin anrufen, Tagebuch schreiben, sich mit Freunden treffen, ins Internet gehen und sich mit Gleichgesinnten in einem Forum austauschen, einen heißen Tee trinken, sich einen Blumenstrauß kaufen ... .

Meine Wohlfühl-Liste:

Statt bei seelischem Hunger zu essen, möchte ich in Zukunft Folgendes tun:

....
....
....
....
....

Wenn Sie seelisches Verlangen haben und einfach nur schlecht drauf sind, wählen Sie sich aus Ihrer Wohlfühl-Liste eine Aktivität aus, wonach Ihnen gerade zu Mute ist bzw. was gerade machbar ist.

Strategie 2 natürlich schlanker Menschen:
Natürlich Schlanke essen genau das, worauf sie Lust haben.

Ehe natürlich Schlanke im Restaurant gewöhnlich etwas bestellen oder essen, hören sie in sich hinein und fragen sich, was sie gerne essen möchten. Dann bestellen und essen sie bei körperlichem Hunger genau das, worauf sie Lust haben. Sie wählen das Gericht, bei dem ihnen am meisten das Wasser im Mund zusammenläuft, worauf sie also am meisten Appetit haben.

Natürlich Schlanke sind zudem aber auch sehr wählerisch: Sie essen nur, was in ihren Augen auch wirklich ein Genuss ist. Lieber essen sie nur sehr wenig oder verzichten ganz, als etwas zu essen, was ihnen nicht schmeckt. Schmeckt ihnen z.B. die Soße zum Fleisch nicht, dann bleibt sie liegen. Ist ihnen das Fleisch zu fett, dann schneiden sie das Fett weg oder essen das Fleisch nicht. Ist das Fleisch durchgebraten, obwohl sie es rosa bestellt haben, dann geht es zurück. Ist das Gemüse fad und ohne jeden Geschmack, dann bleibt es auf dem Teller zurück.

Natürlich Schlanke machen also keine Kompromisse. Sie wissen, was sie wollen. Bekommen sie es nicht, verzichten sie lieber und hungern. Sie sind keine Gäste, die alles essen. Aber sie sind schlank und das nicht ohne Grund. Sie nehmen keine unnützen und überflüssigen Kalorien zu sich, nur weil sie ihnen angeboten werden. Sie essen meist nur, wenn und solange sie körperlich hungrig sind, und auch nur das, worauf sie Lust haben.

Werfen wir einen Blick zurück ins Übergewichts-Leben

Ich erinnere mich noch sehr gut an die Zeit, als ich übergewichtig war. Da gab es Momente, in denen ich Heißhunger auf eine Tafel Schokolade oder auch zwei hatte. Doch leider sah entweder mein Diätplan keine Schokolade vor oder meine Vernunft sagte mir, dass dies wohl kaum das Richtige sei, um abzunehmen oder mein Gewicht zu halten. Was tat ich?

Ich durchforstete meinen Kühlschrank nach Alternativen. Ich aß einen Joghurt, dann einen Apfel, dann ein kleines Stück mageren Käse und ein Knäckebrot, dann eine Karotte, dann einen kleinen Keks oder auch zwei. Diese blöde Schokolade wollte mir jedoch einfach nicht aus dem Kopf gehen. Der Joghurt und all die anderen Dinge, die ich schon verdrückt hatte, hatten mich zwar satt gemacht, aber nicht befriedigt. Sie ahnen wahrscheinlich, was in solchen Momenten dann sehr oft passierte.

Ich tigerte unruhig in meiner Wohnung auf und ab, vom Fernseher in die Küche und wieder zurück. Ich wollte oder konnte mich auf nichts konzentrieren, irgendwie fühlte ich mich unausgefüllt und unbefriedigt, wo ich doch eigentlich satt war. Und dann war da noch die Schokolade und die Vorstellung, wie gut sie jetzt doch schmecken würde. Irgendwann warf ich alle guten Vorsätze über Bord, gab nach und wollte mir nur zwei Stückchen Schokolade gönnen. Nach den zwei Stückchen verschloss ich die Schokolade wieder gut und räumte sie in die hinterste Ecke des Schrankes. Doch dann zog es mich wieder zur Schokolade und wieder und wieder - wie an einem unsichtbaren Gummiband. Irgendwann war schließlich die ganze Tafel Schokolade in meinem Magen verschwunden. Wie in Trance hatte ich in kürzester Zeit alles in mich hineingeschaufelt. Meine Empfindungen schwankten zwischen innerem Frieden und tiefer Befriedigung einerseits, und Schuldgefühlen und Selbstvorwürfen andererseits.

Ich nehme an, Sie kennen auch solche Momente. Nach 600 „gesunden" Kalorien, die nicht befriedigen, greift man dann doch letztlich oft zu dem Verbotenen, und es kommen nochmals 1000 „ungesunde" Kalorien dazu.

Laut einer aktuellen Umfrage, in der über 1200 Frauen zwischen 25 und 50 Jahren befragt wurden, woran ihre letzte Diät gescheitert ist, gaben 55% an, sie hätten Heißhunger auf Süßes oder Fettes gehabt und hätten diesem nachgegeben.

An diesem Punkt setzt die zweite Strategie natürlich Schlanker an: Sie essen nur, worauf Sie Lust haben bzw. wonach Ihr Körper verlangt. Sie verbieten sich nichts. Deshalb kennen sie keinen Heißhunger und keine Fressanfälle.

Immer, wenn wir uns etwas verbieten, dann übt das Verbotene einen großen Reiz aus. Je mehr wir uns etwas verbieten, umso attraktiver und begehrenswerter erscheint uns das Verbotene und umso größer wird das Verlangen danach. Immerhin 33 Prozent der Frauen gaben in der obigen Befragung an, sie hätten keine Lust mehr gehabt, sich etwas zu verbieten, und darum sei ihre letzte Diät gescheitert.

Deshalb ist ab heute Schluss mit Verboten und „Dudarfst-nicht"-Vorschriften - außer es sprechen gewichtige medizinische Gründe (wie etwa Diabetes) für Einschränkungen. In allen anderen Fällen ist ab heute Freizügigkeit angesagt. Sie dürfen, ja, Sie sollen alles essen, worauf Sie Lust haben bzw. wonach Ihr Körper verlangt. Ab heute gibt es nur noch eine Vorschrift und die lautet:
Du sollst alles essen, wonach dein Körper verlangt.

Woher wissen Sie, was Ihr Körper braucht?

Wenn Sie auf Ihren körperlichen Hunger hören, dann wissen Sie, wonach Ihr Körper verlangt. Erinnern Sie sich nur an Situationen, in denen Sie sich körperlich ganz tüchtig verausgabt haben. Vielleicht Sind Sie schon einmal einige Stunden gewandert und kamen ausgepowert und hungrig an einer Hütte vorbei? Vielleicht haben Sie schon einmal einen ganzen Tag lang den Garten oder das Haus auf Vordermann gebracht. Worauf hatten Sie dann Lust? Wonach hat Ihr Körper verlangt? Waren Sie sich unsicher, wonach Ihnen der Sinn stand? Wohl kaum. Sie hatten vermutlich Lust auf etwas Herzhaftes (Fleisch, Pasta) und hinterher vielleicht auf etwas Süßes.

Hätten Sie in dieser Situation eine Tafel Schokolade gegessen, wenn Sie stattdessen ein saftiges Steak oder eine duftende Pasta hätten haben können? Sie hätten sich höchstwahrscheinlich für das Herzhafte entschieden. D.h. wenn Sie wirklich körperlich hungrig sind, dann wissen Sie bzw. Ihr Körper, wonach sie beide verlangen. Es gibt Momente, da steht Ihnen der Sinn nach etwas Salzigem oder Pikantem. Würde Sie dann Schokolade oder ein Joghurt befriedigen? Und wenn Ihnen der Sinn nach etwas Süßem steht, macht Sie dann Geschnetzeltes in Sahnesauce an?

Sie sehen, worauf ich hinauswill. Vertrauen Sie der Weisheit Ihres Körpers. Er weiß, Sie wissen am besten, was sie beide wollen und sie beide befriedigt. Wenn Sie sich das „gönnen", wonach Sie und Ihr Körper verlangen, dann befriedigen Sie nicht nur Ihren körperlichen Hunger und sind satt. Sie sind dann auch seelisch befriedigt und haben nicht das Gefühl, es fehle Ihnen noch etwas.

Fragen und Einwände, die Ihnen bei der 2. Strategie natürlich Schlanker kommen könnten

„Wenn ich nur noch Lust auf Schokolade, Hamburger, Chips und andere ‚ungesunde' Dinge habe, soll ich dann all das einfach essen?"
Wenn Sie einige Diäten hinter sich haben und Sie viele Ver-

botslisten in Ihrem Kopf haben, dann ist es normal, dass Sie sich in Ihrer Phantasie ausmalen, Sie könnten sich quasi tagelang nur von Hamburgern und Schokolade ernähren.

Bedenken Sie: Sie und Ihr Körper müssen sich erst einmal an die neue Freiheit gewöhnen. Sie beide müssen erst einmal Abschied nehmen von der Diätmentalität und den „Du-darfst-nicht"-Geboten. Sie werden bald merken: All diese verbotenen Nahrungsmittel verlieren ihren Reiz, wenn sie erst erlaubt sind. Ihr Körper wird dann auch nach etwas anderem verlangen. Überhaupt werden Sie feststellen, dass sich Ihre Vorlieben für bestimmte Speisen ändern werden. Was Sie heute noch als besonders attraktiv ansehen, kann schon morgen seinen Reiz verloren haben.

Hierzu die Erfahrung einer Leserin:

„Ich habe mir essensmäßig nichts mehr verboten. Zu meinem Erstaunen stellte ich fest, dass ich gar nicht den ganzen Käsekuchen gegessen habe, den ich immer schon mal in meiner Diätphantasie essen wollte. Als ich mir zugestand, ihn essen zu dürfen, war der Kuchen überhaupt nicht mehr interessant. Ich dachte früher, dass Obst und Gemüse etwas für Leute seien, die schlank werden wollen, und folglich hatte ich eine negative Einstellung dazu. Jetzt, wo ich mir nichts mehr verbiete, stelle ich fest, dass ich Obst und Gemüse gerne esse und ein Verlangen danach habe."

„Wenn ich alles esse, worauf ich Lust habe, dann kann ich nicht mehr aufhören!"

Sie haben im Moment noch kein Vertrauen in sich und Ihren Körper. Das ist ganz verständlich, denn bisher glaubten Sie, Ihren Körper nur durch Kontrolle im Zaun halten zu können, und dennoch hatten Sie während der Fressanfälle den Eindruck, er mache, was er will. Die Angst, sich hemmungslos allem hinzugeben und nicht mehr aufhören zu können, ist jedoch unbegründet. Geben Sie sich Zeit, bis Sie dieses Vertrauen entwickelt haben.

Bei mir hat es ca. 4 Wochen gedauert. Meine Befürchtung, ich würde alles wahllos in mich hineinstopfen, wenn ich mir alles erlauben würde, war unbegründet. O.k. die ersten Tage habe ich es mit der Schokolade etwas übertrieben. Aber bereits am 2. oder 3. Tag habe ich schon deutlich weniger davon gegessen. Ja, es passierte, dass ich stundenweise überhaupt kein Verlangen danach hatte, obwohl die Schokolade stets griffbereit in der Nähe lag. Und so am 5. oder 6. Tag hatte ich überhaupt kein Verlangen mehr danach. Ich hatte dann Verlangen nach scharfen Dingen.

Am Anfang hatte ich auch ein furchtbar schlechtes Gewissen. Ich hatte den Eindruck, es sei falsch, das „Verbotene" zu essen. Heute weiß ich, dass diese Reaktion normal ist. Wenn man eine eingefahrene Gewohnheit ablegt und durch eine neue ersetzt, dann fühlt man sich erst einmal so, als mache man sich etwas vor oder als sei das falsch, was man nun tue. Dieses Gefühl verschwindet mit der Zeit.

Sie werden folgende Erfahrung machen: Wenn Sie immer essen dürfen, wonach Ihnen der Sinn steht, dann haben Sie nicht das Bedürfnis, viel auf einmal zu essen. Sie essen während der Fressanfälle nur so viel, weil Sie Versäumtes nachholen und wissen, dass Sie dann ganz lange nichts mehr von den Köstlichkeiten bekommen. Wichtig ist nur, dass Sie sich danach keine Vorwürfe und Schuldgefühle machen. Diese würden nämlich wieder Ihr Diätdenken fördern. Niemand isst quasi bis zur Bewusstlosigkeit und fängt nach dem Aufwachen wieder von vorne an.

Aus meiner Praxis kenne ich noch eine Fülle weiterer Einwände, die auch Sie haben könnten. Ich habe Ihnen eine Liste gängiger Einwände und auch gleichzeitig deren Entkräftung zusammengestellt. Wenn Sie sich motivieren wollen, natürlich schlank zu werden und mitzuarbeiten, ist es wichtig, dass Sie sich diese Entkräftungen einprägen. Dies sind Ihre neuen hilfreichen Einstellungen auf dem Weg zum natürlich Schlanken.

„Wenn ich einkaufe, was ich möchte, und meine Lieblingsspeisen erst mal zu Hause habe, werde ich meine Beherrschung verlieren."
Vieles verliert seinen Reiz, wenn es immer verfügbar ist. Das trifft auch auf Ihre Lieblingsspeisen zu. Jeden Tag Käsekuchen, Schokoladenkekse oder Salami zu essen, das kann ganz schön abturnen. Glauben Sie mir.

„Was mache ich, wenn ich nicht das zur Hand habe, worauf ich Lust habe?"
Sie werden nicht immer die Nahrungsmittel zur Verfügung haben, auf die Sie gerade am meisten Lust haben. Dann essen Sie das, worauf Sie am zweitmeisten Lust haben. Es geht einfach darum, dass Sie nicht etwas essen, nur weil es vielleicht gesund ist oder wenig Kalorien hat. Es geht darum, die jeweiligen Bedürfnisse Ihres Körpers möglichst gut zu befriedigen. Dann sind Sie nicht nur satt, sondern auch zufrieden.

„Was ist, wenn ich am Ende des Natural Weight Program noch dicker bin? Das wäre furchtbar."
Wenn Sie nach den Prinzipien natürlich schlanker Menschen leben, dann können Sie nicht zunehmen, da deren Ernährungs- und Lebensweise das verhindert. Wenn Sie nur essen, wenn Sie körperlichen Hunger verspüren, und aufhören, wenn Sie satt sind, dann können und werden Sie nicht zunehmen.

„Ich kann meinem Körper nicht vertrauen. Er ist maßlos, wenn ich ihn nicht kontrolliere."
Der Körper jedes Menschen besitzt einen angeborenen und natürlichen Regulationsmechanismus. Dieser mag im Moment bei Ihnen etwas durcheinander geraten sein. Er wird sich jedoch wieder einstellen und Sie dann auf natürliche Weise bei der Gewichtsregulierung unterstützen. Wenn Sie lernen, nur noch bei körperlichem Hunger zu essen, nur so lange, bis Sie satt sind, und Ihren seelischen Hunger auf

andere Weise befriedigen, dann wird Ihr Körper auch nicht mehr maßlos sein.

„Die heutigen industriellen Nahrungsmittel sind doch alle mehr oder weniger hoch kalorienreich, degeneriert und zuckerhaltig. Wenn ich da alles unbeschränkt essen darf, lebe ich doch total ungesund und ernähre mich falsch."

Natürlich schlanke Menschen verbieten sich keine Lebensmittel und dennoch entscheiden sie sich meist für „gesunde" Produkte - einfach weil sie gut schmecken, und der Körper selbst weiß, was ihm gut tut. Die Tatsache, dass Sie alles essen dürfen, muss nicht bedeuten, dass Sie allen Schrott in sich hineinschaufeln, oder? Außerdem: Wenn Sie sich alles erlauben, werden Sie wahrscheinlich feststellen, dass Sie ein Verlangen nach „Gesundem" entwickeln und Ihre Vorlieben sich verändern.

„Als Mutter will ich auf einen abwechslungsreichen Speiseplan für die Familie achten. Da kann ich doch nicht Rücksicht darauf nehmen, worauf jeder gerade Lust hat. Ich muss ja schließlich auch planen und einkaufen. Und es geht ja auch nicht, dass ich das esse, worauf ich Lust habe und den anderen etwas anderes vorsetze."

Ein berechtigter Einwand. Wie wäre es damit? Sie kennen Ihre Lieblingsspeisen und die der anderen Familienmitglieder, richtig? Diese könnten Sie einkaufen und vorrätig haben. An manchen Tagen werden dann eher Ihre Vorlieben, an anderen Tagen die der anderen Familienmitglieder befriedigt. Es geht letzlich nur darum, nicht etwas zu essen, das man völlig ablehnt. Außerdem können Sie bei einem Essen, das z.B. aus Fleisch und Beilagen besteht, entscheiden, welche Beilagen Sie für sich wählen und wieviel davon. Wenn Sie Süßes bevorzugen, könnten Sie eine süße Hauptspeise machen oder zum Nachtisch Obst, etc. anbieten.

Kommen Ihnen einige der kritischen Stimmen aus meiner Liste vertraut vor? Dann sind Sie am Zug: Lesen Sie sich die hilfreichen Einstellungen, die Ihre kritischen Stimmen entkräften, immer wieder durch. Wenn Sie möchten, schreiben Sie sich diese auf ein Kärtchen, auf das Sie immer einmal wieder einen Blick werfen. Es ist wichtig, dass Sie von diesem Programm überzeugt sind. Und überzeugen können Sie sich nur selbst, indem Sie sich die richtigen Argumente geben und Ihre Einwände schwächen.

Das Natural Weight Program wirkt, wenn Sie ihm die Chance geben!

Ihre ganz persönlichen Übungen

Der erste Teil der Übungen befasst sich mit Ihrem Hungergefühl. Wir alle haben Essgewohnheiten, die völlig automatisch ablaufen und über die wir uns keine weiteren Gedanken machen. So hat jeder von uns eine ganz charakteristische Gewohnheit, welche körperlichen Signale er als Hunger interpretiert. Manche von uns bewerten schon ein leichtes Grummeln als Hinweis, etwas essen zu müssen. Andere müssen erst ein riesiges Loch im Magen verspüren, bis sie etwas zu sich nehmen. Manche schieben das Essen lange hinaus, weil sie erst noch wichtige Arbeiten abschließen möchten, während andere sofort zum Schokoriegel in der Schublade greifen. Manche vergessen ihren Hunger sogar, bis sie plötzlich ganz schwach werden. Und manche essen tagein tagaus, ohne jemals Hunger zu spüren. Ziel ist es also zunächst, dass Sie Ihre Essgewohnheiten beobachten und sich Ihr Verhalten bewusst machen.

Übung 1
Bewerten Sie Ihren körperlichen Hunger.
Jedes Mal, ehe Sie etwas zu essen zu sich nehmen, hören Sie genau in sich hinein und stellen Sie fest, wie stark Sie

körperlich hungrig sind. Stufen Sie den Grad Ihres Hungers auf einer Skala von 0 bis 5 ein und notieren Sie das Ergebnis hier oder in Ihrem Schlankheits-Tagebuch.

Kein Hunger   starker Hunger

I................I................I................I................I................I
0   1   2   3   4   5

z.B. 10.7.: Frühstück: Hunger 4; kleine Pause: Hunger 2; Mittagessen: Hunger 3; Abendessen: Hunger 5;

....
....
....
....

Übung 2
Erleben Sie bewusst, was es heißt, körperlichen Hunger zu haben.
Um ein Gespür dafür zu bekommen, ob Sie tatsächlich körperlich hungrig oder nur „gelüstig" sind, (weil Sie sich einen Hamburger ausmalen, gerade bei McDonalds vorbeifahren, Ihnen der Duft von gebrannten Mandeln in die Nase steigt oder es aus Nachbars Wohnung nach lecker gebratenem Steak mit Knoblauch duftet) empfehle ich Ihnen, Ihren Hunger zu beobachten. Greifen Sie sich diese Woche drei Gelegenheiten heraus:

1. Gelegenheit:
Zu dem Zeitpunkt, an dem Sie gewöhnlich auf Ihr körperliches Signal reagieren und essen würden, zögern Sie das Essen um **eine halbe** Stunde hinaus.

2. Gelegenheit:
Zu dem Zeitpunkt, an dem Sie gewöhnlich auf Ihr kör-

perliches Signal reagieren und essen würden, zögern Sie das Essen um **eine** Stunde hinaus.

3. Gelegenheit:
Zu dem Zeitpunkt, an dem Sie gewöhnlich auf Ihr körperliches Signal reagieren und essen würden, zögern Sie das Essen um **eineinhalb** Stunden hinaus.

Spüren Sie bewusst, wie sich die körperlichen Signale im Laufe der Wartezeit verändern. Wie fühlt sich das an? Was empfinden Sie und wo in Ihrem Körper? Notieren Sie sich Ihre Empfindungen im Folgenden oder in Ihrem Schlankheits-Tagebuch. Vielleicht können Sie sogar schon spüren, was es heißt, wirklich hungrig zu sein (also die 5 auf der Hungerskala). Vielleicht erleben Sie aber auch, dass Ihr körperliches Signal nach einiger Zeit von alleine verschwindet und einfach nicht mehr zu spüren ist.

Diese Übung dient dazu, Ihre Sinne wieder mehr für Ihre echten Hungergefühle zu schärfen. Ihnen fällt es dann leichter, zwischen körperlichem und seelischem Hunger zu unterscheiden. Wenn Ihnen diese Übung unter der Woche nicht gelingt, weil Sie berufstätig sind, dann setzen Sie diese am Wochenende um.

1. Gelegenheit:
Beim Hinauszögern des Essens um eine **halbe** Stunde hat sich mein Hungergefühl folgendermaßen verändert:

....
....

2. Gelegenheit:
Beim Hinauszögern des Essens um **eine** Stunde hat sich mein Hungergefühl folgendermaßen verändert:

....

....

3. Gelegenheit:
Beim Hinauszögern des Essens um **eineinhalb** Stunden hat sich mein Hungergefühl folgendermaßen verändert:

....

....

Übung 3
Stellen Sie sich diese Woche vor jedem Essen die Frage: „Verspüre ich körperlichen oder seelischen Hunger?"
Und zwar gleichgültig, ob Sie einen Apfel, einen Schokoriegel oder eine Mahlzeit essen. Wenn Sie möchten, können Sie zu Hause am Kühlschrank und dort, wo Sie Essbares aufbewahren, einen Zettel mit dieser Frage aufhängen. Diese Frage soll Ihnen bewusst machen, wie häufig Sie auf Grund körperlichen Hungers und wie häufig Sie auf Grund seelischen Hungers zum Essen greifen. Nochmals zur Erinnerung: Sie essen auf Grund seelischen Hungers, wenn Sie essen, um sich seelisch besser zu fühlen; wenn Sie nach bestimmten Essensregeln essen; wenn Sie sich Verlangen durch lustvolle Essensphantasien gemacht haben; wenn Sie auf Grund äußerer Signale (vor dem Fernseher, McDonalds, Gerüche, Werbung, usw) essen wollen. Behalten Sie Ihr gewohntes Essverhalten ruhig bei. Sie brauchen im Augenblick noch nichts zu ändern, lediglich beobachten und erkennen, wie Sie und Ihr Körper „funktionieren".

Übung 4
Wählen Sie Ihre TOP 10 Lieblingsspeisen aus.
Notieren Sie hier oder in Ihrem Schlankheits-Tagebuch all Ihre Lieblingsprodukte, Lieblings-Speisen, Gerichte und Getränke. Das können Fertiggerichte aus dem Supermarkt sein, Gerichte in Restaurants oder Gerichte, die Sie zu Hause zubereiten. Doch Vorsicht, Sie wissen bereits, dass Sie dabei gefährdet sind, sich einverleiben zu wollen, was Sie

sich ausmalen. Nur aufschreiben - nicht essen.

Meine TOP 10 Lieblingsspeisen und Getränke:

1...
2...
3...
4...
5...
6...
7...
8...
9...
10...

Übung 5
Essen Sie das Beste zuerst.
Wann immer Sie ein Gericht vor sich stehen haben, essen Sie zuerst diejenigen Teile des Gerichts, auf die Sie am meisten Lust haben und die Ihnen am besten schmecken. Mein Mann macht das so: Wenn es Spargel gibt, isst er zuerst die Köpfe zusammen mit dem gekochten Schinken, und dann erst arbeitet er sich bei den Spargeln nach hinten vor. Meist bleiben dann irgendwelche Spargelenden oder Kartoffeln liegen, weil er satt ist. Aber das ist für ihn kein Problem. Wäre ja auch ein Jammer, wenn er einige Spargelköpfe liegen lassen müsste, weil er satt ist - wo ihm doch die Köpfe am besten schmecken. Probieren Sie also von jedem Gericht erst einmal ein bisschen von allem: von dem Fleisch, dem Gemüse, den Kartoffeln, der Soße und sättigen Sie sich dann vorwiegend mit dem, was Ihnen am meisten Spaß und Genuss bringt. Wenn Sie satt sind, bleibt der Rest liegen.

Übung 6
Legen Sie nach jedem Bissen das Besteck ab, um den

Bissen ganz bewusst zu genießen.
Sehen Sie sich an, wie das Essen aussieht und wie es riecht. Kauen Sie es langsam. Schmeckt es Ihnen? Schauen Sie zwischendurch immer mal wieder nach, wie hungrig Sie noch sind. Wenn Sie nicht sicher sind, ob Sie noch hungrig sind, legen Sie eine kurze Pause ein, in der Sie sich z.B. überlegen, was Sie nach dem Essen noch alles erledigen wollen. Dann überprüfen Sie nochmals, ob Sie noch hungrig sind. Wenn noch ein leichtes Krumpeln oder Leeregefühl da ist, und Sie nur noch ein klein wenig essen könnten, hören Sie auf. Ihr Magen benötigt 20 Minuten, bis er Ihrem Gehirn gemeldet hat, ob er genug hat.

Übung 7
Wenn Sie in ein Lokal gehen und Lust auf ein Dessert haben, bestellen Sie sich das Dessert.
Futtern Sie sich nicht erst durch die Speisekarte. Fragen Sie sich: „Was möchte ich wirklich essen?" Lassen Sie sich nicht davon beeinflussen, was der Ober oder Tischnachbar denkt. Lernen Sie, auf Ihre innere Stimme zu hören. Dann können Sie essen, was Sie möchten, und sind zufrieden. Sie werden nicht immer nach kalorienreichen Speisen verlangen. Manchmal werden Sie Verlangen nach etwas Leichtem haben, vielleicht nur nach einem Salat oder einer Suppe. Wenn Sie auf eine Party oder zum Brunch gehen, schauen Sie sich zunächst das Buffet an, ohne den Teller mitzunehmen. Dann wählen Sie die drei Dinge aus, auf die Sie am meisten Lust haben und auf die Sie nicht verzichten können, ohne das Gefühl zu haben, ‚zu kurz zu kommen'. Wenn Sie ehrlich zu sich sind und auf sich hören, werden Sie das Essen als Ihren Freund, und nicht als Ihren Feind kennenlernen.

Schlusswort

Liebe Leserin, lieber Leser,
eine spannende Zeit liegt vor Ihnen. Sie werden sich Ihrem Körper mehr zuwenden und auf seine Stimme hören. Er ist solch ein großartiges Werk. Manche Menschen betrachten ihn als einen Tempel, andere wie einen Verbrecher. Sie können sich denken, dass die Einstellung zu Ihrem Körper eine große Auswirkung darauf hat, wie Sie mit ihm umgehen. Ich wünsche mir für Sie, dass Sie ihn andächtig und liebevoll behandeln.

Ihr Körper ist der einzige Ort, an dem Sie leben können. Lauschen Sie in ihn hinein und hören Sie, was er Ihnen zu sagen hat. Mit zunehmender Übung wird Ihnen das immer leichter fallen.

3
Mein Ziel:
Natürlich schlank - wie ich esse und wann ich aufhöre

Liebe Leserin, lieber Leser,
konnten Sie inzwischen beobachten, dass Sie zum Essen gegriffen haben - ohne körperlichen Hunger? Was waren Ihre Gründe: Weil Sie es so gewohnt sind? Weil Sie sich besser fühlen wollten? Weil Sie glaubten, keine Kontrolle über Ihr Verlangen zu haben?

Sie haben an dieser Stelle ein dickes Lob verdient. Sie haben den Mut, Verantwortung für Ihr Übergewicht zu übernehmen. Sie haben sich alte Gewohnheiten bewusst gemacht und sich angeschaut, welches IHR Anteil an Ihrem Essverhalten ist. Sie haben etwas über sich gelernt: Sie verstehen jetzt besser, welche Situationen Sie zum Essen verleiten. Dies ist ein Schritt vorwärts auf dem Weg zum Leben eines natürlich Schlanken.

Welche Erfahrung haben Sie mit Ihren Hungersignalen gemacht? Konnten Sie herausfinden, wann Sie sich auf Essenssuche begeben? Welchen Grad der Hungerskala haben Sie am häufigsten notiert? Ist es Ihnen gelungen, trotz Hunger etwas länger zu warten, bis Sie etwas gegessen haben? Wenn Sie bisher noch nicht herausfinden konnten, wie sich Hunger anfühlt, dann geben Sie sich noch etwas Zeit. Führen Sie die beiden Übungen, den Hunger auf der Skala von 0 bis 5 einzuordnen und das Essen bei drei Gelegenheiten um 30, 60 und 90 Minuten hinauszuschieben, fort.

Und die Frage nach der lustvollen Aufgabe zum Schluss:

Haben Sie es sich erlaubt, Ihre Top 10 Lieblingsspeisen zu notieren - ohne sie zu essen?

Sie werden nun die beiden noch ausstehenden Strategien natürlich schlanker Menschen kennenlernen. Dann kennen Sie das Geheimnis natürlich schlanker Menschen, und es steht Ihnen nichts mehr im Wege, auch dieses Leben zu führen.

Strategie 3 natürlich schlanker Menschen:
Natürlich Schlanke essen bewusst.

Wir haben bereits darüber gesprochen, dass natürlich Schlanke meist nur dann essen, wenn sie körperlich hungrig sind, und genau das, wonach ihr Körper verlangt. Sie haben bereits die ersten Vorbereitungen für diese beiden Strategien getroffen: zu spüren, wie sich Ihr Körper anfühlt, wenn Sie körperlich hungrig sind, und eine Liste Ihrer Lieblingsspeisen und Lieblingsgetränke zusammenzustellen.

Genuss statt Verdruss ist von nun an das Motto beim Essen. Nun heißt es, Spaß beim Essen zu haben und es zu genießen.

Natürlich Schlanke nehmen sich meist Zeit fürs Essen. Wenn sie essen, dann essen sie. Sie konzentrieren sich auf den Geschmack des Essens und genießen es mit allen Sinnen. Im Stehen oder auf die Schnelle etwas hinunterschlingen, um satt zu sein, kommt für sie nicht in Frage. Sie essen auch nicht, während sie arbeiten, fernsehen, Auto fahren, lesen oder einer anderen Tätigkeit nachgehen.

Wann haben Sie das letzte Mal eine Mahlzeit wirklich genossen und haben Spaß daran gehabt? Wann haben Sie das letzte Mal bewusst geschmeckt und gerochen, was Sie zu sich nehmen, haben Ihr Essen mit all Ihren Sinnen erkostet? Wann haben Sie sich das letzte Mal richtig Zeit zum

Essen genommen - und zwar ohne Schuldgefühle?

Um das Gefühl zu haben, nach dem Essen befriedigt, und nicht nur satt zu sein, ist es wichtig, dass wir uns beim Essen auf das konzentrieren, was wir essen.

Kämen Sie beim Sex auf die Idee, nebenher noch etwas anderes zu erledigen? Wohl kaum. Sie wollen schließlich den Sex genießen, und das bedeutet, dass Sie mit all Ihren Sinnen dabei sein müssen. Nicht anders ist es beim Essen. Nur wenn Sie sich voll und ganz auf das Essen konzentrieren, verspüren Sie Genuss und Befriedigung. Sind wir mit unseren Gedanken woanders, dann genießen wir das Essen nicht. Wir fühlen uns unbefriedigt, selbst wenn wir satt sind. Die Folge: Wir essen mehr, als wir benötigen, weil wir uns endlich befriedigt fühlen wollen.

Außerdem hören wir nicht die natürlichen Sättigungssignale unseres Körpers, wenn wir uns nebenbei mit anderen Dingen beschäftigen. Das aber ist enorm wichtig, vor allem wenn wir die 4. Strategie natürlich Schlanker anwenden wollen, nämlich nur so viel zu essen, bis wir satt sind.

Wenn wir das Essen gedankenlos und schnell in uns hineinschaufeln, dann hören wir nicht, wenn uns der Magen meldet „Ich bin satt" und wir essen mehr, als uns gut tut. Sie kennen die Folgen: Übergewicht.

Wissen Sie, wie lange Ihr Magen benötigt, um Ihrem Gehirn und damit Ihnen zu melden, ob er satt ist? Etwa 20 Minuten. Wenn Sie Ihr Essen in Windeseile verschlingen, dann haben Sie bereits schon zu viel gegessen, bis Ihnen Ihr Körper mitteilt, dass er satt ist.

Dies zeigt das Beispiel von Anita, einer Klientin:
„Ich bin ein „Nebenbei-Esser". Nicht mal deshalb, weil ich keine Zeit hätte, sondern weil mir „nur essen" zu langweilig ist. Liegt aber sicher auch dar-

an, dass ich alleine esse, ohne Gespräch nebenbei. Wenn ich nichts nebenbei mache, esse ich viel zu schnell und nicht so viel, dass ich satt wäre. Dafür kommen der Hunger oder die Gelüste dann später beim Fernsehen wieder. Beim Fernsehen kann ich wirklich gut essen. Weil es gemütlich ist, nehme ich mir mehr Zeit, aber esse natürlich auch oft dementsprechend über den Hunger hinaus."

Deshalb: Nehmen Sie bewusst einen Happen nach dem anderen in den Mund, schmecken ihn bewusst und genießen Sie seinen Geschmack. Schon vergessen: Sie essen, worauf Sie gerade Lust haben? Wäre doch schade, wenn Sie so etwas Erfreuliches und Angenehmes verpassen würden, nur weil Sie abgelenkt sind, oder? Und machen Sie es sich beim Essen gemütlich. D.h. decken Sie den Tisch ansprechend, schaffen Sie eine angenehme Umgebung. Das Auge isst schließlich mit.

Die ersten Bissen einer Mahlzeit schmecken am besten! Verpassen Sie also nicht diese genussvollsten Momente, indem Sie mit Ihren Gedanken woanders sind. Es gibt jedoch noch einen weiteren Grund für das Slowfood-Essen. Wenn Sie Ihr Essen hinunterschlingen oder beim Essen abgelenkt sind, dann können Sie die 2. Strategie natürlich Schlanker nicht beherzigen, nämlich nur zu essen, was Ihnen schmeckt. Sie merken dann nämlich nicht, wenn Ihnen etwas nicht besonders gut schmeckt oder nach einer bestimmten Menge nicht mehr schmeckt.

Fragen und Einwände, die Ihnen in Bezug auf die 3. Strategie natürlich Schlanker kommen könnten

„Das ist alles gut und schön, aber ich habe tagsüber zu wenig Zeit."
Sie haben keine Zeit, in Ruhe und mit Genuss zu frühstücken und zu Mittag zu essen? Sie haben keine Zeit, in Ruhe und mit Genuss zu Abend zu essen?

Dann könnte es sich lohnen, darüber nachzudenken,
- wie wichtig Sie sich selbst nehmen wollen?
- wem Sie Ihre Zeit schenken wollen?
- was Sie gewinnen und was Sie verlieren, wenn Sie sich beim Essen mehr darauf konzentrieren, was Sie essen?

Ich spreche nicht davon, dass Sie täglich Stunden mit Essen verbringen sollen. Es geht mir nur um die Zeit, in der Sie essen. In dieser Zeit würde ich mir wünschen, dass Sie es wie natürlich Schlanke machen, die ihre Gedanken während des Essens auf das Essen und ihre Sinne lenken.

Vielleicht möchten Sie dafür einige Ihrer Angewohnheiten und Tagesabläufe ändern? Wie wäre es, 10 Minuten früher aufzustehen, um in Ruhe eine Kleinigkeit zu frühstücken? Wie wäre es, in der Mittagspause 15 Minuten ins Freie zu gehen und auf einer Bank genüsslich und in aller Ruhe ein belegtes Brot, Obst oder etwas anderes zu essen?

Beachten Sie bitte: Ich sage nicht, dass Sie reichlich oder ausgewogen frühstücken oder zu den Mahlzeiten bestimmte Dinge essen sollten. Ich sage nur: Nehmen Sie sich Zeit für das Essen und genießen Sie es.

Wenn Sie morgens nur einen Kaffee und ein süßes Teil möchten, dann nehmen Sie sich hierfür die 5 Minuten Zeit, die es kostet, dies genüsslich und in Ruhe zu sich zu nehmen. Natürlich Schlanke kämen nicht auf die Idee, sich morgens auf der Fahrt zur Arbeit beim Bäcker etwas Süßes zu holen und es während der Fahrt gedankenlos in sich hineinzustopfen. Entweder Sie frühstücken und nehmen sich Zeit, das Frühstück zu genießen, oder sie nehmen später eine Kleinigkeit in Ruhe zu sich.

In Kapitel 8 werden wir uns nochmals ausführlich mit der Kunst des Genießens und damit befassen, wie Sie das Essen zum größtmöglichen Erlebnis machen können.

„Wenn ich lange nichts gegessen habe, dann bin ich so ausgehungert, dass ich dann schnell essen muss."
Ich habe so meine Zweifel, ob Sie wirklich ausgehungert sind. In den wenigsten Situationen sind wir heute noch ausgehungert. Wenn Sie diesen Zustand jedoch wirklich häufig erleben, dann ist dies für Sie ein Hinweis, dass Sie zu lange mit dem Essen warten oder Mahlzeiten ausfallen lassen. Kleine Zwischenmahlzeiten könnten Abhilfe schaffen.
Es könnte jedoch auch sein, dass sich hinter Ihrem schnellen gierigen Essen auch ein seelisches Verlangen verbirgt. Achten Sie einmal darauf, ob Sie vielleicht eher ärgerlich oder angespannt als hungrig sind. Dann sollten Sie lieber erst einmal etwas tun, um sich zu entspannen, ehe Sie essen - z.B. einen kleinen Spaziergang machen oder einfach nur ein Glas Wasser trinken. Vielleicht denken Sie bei Ihrem Einwand auch an Heißhungerattacken. Auf dieses Thema gehe ich am Ende dieser Lektion noch ausführlich ein.

„Bei der Arbeit habe ich nicht die Möglichkeit, mich bewusst darauf zu konzentrieren, was ich esse. Da ist zu viel los und es bleibt zu wenig Zeit."
Ist dies wirklich so? Oder nehmen Sie sich nicht die Zeit fürs Essen, die Ihnen zusteht? Überlegen Sie: Wenn Sie sich wirklich das Ziel setzen würden, eine bewusste Auszeit zu nehmen und während dieser Zeit das Essen und Trinken zu genießen, könnten Sie dann einen Weg finden? Gäbe es beispielsweise die Möglichkeit, einen Spaziergang zu machen und sich auf einer Bank zum Essen niederzulassen?

Strategie 4 natürlich schlanker Menschen:
Natürlich Schlanke hören auf zu essen, wenn sie gesättigt sind.

Natürlich Schlanke stopfen nichts in sich hinein, nur weil noch etwas auf dem Teller liegt, nur weil sie anderen eine Freude machen wollen, nur weil es so toll schmeckt, nur weil sie sich dann lange Zeit nichts mehr von dieser Leckerei gönnen werden, nur weil sie dafür bezahlt haben, nur weil sie ohnehin schon zu viel gegessen haben und „es nicht mehr darauf ankommt". Natürlich Schlanke hören auf, wenn sie gesättigt sind.

Hört sich leicht an, ist aber wahrscheinlich gar nicht so leicht für Sie umzusetzen. Das liegt daran, dass Sie vermutlich lange nicht mehr oder bislang wenig auf Ihren Körper und seine Sättigungssignale gehört haben. Deshalb wissen Sie vielleicht gar nicht oder nicht mehr, wie es sich anfühlt, gesättigt zu sein. Und überhaupt: Niemand bringt uns bei, auf unseren Körper zu hören und zu essen, bis wir satt sind. Oder haben Sie als Kind von Ihren Eltern gelernt, wie es sich anfühlt, satt zu sein? Unsere Eltern gehen davon aus, dass man das schon merkt und dann aufhört.

Das Gegenteil ist eher der Fall, nämlich, dass wir aufgefordert werden, zu essen, obwohl wir satt sind und keinen Hunger mehr haben. Sie kennen wahrscheinlich Worte wie: „Iss deinen Teller leer. In der dritten Welt hungern die Menschen, da wirft man nichts weg." „Es gibt keinen Nachtisch, wenn du nicht aufisst." „Du musst etwas essen. Dein Körper wächst noch." „Ich habe es extra für dich gekocht." „Schmeckt es dir nicht?" „Iss, so was Gutes koche ich dir so schnell nicht wieder." „Du wirst doch nicht schon aufhören, weniger essen kannst du morgen noch."

Woher sollen wir also (noch) wissen, wie es sich anfühlt, körperlich gesättigt zu sein? Tatsächlich ist es sogar recht schwierig, dieses Gefühl der Sättigung konkret und präzise zu beschreiben.

Wir können uns das Gefühl, satt zu sein und fast zu platzen, bis hin zum starken Hungergefühl und körperlicher Schwäche als fortlaufende Veränderung auf einer Skala von 0 bis 5 vorstellen:

Sättigungsskala

| Kein Hunger/ | angenehm | starker Hunger/ |
| „pappsatt" | gesättigt | schwach vor Hunger |

I..............I..............I..............I..............I..............I..............I
0   1   2   2,5   3   4   5

Relativ leicht ist die Frage zu beantworten:
Woran merken Sie, dass Sie zu viel gegessen haben?
Wenn der Magen zwickt und drückt, wenn der Bauch spannt, wenn Sie das Gewicht und die Menge des Essens in Ihrem Magen spüren, wenn Sie müde sind und erst recht, wenn Sie das Gefühl haben, gleich zu platzen, dann haben Sie die Sättigungssignale Ihres Körpers überhört und haben zu viel gegessen.

Und wann sind Sie nun gesättigt?
Ihr Magen mag sich nicht mehr leer anfühlen, das Hungergefühl ist verschwunden. Das Essen auf dem Teller macht Sie vielleicht nicht mehr so richtig an. Es schmeckt Ihnen nicht mehr so gut wie bei den ersten Bissen. Vielleicht spüren Sie Ihren Magen überhaupt nicht mehr.

Sie sehen: die Definition von gesättigt ist etwas schwammig und nicht sehr konkret. Ich habe die Erfahrung gemacht, dass jeder selbst herausfinden muss, wie viel genug ist und wie viel zu viel ist. Bei mir kommt irgendwann der Punkt beim Essen, an dem ich im Magen ein bestimmtes Gefühl habe, das ich aber nicht genau beschreiben kann, und dann sage ich mir: *„Jetzt könnte ich aufhören. Es ist gerade genug",* und dann höre ich auf. Hineinpassen würde zwar noch etwas in meinen Magen, aber ich ‹weiß› aus Erfahrung, wenn ich weiter essen würde, dann würde ich mich unangenehm satt fühlen, also zu viel gegessen haben. Dann würde das Essen mich drücken und ich hätte ein Völlegefühl. Dann könnte ich nachts auch schlecht schlafen.

Wenn wir auch keine klaren Kriterien für Sattheit und Übergessen-Sein finden können, so gibt es an einem Punkt Sicherheit:

Übergewichtige neigen dazu, die Menge der Nahrung zu überschätzen, die sie brauchen, um satt zu sein.

Dies ist meine Erfahrung und die meiner Klienten. Das rührt daher, dass Übergewichtige einerseits wenig auf ihren Körper hören, zu schnell essen und so das Sättigungsgefühl verpassen. Andererseits essen sie häufig, um sich angenehme Gefühle zu machen, also nicht nur ihren körperlichen Hunger befriedigen wollen, sondern auch ihren seelischen Hunger. Sie essen also der Wirkung wegen: um abgelenkt, beruhigt oder entspannt zu sein. Und sie essen, bis sie die Schwere und Trägheit spüren, die sich nach dem Überessen im Körper breitmacht.

Diese Erkenntnis bedeutet für Sie ganz konkret: **Die Nahrungsmenge, die Sie in Zukunft brauchen, um körperlich satt zu sein, wird unter der liegen, die Sie in der Vergangenheit zu sich genommen haben.**

Legen Sie sich also weniger auf den Teller und holen Sie sich lieber einen Nachschlag. Seien Sie darauf vorbereitet, auf Ihrem Teller etwas liegen zu lassen.

Außerdem hängt die Menge der Nahrung, die man braucht, um gesättigt zu sein, auch von dem Volumen und Gewicht einer Speise ab. Je schwerer und voluminöser eine Speise ist, desto schneller sind Sie satt. Und natürlich spielen die Nährstoffanteile der Speisen (Eiweiß, Kohlenhydrate, Fett, etc.) eine Rolle. Sehr wichtig für Hunger und Sattheit ist der Blutzuckerspiegel. Und damit sind wir bei einem ganz wichtigen Punkt angelangt: den Heißhungerattacken.

Wie Sie es bereits gewöhnt sind, möchte ich nur noch

kurz vorab auf mögliche „Ja, aber ..."-Bedenken zur 4. Strategie eingehen, dann kommen wir zum Heißhunger - wahrscheinlich einer der Bereiche, die Sie am meisten interessiert und bei dem Sie sich auch am hilflosesten fühlen.

Fragen und Einwände, die Ihnen in Bezug auf die 4. Strategie natürlich Schlanker kommen könnten

„Wenn es mir besonders gut schmeckt, dann kann ich nicht aufhören."
Sorry, das kann ich so nicht durchgehen lassen. Sie und kein anderer haben die Kontrolle über Ihr Essverhalten. Deshalb müsste es richtig heißen: *„Wenn es mir besonders gut schmeckt, dann **will** ich nicht aufhören."* Oder Sie könnten sagen: *„Wenn es mir besonders gut schmeckt, dann weiß ich im Moment noch nicht, wie ich aufhören soll."* oder *„Wenn es mir besonders gut schmeckt, dann fällt es mir schwer, aufzuhören."* Eine Kontrolle haben Sie auf jeden Fall immer. Sie haben immer zu einem Zeitpunkt aufgehört, vielleicht aber erst, wenn Sie „pappsatt" waren.

Sicher wird es Ihnen in Zukunft leichter fallen, aufzuhören, jetzt, wo Sie wissen, dass Sie jederzeit wieder das bekommen können, was Ihnen gut schmeckt. Außerdem achten Sie in Zukunft mehr auf den Genuss, und da der Genuss sich mit zunehmender Menge, die man von der Leckerei isst, verliert, finden Sie auch früher ein Ende.

Wenn Sie bisher jedoch immer gegessen haben, um sich zu beruhigen, zu entspannen oder Ärger abzubauen, dann kann es ein Kampf für Sie sein, vor dem Vollgestopftsein aufzuhören. Erst mit dem Völlegefühl ist auch Ihr seelischer Hunger gestillt. Kein Grund, jetzt mutlos zu werden. Sie werden in den folgenden Kapiteln viele sehr wirksame psychologische Strategien finden, mit denen Sie die gleiche Wirkung erzielen können.

Die Mühe lohnt sich. Es wartet eine Belohnung auf Sie. Sie können stolz auf sich sein, die Signale des Sattseins zu „er"hören. Ihr Körper wird es Ihnen danken - mit mehr Beweglichkeit, Energie, Wohlgefühl, Leichtigkeit, Freiheit von allen möglichen Beschwerden, Freiheit von Schmerzen ....

Und außerdem können Sie sich ab und zu durchaus auch dafür entscheiden, über den Punkt des Sattseins hinaus zu essen. Sie sind danach voll und Ihr Körper braucht dann auch wieder länger, bis er erneut „Hunger" meldet. Hier greift nämlich die erste Strategie natürlich Schlanker: nur zu essen, wenn Sie körperlich hungrig sind.

„Ich habe Angst, dass ich nicht merke, wenn ich satt bin, und dann zu viel esse."
Sie merken auf alle Fälle, wenn Sie mehr als satt sind. Mit den Stufen der Sättigung, die vor dem Übersättigt-Sein kommen, müssen Sie experimentieren. Schauen Sie sich hierzu meine Antwort auf die folgende Frage an.

„Ich kenne das Gefühl, satt zu sein, nicht mehr. Was mache ich?"
Sie müssen dieses Gefühl erst wieder entdecken. Es ist nicht verloren gegangen, aber Sie spüren es nicht mehr, weil Sie den Vorschriften der Diäten gefolgt sind und gegessen haben, um sich seelisch besser zu fühlen. Um wieder Ihr inneres Sättigungssignal zu spüren, legen Sie eine Pause von ca. 5 Minuten ein, wenn Sie die **Hälfte** Ihrer üblichen Portion auf dem Teller gegessen haben. Fühlen Sie in sich hinein, ob Sie sich langsam satt und befriedigt fühlen. Sagt Ihnen Ihr Körper „Genug, du kannst aufhören", hören Sie auf, auch wenn noch eine Kleinigkeit in den Magen passen würde. Lassen Sie das Essen stehen und warten Sie ca. 20 Minuten. Wahrscheinlich haben Sie dann keinen Hunger mehr und sind mit ganz anderen Dingen beschäftigt.

„Wenn mein Magen 20 Minuten braucht, bis er mir mel-

det, dass ich satt bin, dann habe ich doch schon viel mehr gegessen, als ich brauche."
Ja, das ist richtig. Deshalb ist es hilfreich, langsam zu essen und zu genießen. Außerdem sollten Sie, wie bereits vorgeschlagen, eine Pause von 5 Minuten machen, wenn Sie den Teller zur Hälfte geleert haben.

Heißhungeranfälle - was steckt dahinter?

Heißhungeranfälle können körperliche und seelische Ursachen haben:

Körperliche Ursachen für den Heißhunger

1. Sie greifen häufig zu Fruchtsäften und Produkten, die Süßstoff enthalten. Dann kann es sein, dass Ihre Heißhungerattacken dadurch verursacht werden.

   In der Schweinemast wird Süßstoff eingesetzt. Warum? Weil die Schweine davon zunehmen! Wie kommt das? Bei Mensch und Tier wird der Blutzuckerspiegel durch das Insulin reguliert. Bei Zuckerzufuhr wird die Insulinproduktion angeregt. Wenn wir Süßstoff zu uns nehmen, denkt der Körper auf Grund der Süße im Mund, er bekäme Zucker, merkt dann aber im Magen, dass er getäuscht wurde und nur leere Kalorien bekommen hat. So veranlasst er sofort, dass Glykagon ausgeschüttet wird, welches den Blutzuckerspiegel unter sein normales Niveau absacken lässt. Die Folge: Unterzuckerung und ein nagendes Hungergefühl, weil ein abfallender Blutzuckerspiegel für das Gehirn das Signal ist, dass Nahrung benötigt wird. Unser Körper reagiert völlig konfus und falsch, weil es einen künstlichen Süßstoff in der Natur nicht gibt.

2. Sie ernähren sich überwiegend mit industriell hergestellten (im Gegensatz zu naturbelassenen) Produkten aus

Weißmehl, mit Nudeln, Schokoriegeln, Pralinen, Keksen, poliertem Reis, etc., nehmen also zu viele Kohlenhydrate zu sich.

Kohlenhydrate sind eigentlich nichts anderes als Zucker. Durch sie schnellt Ihr Blutzuckerspiegel in die Höhe und die Bauchspeicheldrüse schüttet Insulin aus. Der Blutzuckerspiegel sinkt daraufhin schnell und der Körper reagiert mit Heißhunger und Unterzuckerung. Die Folge ist, dass Sie erneut zu Kohlenhydrathaltigem greifen.

3. Sie essen häufig Schokolade, wenn Sie hungrig sind.

Dann steigt auch das Verlangen nach Schokolade. Es gibt nämlich Hinweise, dass das Verlangen nach denjenigen Lebensmitteln steigt, die häufig konsumiert werden, wenn man hungrig ist.

4. Sie essen den ganzen Tag nichts oder viel zu wenig und Ihr Körper beschwert sich gegen Abend vehement darüber mit Heißhungerattacken. Meist treten dabei die Heißhungerattacken zum gleichen Zeitpunkt auf.

5. Sie sind weiblichen Geschlechts und befinden sich in der zweiten Zyklushälfte. Möglicherweise fühlen Sie sich in dieser Zeit reizbarer, müde und ausgelaugt. Sie haben Verlangen nach Süßem und Fettem. Dies hat den tieferen Sinn, dass Zucker nämlich den Serotoninspiegel, Fett den Endorphinspiegel ansteigen läßt. Serotonin und Endorphine wirken stimmungsaufhellend. Durch das Essen von Süßem können Sie Ihre Stimmung verbessern.

6. Sie nehmen die Pille und reagieren mit Heißhunger nach Süßem in der zweiten Zyklushälfte.

7. Sie trinken zu wenig und verwechseln Ihren Heißhunger mit Durst.

Was Sie bei körperlich bedingten Heißhungeranfällen tun können:

1. Essen Sie regelmäßig. Lassen Sie keine Mahlzeiten ausfallen. Wenn Sie leichten körperlichen Hunger verspüren, essen Sie eine Kleinigkeit wie Bananen, Äpfel, Naturjoghurt, Trockenfrüchte, Quark oder Nüsse.
2. Wenn Sie gelegentlich(!) Heißhungerattacken nach etwas Süßem haben – vorrangig nach Schokolade, geben Sie nach. Nehmen Sie ein kleines Stück Schokolade und essen dieses wirklich genüsslich, d.h. lassen Sie es langsam im Mund zergehen. Dann schauen Sie sich den Rest der Schokolade an und fragen sich, wie es sich anfühlen würde, noch ein Stück zu essen. Würden Sie das zweite Stück noch genauso genießen, wie das erste? Wenn ja, dann essen Sie auch dieses langsam und genüsslich. Sie werden die Erfahrung machen, dass Sie oftmals nach dem ersten Stück keinen Genuss mehr an einem weiteren haben werden. Essen Sie vorwiegend hochwertige Schokolade mit einem Kakaoanteil (Bitterschokolade von mindestens 70 Prozent!). Die ist teurer, befriedigt aber mehr, und Sie essen deshalb weniger.
3. Trinken Sie ein oder zwei Gläser Mineralwasser, **ehe** Sie essen. Dann ist das Hungergefühl nicht mehr so nagend. Trinken Sie generell regelmäßig 2 - 3 l Mineralwasser oder Kräutertee am Tag.
4. Verzichten Sie auf Light-Produkte. Sie sind teuer, schmecken nicht und betrügen Ihren Körper. In Kapitel 8 werden wir nochmals ausführlich darauf eingehen.
5. Reduzieren Sie den Konsum von Kohlenhydraten und essen Sie stattdessen mehr eiweiß- und fetthaltige Produkte (fettarme Milchprodukte, Eier, mageres Fleisch, Nüsse und Hülsenfrüchte). Hierzu mehr in Kapitel 8.

Seelische Ursachen für Heißhungerattacken

1. Sie haben sich angewöhnt, in Stresssituationen, wenn

es Ihnen seelisch schlecht geht, wenn Sie angespannt, ärgerlich, traurig oder einsam sind, zu essen. Der Körper reagiert dann bei diesen negativen Gefühlen mit dem ihm antrainierten seelischen Verlangen. Sie essen dann so lange, bis Sie sich besser fühlen bzw. Ihre negativen Gefühle nicht mehr spüren. In den nächsten Kapiteln werden Sie bessere Strategien kennenlernen, Ihre Gefühle zu beeinflussen.

2. Sie verbieten sich aus gesundheitlichen oder diätischen Gründen bestimmte Nahrungsmittel mit Zucker und raffinierten Kohlenhydraten. Wenn wir uns Nahrungsmittel verbieten, dann üben diese nach und nach einen immer größeren Reiz aus und das Verlangen nach ihnen wird immer stärker. Das Resultat ist Süßhunger.

Claudia beschreibt das so:
„Wenn ich mich eisern zusammennehme und es ein paar Tage wirklich durchhalte, kommt leider immer ein Tag, der ohne ersichtlichen Grund in einen Fressanfall ausartet. Und wenn ich eh schon zu viel gegessen habe, kommt dieses ‚Ist-ja-eh-alles-wurscht-Gefühl' und ich esse noch mehr."

Sabrina beschreibt das so:
„Den ganzen Tag ging's gut ... und dann abends um 10 Uhr hat es mich wieder mal gepackt: Haribo Colorado (fast die ganze Tüte!), 2 Daim (könnt' sterben für das Zeug) und noch 'ne halbe Tafel Milka! Was ist bloß los? Jetzt hab ich mich monatelang so gut im Griff gehabt, hab vernünftig gegessen und auch gut abgenommen und jetzt auf einmal geht es nicht mehr? Fühl mich so richtig besch...!"

Beachten Sie bitte: bei einer Bulimie oder einer Binge Eating Disorder treten ebenfalls Heißhungeranfälle auf. Bei diesen Ess-Störungen empfehle ich Ihnen dringend sich an einen Arzt, eine Beratungsstelle oder eine Selbsthilfe-Gruppe zu wenden.

3. Sie lassen sich durch Werbeplakate, Gerüche, essende

Menschen oder die Imbissbude am Eck „inspirieren".

4. Sie beschäftigen sich den Tag über mit Essen und machen sich lustvolle Phantasien zu Ihren Lieblingsspeisen.

Hier kommen wir nun zu einem meiner Lieblingsthemen und einer der großartigsten Fähigkeiten unseres Gehirns: der Fähigkeit, unseren Körper über die Vorstellungskraft zu beeinflussen. In Kapitel 2 haben Sie unter den Stichworten: ‹Äußere und innere Signale, mit denen wir uns ohne körperlichen Hunger zum Essen bringen› schon einmal kurz Bekanntschaft damit gemacht.

Lust und Verlangen - wie sie entstehen

Wenn ich in der Stadt bei Schlemmermeier (einem Feinkostgeschäft) vorbeikomme und den warmen Fleischkäse rieche, dann läuft mir das Wasser im Mund zusammen und ich habe Lust, ein Fleischkäsebrötchen zu essen. Der Duft erinnert mich an meine bisherigen leckeren Erfahrungen mit Fleischkäsebrötchen, und ich spüre ein Verlangen, mir dieses Vergnügen auch heute wieder zu gönnen. Ja, schon beim Duft schmecke ich den würzigen, saftigen Fleischkäse förmlich auf meiner Zunge. Diese Reaktion ist gelernt und verläuft ganz automatisch. Ich kann und muss dann nur noch entscheiden, ob ich dem Verlangen, der Lust, nachgebe oder nicht. Fast immer entscheide ich mich dafür, mir „was Gutes" zu gönnen und ein Brötchen zu kaufen. Meist esse ich aber das Brötchen nur zur Hälfte, weil danach mein Verlangen bereits gestillt ist. Die andere Hälfte wandert in den Mülleimer.

Jeder von uns kennt solche Situationen. Beim Anblick der Käsesahnetorte erinnern wir uns automatisch daran, wie angenehm säuerlich sie uns bisher immer geschmeckt hat und wie erfrischend sie sich auf unserer Zunge anfühlte.

Wir nehmen in der Vorstellung schon vorweg, welchen Sinnesrausch wir erleben werden, wenn wir uns ein Stück davon gönnen. Unser Körper macht sich bereit zum Verzehr und uns läuft das Wasser im Mund zusammen. Beim Anblick oder dem Gedanken an Schokolade malen wir uns automatisch aus, wie angenehm süß sie ist, wie sanft der Schmelz sich auf der Zunge anfühlt, wie wir die Lippen genussvoll abschlecken ... und unsere Gier wächst ins scheinbar Unermessliche.

Wenn wir vor dem Fernseher sitzen, kommt uns automatisch der Gedanke an Cola und Chips in den Sinn. (Die Werbeeinspielungen tragen ihr Übriges dazu bei.) Wir malen uns aus, wie toll die Chips schmecken werden (und wie arm wir dran wären, uns dies jetzt nicht zu gönnen), und wir können es nicht erwarten, uns alles einzuverleiben.

Wir lernen, auf Gerüche und beim Anblick von Speisen und Produkten mit Verlangen zu reagieren. Auch Geräusche (die Musik, mit der die Werbeeinspielung unterlegt ist) oder der erste kleine Bissen einer Speise können unsere Lust erzeugen. Voraussetzung ist, dass wir mit den Produkten etwas Angenehmes, Lustvolles und Leckeres verbinden. Ja, sogar ganz ohne äußere Reize können wir uns Verlangen erzeugen, indem wir uns die Lieblingsspeise lebendig ausmalen. Sie haben in dem vergangenen Kapitel schon mit dieser Gabe Bekanntschaft gemacht, sich quasi selbst zu manipulieren und Ihre „Lustknöpfe" zu drücken. Denken Sie nur an das kleine Experiment, bei dem Sie sich Ihre Lieblingsspeise ausmalten.

Meist ist uns nicht bewusst, dass wir wie ein kleiner Roboter reagieren. Wir reagieren automatisch und aus der Gewohnheit heraus. Deshalb ist es sehr wichtig, sich diese automatischen Reaktionen bewusst zu machen und sie dann zu unterbrechen - dort, wo sie uns nicht gut tun.

Alle Gewohnheiten, bei denen der „Knopf: Verlangen" gedrückt wird, laufen nach einem ähnlichen Muster ab:

A: Wir sehen, riechen, hören, spüren oder schmecken etwas oder befinden uns in einer ganz bestimmten Situation.

B: Automatisch kommt in uns die angenehme Vorstellung an die Speise hoch, die wir als lecker erlebt haben, und der Gedanke, sie jetzt haben zu müssen.

C: Körperliche Reaktion: Verlangen (Wasser läuft im Mund zusammen), Verhalten: essen

Wollen wir kein Verlangen mehr verspüren, dann müssen wir bei B, bei der angenehmen Vorstellung und unseren Gedanken, ansetzen. Wir müssen z.B. lernen, beim Anblick von Schokolade vorstellungsmäßig nicht mehr ins Schokoladenparadies abzudriften.

Wie Sie Ihr Verlangen besiegen können

Gibt es eine Speise, der Sie bisher fast immer „erlegen" sind? Wollen Sie weiterhin der Sklave dieser Speise sein oder ihr Herr? Wollen Sie Ihr Verlangen abschwächen, so dass Sie besser entscheiden können, ob Sie nachgeben oder nicht? Dann gehen Sie so vor:

Welche Speise ist es? ....

Erstellen Sie zunächst eine Liste mit den wichtigsten und häufigsten Auslösern für Ihre positive Vorstellung zu dieser Speise. Notieren Sie also äußere Reize (Gerüche, Geräusche, Anblick, Situationen), bei denen Sie ein Verlangen verspüren. Notieren Sie dahinter, welche Bilder und Gedanken Ihnen dabei durch den Kopf gehen und was Sie spüren:

Situation/Geruch/Anblick	**Was ich mir ausmale, meine Gedanken**
....	....
....	....

Zwei Beispiele meiner Klienten:

1. *stehe an der Supermarkt-*   *spüre das Süße auf der Zunge;*
   kasse bei den Schokoriegeln   *„Mmhh, lecker, das brauch ich jetzt!"*

2. *mein Mann isst Kartoffel-*   *spüre die Chips schon in meinem Mund.*
   Chips, höre das Knacken   *„Ich will auch! Wenn ich jetzt keine Chips*
                                           bekomme, halte ich es nicht aus."

Wenn Sie Ihre Phantasien ausfindig gemacht haben, dann haben Sie viele Möglichkeiten, Ihr Verlangen zu stoppen. Ich schlage Ihnen vor, mit den folgenden Strategien zu experimentieren. Wir werden uns in Kapitel 8 nochmals ausführlich damit befassen.

Mir ist es an dieser Stelle nur wichtig, Ihnen jetzt gleich schon mal einige Stoppschilder an die Hand zu geben. Wenn Sie wissen, dass Sie nicht Ihr Leben lang immer wieder gegen Ihr Verlangen ankämpfen müssen, wird es Ihnen auch viel leichter fallen, sich auf die Strategien natürlich Schlanker einzulassen: nur zu essen, wenn Sie hungrig sind, und aufzuhören, wenn Sie satt sind.

Zurück zu den Strategien. Folgendes sollten Sie für sich ausprobieren, wenn sich Ihr Verlangen meldet:

1. Ersetzen Sie Ihre angenehme Vorstellung durch ein neutrales Bild oder einen neutralen Gedanken. Überlegen Sie sich beispielsweise, wohin Sie in den nächsten Urlaub fahren oder was Sie heute noch erledigen wollen.
2. Unterbrechen Sie Ihre positive Vorstellung von der Lieblingsspeise, indem Sie sich an die letzte Situation erinnern, in der es Ihnen körperlich übel war und Sie erbrechen mussten. Rufen Sie sich diese möglichst lebendig in allen Einzelheiten in Erinnerung.
3. Trinken Sie ein Glas Wasser oder kauen Sie einen Kaugummi.

4. Wenn der Geruch Ihrer Lieblingsspeise Sie zum Verlangen anregt, riechen Sie stattdessen an Ihrem Lieblingsparfum.
5. Wenn Sie Ihre Lieblingsspeise als Bild vor Augen haben, lassen Sie dieses Bild vor Ihrem inneren Auge farblos werden und verschwimmen - wie bei einer Bildstörung im Fernsehen oder wie eine verwackelte oder verschwommene Fotografie.
6. Wenn Sie den Geschmack Ihrer Lieblingsspeise auf der Zunge verspüren, putzen Sie Ihre Zähne.
7. Stehen Sie auf und suchen Sie sich eine angenehme Beschäftigung, die mit Bewegung einhergeht, statt sich weiter in den Phantasien zu ergehen und sich mehr und mehr Gelüste zu machen.
8. Stehen Sie auf und rufen Sie laut: *„Du wirst mich nicht verführen. Ich bin hier der Chef."* Dann suchen Sie sich etwas aus Ihrer Wohlfühl-Liste aus, was Sie sich gönnen.

Das Tolle an diesen Strategien ist, dass Sie aktiv Ihr Verlangen beeinflussen können. **Das Ziel ist nicht, gegen das Verlangen zu kämpfen** (wobei man meist als Verlierer hervorgeht), **sondern es abzuschwächen**. Wenn das Verlangen schwächer wird, können Sie ihm leichter widerstehen!

Es könnte sein, dass sich jetzt eine innere Stimme regt, die einwendet: *„Aber dann schmeckt mir mein Lieblingsessen doch gar nicht mehr. Wo bleibt denn mein Spaß?"*

Wichtig ist deshalb für Sie, sich in Erinnerung zu rufen: Sie dürfen und sollen Ihre Lieblingsspeisen essen. Sie sollen dies jedoch bewusst tun und nicht wie ein Roboter, der automatisch reagiert. Bauen Sie Ihre Lieblingsspeisen in Ihren normalen Speiseplan ein, so dass Sie ganz sicher sind, sie auch zu bekommen.

Konkrete Schritte auf dem Weg zu Ihrem natürlich schlanken Körper

Übung 1
Schicken Sie Ihre Waage in Urlaub.
Sie werden die Waage von nun an nicht mehr als Ihre tägliche Begleiterin und Richterin nutzen. Sie werden ihre Angaben nicht mehr dafür nutzen, um gut gelaunt zu sein (weil Sie abgenommen haben), oder untröstlich zu sein (weil Sie zugenommen oder nicht abgenommen haben). Sie werden sich nicht mehr in die Irre führen, indem Sie z.B. Wassereinlagerungen oder Lebensmittel, die einfach länger im Körper verweilen, bis sie verdaut sind, als zusätzliches Gewicht ansehen. Sie werden sich nicht mehr von ihr tyrannisieren lassen, wenn sie keine Veränderung anzeigt, wo sich in Wirklichkeit doch etwas verändert hat und Sie Fett in Muskelmasse umgewandelt haben. Da Muskeln schwerer als Fettgewebe sind, kann die Waage dann nämlich keinen Gewichtsverlust anzeigen. Kurzum, Sie entscheiden sich von nun an, wie ein natürlich Schlanker zu handeln und die Waage wegzuschließen.

Höre ich Sie sagen, dass Sie die Waage nicht einfach wegschließen können? Befürchten Sie, dann keine Kontrolle mehr über Ihr Essverhalten zu haben? Befürchten Sie, maßlos zuzunehmen, wenn Sie sich nicht täglich wiegen? Befürchten Sie, zu übersehen, wenn Sie zu- oder abnehmen?

Dann sind wir beide gerade Zeugen Ihres alteingefahrenen übergewichtigen Denkens. Diesen negativen Gedanken müssen Sie den Garaus machen. Sie müssen sie durch neue hilfreiche Gedanken ersetzen - die Gedanken natürlich schlanker Menschen. Als natürlich schlanker Mensch denken Sie von nun an:

„Ich verlasse mich auf meinen Körper. Ich esse, wenn ich körperlich hungrig bin, und esse dann genau das,

was ich möchte. Ich genieße mein Essen und höre genau dann auf, wenn ich satt bin. Ich brauche keine Waage und keine Außenkontrolle. Mein Körper wird mir sagen, wenn er dicker oder dünner wird."

Abgesehen davon: Wenn man zunimmt, dann merkt man das auch ohne Waage, etwa an den Kleidern. Warum nicht dem Spiegel vertrauen? **Eine Waage fördert das Diätdenken.** Man will permanent von ihr gelobt werden, und da das Gewicht ständig mehr oder weniger natürlich schwankt, ist Frustration und damit unkontrolliertes Essen vorprogrammiert.

Wenn Sie nicht radikal über Ihren Schatten springen und dem Übergewichtsdenken noch eine kleine Ecke einräumen möchten, dann schlage ich Ihnen vor, ein bestimmtes Kleidungsstück als „Kontrollinstanz" auszuwählen. Mit ihm können Sie dann einmal in der Woche oder alle 14 Tage prüfen, wo Sie im Augenblick stehen.

Übung 2
Werfen Sie in einer feierlichen Zeremonie alle Lightprodukte, „Du-darfst-Lebensmittel", Diätprodukte und Diätdrinks weg.
Gestalten Sie das ganze Ereignis möglichst dramatisch und eindrucksvoll. Verabschieden Sie sich von jedem Lebensmittel mit den Worten: *„Tschüss. Dich brauche ich nicht mehr. Du kommst mir nicht mehr ins Haus. Ich vertraue jetzt auf mich und meinen Körper."* Untermalen Sie die Zeremonie, wenn Sie möchten, noch mit einer dramatischen Musik.

Übung 3
Werfen Sie alle Appetitzügler, Abführmittel und Schlankheitsmittel in den Müll.

Übung 4
Verbrennen oder schreddern Sie alle Diätpläne und

Diätbücher oder (wenn Sie nicht zu den Wegwerfern gehören), schließen Sie diese zumindest weg.

Übung 5
Nehmen Sie sich einen großen Einkaufskorb und kaufen Sie all das ein, worauf Sie Lust haben.
Sie haben Ihre Lieblingsspeisen, Produkte und Getränke ja bereits in Ihrer Liste der Top 10 zusammengetragen. Das wird ein richtig großes Fest. Genießen Sie die Erleichterung! Sie dürfen all das in den Einkaufswagen legen, was Sie sich bisher verboten oder immer nur während eines Fressanfalls erlaubt haben. Kaufen Sie genau das ein, was Sie am liebsten essen. Sie brauchen Ihre Lieblingsspeisen zu Hause, um den 2. Punkt der natürlich Schlanken zu erfüllen: genau das zu essen, was Sie wirklich möchten. Erinnern Sie sich daran, dass Sie die Kontrolle über Ihr Verhalten haben. Sie können jeden Tag das essen, was Sie möchten, und müssen nicht auf Vorrat essen. Wenn Sie nur dann essen, wenn Sie körperlich hungrig sind, und nur so viel, bis Sie satt sind, werden Sie nicht zunehmen.

Übung 6
Hören Sie von nun an auf Ihren Körper und warten Sie auf ein Signal von ihm.
Sie brauchen jetzt nicht mehr nach der Uhrzeit zu essen oder danach, was man zu welcher Zeit gewöhnlich isst. (vorausgesetzt Sie sind bereits an regelmäßige Mahlzeiten gewöhnt). Wenn Sie alles fein säuberlich zu Hause einsortiert haben, warten Sie auf das nächste Signal Ihres Körpers, das Sie gewöhnlich als Signal für Essensaufnahme gedeutet haben. Wenn es kommt, stellen Sie sich folgende Fragen, bevor Sie Kühlschrank und Mund öffnen:

Bin ich körperlich hungrig oder	**habe ich ein seelisches Verlangen?**
Wenn ja:	Reagiere ich nur aufgrund gesellschaft-
Will ich etwas essen oder trinken?	licher Regeln, auf äußere oder innere
Will ich etwas Heißes oder Kaltes?	Signale?

Will ich etwas Weiches, Knuspriges oder Knackiges? Will ich etwas Salziges, Süßes, Saures oder Herzhaftes?	Wenn ja: Was kann ich, außer zu essen, tun, um mich zu befriedigen? Was möchte ich tun, um mein Verlangen zu stoppen?

Diese Leitfragen wünsche ich mir als Ihre täglichen Begleiter. Am besten Sie schreiben sich diese gleich auf mehrere Karteikarten und verteilen Sie an die Orte, die Sie anlaufen, ehe Sie essen.

Ziel dieser Fragen ist es, dass Sie genau das tun, was Ihr Körper verlangt und was Sie zur Befriedigung Ihrer Bedürfnisse brauchen. Wenn Sie körperlichen Hunger haben und sich entschieden haben, etwas zu essen oder zu trinken, wählen Sie genau das aus, was Sie wirklich möchten. Das wird Sie auch optimal befriedigen. Sie brauchen sich nicht erst durch ‚du darfst'-Lebensmittel zu futtern, bis Sie sich schließlich doch noch das erlauben, was Sie wirklich möchten. Essen Sie bewusst und genießen Sie den Geschmack. Wenn Sie satt sind, hören Sie auf.

Wenn Ihr Körper angespannt ist oder Sie sich einsam, wütend, abgelehnt, usw. fühlen, wenn Sie auf Grund äußerer oder innerer Signale ein Verlangen verspüren, dann braucht Ihr Körper keine Nahrung. Dann nehmen Sie sich Ihre Wohlfühl-Liste aus Kapitel 2 und wählen sich ein alternatives Verhalten daraus aus. Sie können hier auch mit den Strategien experimentieren, die ich Ihnen zur Beeinflussung Ihrer Gelüste vorgeschlagen habe.

Wenn Sie unsicher sind, ob Sie körperlichen oder seelischen Hunger haben, trinken Sie zunächst nur einmal ein oder zwei Glas Wasser oder Tee und warten ab, welche Signale vom Körper kommen. Möglicherweise geht das Verlangen einfach weg.

Haben Sie Heißhungerattacken auf Grund körperlicher Ursachen, dann lesen Sie nochmals unter diesem Absatz nach, was Sie tun können.

Haben Sie bisher Mahlzeiten einfach übersprungen, dann sollten Sie sich zunächst an regelmäßiges Essen, also drei Hauptmahlzeiten und eventuell 2 kleine Snacks gewöhnen. Zu diesen festen Zeiten sollten Sie dann ebenfalls mit den Fragen beginnen:

Will ich etwas essen oder trinken?
Will ich etwas Heißes oder Kaltes?
Will ich etwas Weiches, Knuspriges oder Knackiges?
Will ich etwas Salziges, Süßes, Saures oder Herzhaftes?

Übung 7
Um Ihren Genuss und das bewusste Essen etwas mehr zu fördern, habe ich folgende Vorschläge für Sie:

Essen Sie nur noch im Sitzen!
Ich meine nicht, Sie sollen vor Ihrem Computer sitzen, ich meine nicht, Sie sollen im Auto sitzen. Ich meine, setzen Sie sich an einen Tisch, auf dem nur das steht, was Sie essen möchten. Und vergessen Sie nicht, es so anzurichten, dass es Ihnen Spaß macht, es zu essen.

Konzentrieren Sie sich auf das Essen, seinen Geschmack und den Genuss.
Schalten Sie den Fernseher aus und legen Sie die Zeitung beiseite, wenn Sie essen.

Nehmen Sie das Essen bewusst in den Mund und kauen Sie bewusst.
Sie wollen der Nahrung alle „Sensationen" entlocken, die sie anbieten kann.

Machen Sie zwischen den einzelnen Bissen immer wie-

der mal eine Pause. **Legen Sie das Besteck nieder, um den Bissen ganz bewusst zu genießen.**
Sehen Sie sich an, wie das Essen aussieht und wie es riecht. Kauen Sie es langsam. Schmeckt es Ihnen? Essen Sie von jedem Nahrungsmittel, das auf dem Teller liegt, einen Bissen und sortieren Sie aus, was Ihnen nicht oder nicht besonders schmeckt. Essen Sie nur das, was Ihnen ausgezeichnet schmeckt.

Essen Sie langsam. Achten Sie beim Essen **bewusst** darauf, wie sich die Empfindungen in der Magengegend verändern. Essen Sie langsam, indem Sie immer wieder Messer und Gabel aus der Hand legen. Genießen Sie den Bissen in Ihrem Mund. Wenn Sie ihn geschluckt haben, achten Sie darauf, wie sich Ihr Magen anfühlt. Prüfen Sie zwischendurch immer mal wieder, wie hungrig Sie noch sind.

Hören Sie auf Ihr Gefühl, das Ihnen sagt: Du bist satt.
Achten Sie darauf, wann sich beim Essen ein Sättigungsgefühl einstellt. Wenn Sie bereits herausgefunden haben, wie sich Sättigung bei Ihnen anfühlt, dann brauchen Sie dieses Gefühl nur wiederzuerkennen. Wenn Sie nicht sicher sind, ob Sie noch hungrig sind, legen Sie eine kurze Pause ein, in der Sie darüber nachdenken, was Sie nach dem Essen machen werden. Dann überprüfen Sie nochmals, ob Sie noch hungrig sind. Wenn noch ein kleines Grumpeln da ist und Sie nur noch ein klein wenig essen könnten, hören Sie auf. Sie erinnern sich: Ihr Magen benötigt 20 Minuten, bis er Ihrem Gehirn gemeldet hat, ob es ihm reicht.

Schlusswort

Jetzt, liebe Leserin, lieber Leser, ist der Zeitpunkt da, wirklich ernst zu machen und von der Waage, dem Diät- und dem Übergewichtsdenken und Übergewichtsverhalten Abschied zu nehmen. Am besten, Sie machen daraus eine richtig denkwürdige Zeremonie.

Es gibt Anlass zu feiern. Sie haben das komplette Wissen, um in die Gedanken und das Verhalten eines natürlich Schlanken zu schlüpfen. Jedesmal, wenn Sie die 4 Schritte natürlich Schlanker umsetzen, gestalten Sie auch Ihren Körper ein wenig um.

Ich weiß, dass ich viel von Ihnen verlange. Vielleicht geht Ihnen das Ganze auch zu schnell und Sie fühlen sich überfordert. Vielleicht haben Sie Zweifel, ob die Methode die richtige für Sie ist oder ob Sie das jemals schaffen können.

Ich möchte Sie beruhigen: Sie haben Zeit. Sie müssen nicht alles sofort „richtig und perfekt" machen und alle meine Vorschläge augenblicklich umsetzen. Es besteht keine Eile. Sie können sich für Ihre Reise ins Land der natürlich Schlanken so viel Zeit nehmen, wie Sie möchten. Sie bestimmen das Reisetempo.

Da ich weiß, wie schön es im Land natürlich Schlanker ist, möchte ich Sie natürlich so schnell wie möglich dahin bringen. Ich kann Ihnen versichern: Jedes Mal zählt, an dem Sie Ihre neuen Denk- und Verhaltensweisen einsetzen. Am besten Sie nehmen sich immer nur den heutigen Tag vor, an dem Sie sich nach den Regeln natürlich Schlanker richten möchten. Und dann den nächsten, und dann den übernächsten ...

*Die längste Reise
beginnt mit dem ersten Schritt*

4
Wie ich mir Gewohnheiten und Phantasien zu Verbündeten mache

Liebe Leserin, lieber Leser,
Sie bewegen sich nun schon eine Zeit lang weg vom Übergewichtsleben zum natürlich schlanken Leben. Zunächst haben Sie sich geistig darauf vorbereitet, was Sie für die Reise ins Land natürlich Schlanker benötigen, was Sie mitnehmen möchten und wie es dort aussieht. Seit dem letzten Kapitel sind Sie aktiv auf Reisen. Wie ist es Ihnen bisher mit den Strategien natürlich schlanker Menschen ergangen?

Schauen Sie selbst, was Sie bisher aktiv verändert haben:

1. Sie erinnern sich täglich an die Vorteile, die Sie haben werden, wenn Sie das Leben eines natürlich Schlanken leben - weshalb es sich für Sie lohnt, an sich zu arbeiten.
2. Sie haben Ihre Waage weggestellt und haben sich nicht mehr gewogen. Sie haben alle Diätpläne, Diätprodukte, Appetitzügler, Schlankheitsdrinks, Pillen und Abführmittel weggeworfen.
3. Sie haben die Lebensmittel und Getränke eingekauft, die Sie am liebsten mögen.
4. Sie essen nur, wenn Sie körperlich hungrig sind.
5. Sie essen genau das, worauf Sie Lust haben.
6. Sie essen bewusst und genießen das Essen.
7. Sie hören auf, wenn Sie satt sind.
8. Bei seelischem Verlangen lenken Sie sich ab, wählen etwas aus der Wohlfühl-Liste aus oder trinken Wasser.

9. Bei Heißhungerattacken schwächen Sie Ihr Verlangen ab, indem Sie Ihre Vorstellungen verändern, Ihren Geruchsinn mit einem alternativen Duft vom Essen ablenken, sich bewegen oder etwas trinken.
10. Sie bewegen sich täglich ganz bewusst mehr.

Höre ich Sie einwenden, dass Ihnen einzelne Schritte nicht oder nicht immer gelungen sind? Fiel es Ihnen schwer, zwischen körperlichem und seelischem Hunger zu unterscheiden? Konnten Sie sich vielleicht noch gar nicht dazu entschließen, die Diätprodukte loszulassen und auf Ihren Körper zu hören? Merken Sie Ihr Gefühl von Sättigung im Augenblick noch immer erst dann, wenn Sie zu satt sind? Haben Sie Ihrem Verlangen erneut nachgegeben und maßlos gegessen?

Dann kann ich Ihnen versichern, dass dies nur allzu menschlich ist. Sie sind kein Computer, auf dessen Festplatte man einfach das neue Programm lädt, und dann läuft er nach neuen Regeln. Sie sollten also keine Perfektion von sich erwarten. Sie können sich nicht von einem Tag auf den anderen in einen natürlich schlanken Menschen verwandeln - weder geistig noch körperlich. Entmutigen Sie sich also nicht, wenn Sie ab und zu in Ihr altes übergewichtiges Denk- und Essverhalten zurückfallen.

Es zählt jeder einzelne Augenblick, an dem Sie sich wie ein natürlich schlanker Mensch verhalten. Jedes Mal trägt dazu bei, dass neue Gewohnheiten entstehen. Und wenn Sie sich nur eine Strategie auswählen, mit der Sie beginnen und die Sie kontinuierlich einsetzen möchten, dann ist dies auch eine erfolgreiche Veränderung.

Sie wissen im Augenblick zwar vom Kopf her, dass Diäten und Diätprodukte der sichere Weg zu einem dauerhaften Übergewicht sind. Sie kennen die 4 Strategien natürlich schlanker Menschen und Ihr Verstand sagt Ihnen, dass dies auch für Sie der richtige Weg sein könnte, um abzunehmen und auf Dauer schlank zu bleiben.

Andererseits hören Sie aber vermutlich auch kritische Stimmen in sich, die Ihnen suggerieren, dass dieser Weg nicht ungefährlich ist. Es gehen Ihnen Gedanken durch den Kopf wie: *„Wenn ich jedes Mal esse, wenn ich hungrig bin, dann werde ich in kurzer Zeit noch dicker sein"*, oder *„Alles zu essen, worauf man gerade Lust hat, ist ungesund. Es ist wichtig, sich ausgewogen und vollwertig zu ernähren."*

Solche Gedanken verunsichern Sie und lassen Sie daran zweifeln, ob die 4 Strategien für Sie geeignet sind. Und dann gibt es da noch so ein komisches Gefühl, das Sie darin zu bestärken scheint, dass die Lebensweise natürlich Schlanker nichts für Sie ist. Sie fühlen sich so, als sei es falsch, sich wie ein Natürlich Schlanker zu ernähren.

In diesem Kapitel werden wir uns deshalb ausführlich mit Ihren Einwänden und kritischen Stimmen beschäftigen. Und wir werden über Gewohnheiten sprechen, wie diese uns das Leben erleichtern, aber auch erschweren können. Und ich werde Ihnen zeigen, wie Sie das komische Gefühl loswerden, es sei falsch und unnatürlich, sich wie ein natürlich Schlanker zu verhalten, obwohl Ihr Verstand Ihnen doch sagt, dass diese Lebensweise die Richtige ist. Und schließlich zeige ich Ihnen, wie Sie sich mit Hilfe von Vorstellungsübungen schneller in einen natürlich schlanken Menschen verwandeln können.

Wie entstehen Gewohnheiten?

Alles, was Sie regelmäßig tun, wird zur Gewohnheit, d.h. Sie tun dann automatisch etwas, ohne bewusst darüber nachzudenken. Gewohnheiten sind notwendig für unseren Alltag. Stellen Sie sich vor, Sie müssten jetzt im Augenblick bewusst darauf achten, dass Sie aufrecht sitzen, wie Sie

Kopf und Hände halten, müssten jedes einzelne Wort buchstabieren, etc. Es wäre für Sie unmöglich, mehrere Dinge gleichzeitig zu tun, wenn es keine Gewohnheiten gäbe.

Gewohnheiten entlasten unseren Geist und Körper. Sie haben Gewohnheiten, wie Sie sitzen, gehen, essen, schreiben, jemanden begrüßen, lachen, sich anziehen, essen, Auto fahren, Ärger zeigen, sich bedanken, usw.

Handeln Sie einer Gewohnheit zuwider, dann haben Sie den Eindruck, etwas stimme nicht. Probieren Sie beispielsweise einmal aus, auf der anderen als der üblichen Körperseite einzuschlafen. Ihr Körper wird Ihnen zunächst sagen, dass es unmöglich ist, in dieser Stellung einzuschlafen.

Oder falten Sie einmal Ihre Hände, so als wollten Sie beten. Haben Sie sie gefaltet? Welcher Daumen ist oben, der rechte oder der linke? Warum haben Sie ausgerechnet diesen Daumen nach oben gelegt? Wahrscheinlich haben Sie nur eine Erklärung hierfür: Gewohnheit. Falten Sie nun die Hände so, dass der entgegengesetzte Daumen oben liegt. Wie fühlen Sie sich? Kommt Ihnen das natürlich oder fremd vor? Sehr wahrscheinlich unnatürlich und fremd. Sie haben das Gefühl, etwas stimme nicht, weil Sie wider Ihre Gewohnheit handeln.

Stellen Sie sich einmal vor, ab heute würde die Verkehrsregelung folgendermaßen geändert werden: Anhalten bei Grün, fahren bei Rot. Was meinen Sie, wie würden Sie sich fühlen, wenn Sie zum ersten Mal bei Rot losfahren würden? Es wäre vollkommen ungewohnt und Sie hätten das Gefühl: „Das ist falsch", obwohl Ihr Kopf Ihnen sagen würde: „Fahren bei Rot ist in Ordnung. Die haben das geändert." Und garantiert würden Sie sich die erste Zeit häufig dabei ertappen, dass Sie bei Rot stehen bleiben und bei Grün fahren würden. Schließlich haben Sie das jahrzehntelang so getan, und eine solch starke Angewohnheit lässt sich nicht von heute auf morgen ändern. Sie bräuchten viel Zeit und Übung, um umzulernen, meinen Sie nicht auch?

Gewohnheiten sind wie ein bequemes Bett: Es ist leicht, sich darin zu betten, aber schwer, wieder herauszukommen.

Die Vorteile von Gewohnheiten sind: Sie erleichtern Ihren Alltag und vergrößern Ihre Fähigkeit, mehrere Dinge gleichzeitig zu tun. Der Nachteil von Gewohnheiten ist: Wenn Sie Gewohnheiten verändern wollen, dann kostet Sie das Ihre bewusste Aufmerksamkeit und die Bereitschaft, trotz unguter Gefühle genau das zu tun, was Sie als richtig erkannt haben.

Jeder, der eine Gewohnheit ablegen und eine neue Gewohnheit entwickeln will, muss 5 Phasen durchlaufen.

Die 5 Phasen des Umlernens

1. Sie entscheiden sich, eine Gewohnheit zu verändern, und bereiten sich geistig darauf vor. Sie entscheiden sich also z.B., wie ein natürlich Schlanker zu denken und zu handeln.
2. Sie denken anders und leben nach den 4 Strategien. Sie essen also nur noch, wenn Sie körperlich hungrig sind, essen nur noch, worauf Sie Lust haben, hören auf, wenn Sie satt sind, usw.
3. Sie fühlen sich merkwürdig, gerade so, als wäre es falsch und unnatürlich, sich wie ein natürlich Schlanker zu ernähren.
4. Sie lassen sich von dem Gefühl, es sei unnatürlich, nicht beirren und wenden die 4 Strategien jeden Tag an. Sie denken und handeln wie ein natürlich Schlanker, aber diese Lebensweise ist Ihnen noch nicht in Fleisch und Blut übergegangen. Sie müssen sich jeden Tag noch bewusst an sie erinnern und sich **bewusst** nach ihr richten.

5. Sie haben eine neue Gewohnheit entwickelt. Nun denken und fühlen Sie **automatisch** wie ein natürlich Schlanker. Es ist gerade so, als ob Sie schon immer so gelebt hätten. Es erscheint Ihnen völlig normal und natürlich.

Wenn Sie sich die Lebensart natürlich Schlanker angewöhnen, werden Sie diese 5 Phasen durchlaufen. Daran führt kein Weg vorbei. Schließlich wollen Sie eine jahrealte, ja vielleicht sogar jahrzehntealte (Essens-)Gewohnheit aufgeben und durch eine völlig entgegengesetzte ersetzen. Sie müssen also umlernen, wie wir Psychologen sagen.

Ihr persönlicher Umlernprozess

1. Entscheidung
Sie entscheiden sich, nur noch zu essen, wenn Sie körperlich hungrig sind.

2. Sie verhalten sich danach.
Das bedeutet: Sie fragen sich beim Auftreten eines Hungersignals, ob es körperlicher Hunger oder seelisches Verlangen bedeutet. Ist es ein seelisches Verlangen, essen Sie nichts, sondern tun stattdessen etwas anderes, um sich besser zu fühlen.

3. Gefühl und Verhalten stimmen nicht überein.
Sie spüren ein seelisches Verlangen nach Essen und haben den Drang, unbedingt etwas essen zu müssen. Sie haben jetzt den Eindruck, es sei falsch, nichts zu essen, und Sie würden sich belügen, wenn Sie sich sagen, keinen Hunger zu haben, wo Sie doch ‚Hungergefühle' verspüren. Ihr Kopf sagt Ihnen dagegen: „Ich verspüre keinen Hunger, sondern seelisches Verlangen. Essen ist kein geeignetes Mittel, mein seelisches Verlangen zu befriedigen. Ich habe keinen körperlichen Hunger, also lasse ich meine Finger vom Schokoriegel und suche nach alternativen Verhaltensweisen, die

mir gut tun." Kopf und Bauch streiten also miteinander und sind uneins.

Wenn Sie Ihrem Kopf folgen und nicht Ihrem Bauch, also nichts essen, dann werden Sie nach einiger Zeit zu Phase 4 kommen.

4. Gefühl und Verhalten stimmen überein.
Sie haben in den Situationen, in denen Sie früher ein seelisches Verlangen verspürten, kein Verlangen mehr nach dem Schokoriegel und essen auch nichts. Es ist jetzt für Sie schon wesentlich leichter, sich wie ein natürlich Schlanker zu verhalten. Noch immer müssen Sie sich jedoch bewusst dafür entscheiden, bei seelischem Verlangen nichts zu essen. Wenn Sie weitermachen, kommen Sie bald zur Phase 5.

5. Sie haben eine neue Gewohnheit entwickelt.
Sie essen automatisch nur noch dann, wenn Sie körperlichen Hunger haben. Sie haben kein Verlangen mehr, etwas zu essen, wenn es Ihnen seelisch schlecht geht. Ihre Gewohnheit, Essen als Beruhigungsmittel einzusetzen, ist überwunden. Sie haben sich eine neue Gewohnheit angeeignet.

Ich erinnere mich noch gut daran, wie das bei mir war, als ich begann, nach den 4 Strategien natürlich Schlanker zu leben. Ich hatte die Angewohnheit, bei Nervosität zu etwas Süßem zu greifen, um „meine Nerven zu beruhigen". Automatisch verspürte ich ein Verlangen nach etwas Süßem, wenn ich angespannt war, und meine Hand wollte unwillkürlich zur Tafel Schokolade greifen. Ich sagte mir: „Stopp. Du hast keinen körperlichen Hunger. Also lass die Schokolade in Ruhe. Such dir etwas anderes, um dich zu beruhigen. Schokolade macht dich nur dick, wenn du isst und keinen körperlichen Hunger hast."

Ich pfiff also meine Finger zurück und aß nichts. Das war ungewohnt und irritierend. Einerseits tat ich, wovon ich überzeugt war, nämlich dass

Schokolade kein Zaubermittel gegen meine Nervosität ist, andererseits schien mir mein Körper zu sagen „Schokolade ist die Lösung deiner Probleme. Iss und du wirst dich besser fühlen."

Ich gestehe: Am Anfang habe ich ein paar Mal auf meinen Bauch gehört und habe von der Schokolade gegessen. Je öfter ich aber auf meinen Verstand gehört habe, umso weniger hat mir mein Körper eingeredet, ich brauche jetzt Schokolade, und umso leichter ist es mir gefallen, die Schokolade liegen zu lassen. Nach etwa einem Monat hatte sich mein Körper umgestellt und bei aufkommender Nervosität hatte ich kaum mehr das Verlangen nach etwas Süßem. Kopf und Bauch haben sich nicht länger gestritten. Sie waren beide einer Meinung. Da ich aber auf alle Fälle auch meine Nervosität in den Griff bekommen wollte, suchte ich nach einem geeigneteren Mittel zur Beruhigung. Ich kam darauf, dass ein warmer grüner Tee, mit Vanille aromatisiert, mich hervorragend entspannen konnte. Bereits das sorgsame Zubereiten des Tees lenkte mich ab und beruhigte mich, aber das langsame und genussvolle Schlürfen und die ausbreitende Wärme im Magen gaben mir den letzten Kick. Ich esse übrigens auch heute noch leidenschaftlich gerne Schokolade, meist aber nur dann, wenn ich sie wirklich genießen kann - also wenn ich entspannt bin.

Bis Sie die Phasen 1 - 5 durchlaufen haben, dauert es zwischen 30 und 60 Tagen. Es ist ein wenig abhängig davon, wie systematisch und häufig man übt.

Für alle Menschen ist die dritte Phase: ‹Gefühl und Verhalten stimmen nicht überein› die schwierigste. Also müssen auch Sie damit rechnen, dass sich Ihr Kopf und Ihr Bauch ein Gefecht liefern. Wahrscheinlich haben Sie diesen Kampf bereits erlebt - dann, wenn Sie bereits mit Ihrem natürlich schlanken Verhalten begonnen haben. Es ist die Phase, in der Sie am ehesten gefährdet für einen Rückfall sind. Sie erleben Ihre Weigerung, bei seelischem Hunger nicht mehr zu essen, als Anstrengung und Kampf. Obwohl Sie sich so fühlen, als hätten Sie Hunger, sollen Sie so tun, als hätten Sie keinen. Obwohl jede Zelle Ihres Körpers sprichwörtlich nach Essen schreit, sich Ihr gesamter Körper bereits auf Verdauung einstellt, sollen Sie hart bleiben und ihm nichts „gönnen".

Manche meiner Klienten beschreiben diese Phase folgendermaßen: *„Ich komme mir vor, als ob ich mich belüge"*, *„Mein Körper verlangt danach und ich rede mir ein, es nicht zu brauchen"*, *„Ich mache mir nur vor, nichts zu brauchen"*. Sie meinen damit, dass sie sich im Kopf etwas anderes sagen, als ihnen ihr Körper mitteilt. Im Kopf haben sie bereits die neue Einstellung, dass Essen keine Lösung für seelische Probleme ist, aber der Körper kann nicht so schnell umschalten und sich danach verhalten.

Um abzunehmen und Ihr Gewicht zu halten, ist es wichtig, dass Sie neue Essgewohnheiten entwickeln, d.h. sich die 4 Strategien natürlich Schlanker aneignen und danach leben. Hierzu müssen Sie in der dritten Phase des Umlernprozesses mit Ihren Körpersignalen anders umgehen als früher: Seelisches Verlangen ist kein Signal mehr für Sie zu essen. Stattdessen setzen Sie andere hilfreiche Strategien ein, von denen Sie kurz- und langfristig profitieren.

Wenn Sie und Ihr Körper das erst einmal verinnerlicht haben *und* sich danach verhalten, dann wird das Verlangen nach Essen nur noch auftauchen, wenn Sie tatsächlich körperlich hungrig sind. Oder aber es wird dann auftauchen, wenn Sie auf Grund körperlicher Ursachen Heißhungerattacken haben (siehe hierzu nochmals Kapitel 3).

Ich kann Sie also trösten und zugleich ermutigen. Ihnen steht kein lebenslanger Kampf zwischen Kopf und Bauch bevor! Das würde uns viel zu viel Energie kosten. So etwas würde uns unser Körper nicht zumuten! Er ist so konstruiert, dass er sich jegliches neue Verhalten angewöhnen kann. (Leider hat er dies auch bei Ihrem Übergewichtsverhalten getan. Er hat sich angepasst und sendet erst nach ganz langer Zeit Signale, dass Sie ihm damit schaden).

Bleiben Sie am Ball. Folgen Sie im Augenblick Ihrem Kopf, der Ihnen sagt, dass Sie bei seelischem Verlangen kein Essen benötigen, und essen Sie nicht. Dann wird für Sie der Zeitpunkt kommen, an dem Sie wieder Ihren Körpersignalen vertrauen können und automatisch nur noch dann essen, wenn Sie körperlichen Hunger haben. Haben Sie also Geduld mit sich.

Neben Ihren alten Essgewohnheiten und dem seelischen Verlangen können auch eine ganze Reihe kritischer und negativer Stimmen Sie daran hindern wollen, sich die 4 Strategien natürlich Schlanker anzueignen. Es könnte sein, dass Sie, obwohl Sie sich für dieses Natural Weight Program und gegen eine Diät entschieden haben, Ihr altes Diätdenken noch versucht, sein Revier zu verteidigen.

Gedanken, die Sie am Abnehmen hindern könnten

Es gibt unzählige kritische Stimmen, die Ihnen durch den Kopf gehen könnten. Ich habe die wichtigsten zusammengestellt, die ich mit meinen Klienten über die Jahre hinweg zusammengetragen habe.

Solche Gedanken, die im Übrigen völlig normal sind, können Ihre Veränderung zu einem natürlich schlanken Menschen behindern oder gar vereiteln.

Sie haben sich entschieden, ein natürlich schlanker Mensch zu werden. In Ihrem Gehirn gibt es jedoch bisher nur die negativen Erfahrungen mit den unterschiedlichsten Diäten, dem Scheitern der Diäten, dem Zunehmen nach jeder Diät, dem bisher aussichtslosen Kampf mit dem Verlangen, usw. Diese Energie raubenden frustrierenden Erfahrungen wollen Sie keinesfalls aufs Neue machen, das ist verständlich und auch vernünftig. Ihre negativen Stimmen wollen Sie vor diesen Erfahrungen bewahren und schützen.

Sie sind skeptisch gegenüber Neuem. Und leider haben diese Stimmen noch nichts von den positiven Erfahrungen natürlich schlanker Menschen gehört. Das NWP ist ihnen kein Begriff. Ihnen bleibt deshalb im Augenblick nichts anderes übrig, als diesen blockierenden Stimmen vehement zu widersprechen und sie durch motivierende Stimmen zu ersetzen.

*Ob man glaubt, etwas zu können,
oder überzeugt ist, etwas nicht zu können,
man behält immer Recht.*

Ihre Verwandlung in einen natürlich schlanken Menschen muss auch in Ihrem Kopf stattfinden. Ihre Gedanken bestimmen, wie Sie sich fühlen und verhalten. Sie können nicht wie ein Übergewichtiger mit einer Diätmentalität denken und sich wie ein natürlich Schlanker verhalten. Ihr Denken und Ihr Verhalten müssen an einem Strang ziehen, sprich auf dasselbe Ziel ausgerichtet sein. D.h.: Sie müssen sich die Denkweise natürlich Schlanker aneignen. Dann können Sie sehr viel leichter danach leben. Lassen Sie uns deshalb den kritischen oder negativen Gedanken ihren Einfluss entreißen. Ich werde Ihnen zu jeder kritischen Stimme eine motivierende Stimme vorschlagen.

Am besten nehmen Sie einen farbigen Marker und streichen diejenigen kritischen Stimmen kräftig an, die Sie von sich kennen. Dann nehmen Sie sich Ihre kritischen Stimmen nacheinander vor und ersetzen sie durch motivierende.

1. Kritische Stimmen aus der Diätenzeit

Kritische Stimme:
„Bestimmte Speisen machen dick. Deshalb muss ich diese meiden." „Nur kalorienarme Speisen sind gut und erlaubt."
Tatsache ist: Eine Speise als solche ist weder gut noch schlecht. Die Art, wie Sie sie einsetzen und mit ihr um-

gehen, ist das Problem. Je mehr Sie sich Speisen verbieten, umso attraktiver machen Sie diese für sich.

Motivierende Stimme:
„Ich kann jede Speise essen, die mein Körper verlangt, solange ich nur esse, wenn ich körperlich hungrig bin, und aufhöre, wenn ich satt bin."

Kritische Stimme:
„Dick zu sein, ist schlecht, und schlank zu sein, gut. Erst wenn ich schlank bin, bin ich liebenswert, attraktiv und erfolgreich."

Tatsache ist: Sich so lange abzulehnen, bis man schlank ist, ist meist eine Garantie, dick zu bleiben. Selbstablehnung führt nämlich zu Anspannung und Unzufriedenheit und diese führen bei Übergewichtigen meist zum Essen.

Motivierende Stimme:
„Ich bin liebenswert, so wie ich bin. Mein Gewicht ist nicht das einzige Merkmal, das meine Persönlichkeit ausmacht."

Kritische Stimme:
„Ich kann meinem Körper nicht vertrauen. Andere wissen besser als ich, was ich essen darf."

Tatsache ist: Wenn Sie so denken, geben Sie den Diätexperten Macht über Ihr Essverhalten und gleichzeitig auch die Verantwortung für Ihren Erfolg oder Misserfolg. Sie gehen nach der Diät und nicht nach dem, was Ihnen schmeckt. Sie sind jedoch der Einzige, der dafür verantwortlich ist, was in seinen Mund gelangt. Sie sind der Einzige, der für Erfolg und Misserfolg verantwortlich ist.

Motivierende Stimme:
„Ich kann meinem Körper vertrauen. Er weiß, wann er hungrig ist und was er benötigt. Ich muss nur zuerst wieder lernen, auf seine wirklichen Signale zu hören und körperlichen Hunger von seelischem Verlangen zu unterscheiden."

Kritische Stimme:
„Nur durch Selbstkasteiung nehme ich ab."

Tatsache ist: Jede Selbstkasteiung führt zu Fressanfällen und Rebellion. Erst uneingeschränkte Erlaubnis aller Speisen führt zu einer erfolgreichen Gewichtsabnahme.
Motivierende Stimme:
„Wenn ich mir erlaube, das zu essen, was ich möchte, verspüre ich Befriedigung durch das Essen. Und wenn ich befriedigt bin und jederzeit alles essen darf, esse ich weniger."

Kritische Stimme:
„Wenn ich mein Essverhalten nicht mehr kontrolliere und keine Diät halte, dann werde ich immer dicker!"
Tatsache ist: Sie kennen bereits die Wahrheit: Es sind gerade die Kontrollen, die für Ihr Übergewicht verantwortlich sind (s. Kapitel 1). Verständlich, dass Sie Angst haben, alles gerate außer Kontrolle, wenn Sie keine Kontrolle mehr ausüben. Diese Angst ist normal, jedoch unbegründet und kommt nur deshalb auf, weil Sie mit dem Aufgeben der Kontrolle etwas tun, das für Sie völlig neu und ungewohnt ist. Was wir nicht kennen, macht uns oft Angst. Machen Sie sich stattdessen klar:
Motivierende Stimme:
„Meine Kontrollen haben dazu geführt, dass ich immer wieder gegen die Kontrollen rebelliert und über die Stränge gehauen habe. Wenn ich esse, was ich möchte, und es genieße, bin ich befriedigt und brauche mir nichts im Übermaß zu holen."

Kritische Stimme:
„Man muss sich täglich wiegen, um alles unter Kontrolle zu halten."
Tatsache ist: Das tägliche Wiegen ist ein künstliches und gewichtsförderndes Verhalten. Es führt dazu, dass Ihre Stimmung wie eine Schaukel auf und ab geht, und die Gefahr ist, dass Sie häufig vor lauter Frust über Ihr Gewicht erst recht essen, um sich zu trösten.
Motivierende Stimme:
„Das tägliche Wiegen bringt mich nur in Anspannung und

hilft mir keineswegs beim Abnehmen. Ich kann selbst ohne die Hilfe der Waage an meinem Körper spüren, wie er sich verändert."

Kritische Stimme:
„Um schlank zu bleiben, muss man hungern und verzichten."
Tatsache ist: Hungern und Verzicht sind auf Dauer keine Lösung. Im Gegenteil, sie sind die Garantie dafür, immer wieder zuzunehmen, weil kaum ein Mensch auf Dauer die Disziplin aufbringt, sich etwas vorzuenthalten (s. Kapitel 1).
Motivierende Stimme:
„Hunger und Verzicht haben mich in der Vergangenheit nicht weitergebracht. Sie haben nur zu Frust und Heißhungeranfällen geführt. Wenn ich mir erlaube, bei körperlichem Hunger alles zu essen, was ich möchte, es genieße und aufhöre, wenn ich satt bin, dann esse ich automatisch weniger und nehme deshalb auch ab."

2. Kritische Stimmen zum Thema Verlangen

Kritische Stimme:
„Wenn ich Schokolade sehe, kann ich mich einfach nicht beherrschen."
Tatsache ist: Sie und kein anderer hat die Kontrolle über sich. Sie sind keine Marionette, an deren Fäden die Schokolade oder die Cola ziehen. Sie bestimmen, was Sie tun. Sie mögen manchmal nachgeben und schwach werden, aber das ist kein Beweis dafür, dass Sie nicht die Fähigkeit haben, sich zu steuern. Ihr Verlangen entsteht meist durch Ihre Phantasien und Gedanken. Sie können und werden lernen, Ihr Verlangen abzuschwächen oder zu stoppen.
Motivierende Stimme:
„Wenn ich mir erlaube, Schokolade uneingeschränkt essen zu dürfen, und sie auch bewusst genieße, dann verliert sie bald ihren Reiz und ihre Anziehungskraft. Außerdem kann

ich meine lustvollen Phantasien verändern und damit mein Verlangen schwächen."

Kritische Stimme:
„Wenn mich mein Heißhunger überfällt, bin ich machtlos."
Motivierende Stimme:
„Ich entscheide in jeder Situation, was ich tue. Auch dann wenn ich Heißhunger habe, kann ich mich entscheiden, nicht zu essen. Ich habe die Kontrolle über mein seelisches Verlangen und habe viele Möglichkeiten, mein Verlangen abzubauen." (siehe Kapitel 3 und 8)

Kritische Stimme:
„Wenn ich einkaufe, was ich möchte, und meine Lieblingsspeisen erst mal zu Hause habe, werde ich meine Beherrschung verlieren."
Tatsache ist: Vieles verliert seinen Reiz und seine Anziehungskraft, wenn es immer verfügbar ist. Das trifft auch auf Ihre Lieblingsspeisen zu. Jeden Tag Schwarzwälder Kirschtorte, Hamburger oder Lyoner essen, das kann einen ganz schön abturnen.
Motivierende Stimme:
„Wenn ich immer zu Hause habe, was ich möchte, verliert es seinen Reiz und ich brauche nicht auf Vorrat essen."

Kritische Stimme:
„Ich belüge mich, wenn ich mir sage, dass ich bei seelischem Verlangen nichts essen muss."
Tatsache ist: Wenn man sich angewöhnt hat, ohne körperlichen Hunger und in ganz bestimmten Situationen zu essen, dann braucht man Zeit zum Umlernen. In dieser Zeit muss die alte Gewohnheit gelöscht werden. Man muss sich gegen sein Verlangen verhalten und darf nichts essen. Nach einiger Zeit wird das Verlangen nicht mehr auftreten.
Motivierende Stimme:
„Ich habe lediglich den Eindruck, mich zu belügen, weil ich bisher in diesen Situationen gegessen habe. Ich weiß, dass

ich beim Umlernen einige Zeit den Eindruck haben werde, mich zu belügen. Das kommt daher, dass meine Körperreaktionen sich langsamer verändern lassen als meine Denk- und Verhaltensgewohnheiten. Ich muss zuerst anders denken und handeln, bevor mein Körper anders reagiert."

Kritische Stimme:
„Wenn ich bei seelischem Druck nicht esse, halte ich ihn nicht aus." „Ich esse immer, wenn ich gestresst bin."
Tatsache ist: Wir halten all unsere Gefühle aus, sie sind lediglich unangenehm. Wir haben lediglich den Eindruck, es nicht auszuhalten, weil wir uns angewöhnt haben, uns durch Essen zu entspannen, zu trösten, usw. Wir haben die Kontrolle über uns und unser Verhalten.
Motivierende Stimme:
„Ich kann meine Gefühle ertragen, ohne zu essen. Ich habe die Möglichkeit, sie auszudrücken oder etwas anderes zu tun, um mich zu entspannen." (Z.B. eine Aktivität aus der Wohlfühl-Liste oder eine der Strategien aus Kapitel 5 bis 7).

3. Kritische Stimmen, die sich auf gesellschaftliche Regeln beziehen

Kritische Stimme:
„Ich brauche zwei warme Mahlzeiten am Tag."
Tatsache ist: Sie könnten sich auch nur von kalten Gerichten ernähren. Es gibt Menschen, die essen alles roh. Das ist eine Frage der Gewohnheit.
Motivierende Stimme:
„Ich kann so oft warme Mahlzeiten zu mir nehmen, wie ich möchte. Ich kann mich aber auch umstellen. Es wird sich zeigen, ob und wie sich meine Essgewohnheiten verändern, wenn ich die 4 Strategien natürlich Schlanker anwende."

Kritische Stimme:
„Wenn man eingeladen ist, ist es unhöflich, etwas abzuschlagen oder etwas auf dem Teller liegen zu lassen."

Tatsache ist: Was höflich oder unhöflich ist, muss jeder selbst entscheiden. Wenn man Ihnen etwas anbietet, worauf Sie keine Lust haben, dann lehnen Sie es dankend und höflich ab. Ihnen hat das vermutlich noch niemand übel genommen. Außerdem gewöhnen sich die Menschen an das eine oder andere skurile Essverhalten und stellen sich darauf ein. Meist bestimmen Sie ohnehin selbst, wie viel Sie sich auf den Teller legen oder legen lassen.

Motivierende Stimme:
„Ich will zwar niemanden vor den Kopf stoßen oder beleidigen, aber es geht um mein Wohlbefinden und meine Gesundheit. Darüber kann nur ich entscheiden und sonst niemand. Ich möchte natürlich schlank werden, und deshalb werde ich aufhören, wenn ich satt bin. Schade, wenn mir andere das übel nehmen, aber das ist deren Problem."

Kritische Stimme:
„Essen wirft man nicht weg. In Afrika hungern viele Menschen."
Tatsache ist: Sie haben Recht. Andererseits: Kein Kind in der Dritten Welt wird davon satt, wenn Sie sich dicke Hüften und Oberschenkel anfuttern. Die Lösung: Legen Sie sich erst einmal wenig auf den Teller und holen Sie sich Nachschlag, wenn es nicht reicht. Im Restaurant können Sie sich oft den Rest einpacken lassen und mit nach Hause nehmen.

Motivierende Stimme:
„Ich werde darauf achten, keine Nahrungsmittel zu vergeuden. Ich werde aber auch nicht mehr essen, als mir gut tut, nur weil mehr auf meinem Teller liegt. Woher sollen andere wissen, wie groß mein Hunger ist?"

4. Kritische Stimmen zum Erfolg und Mißerfolg

Kritische Stimme:
„Ich habe nicht genügend Willenskraft; ich bin zu schwach."

Tatsache ist: Sie benötigen keine Willenskraft, sondern die geeigneten Strategien, um sich zu motivieren und die Regeln natürlich Schlanker umzusetzen. Dass Sie bisher nicht abgenommen haben, ist kein Beweis, es nicht schaffen zu können. Sie setzen dieses Mal an einem ganz anderen Punkt an, an den Ursachen für Ihr Gewicht und nicht an Ihrem Gewicht.

Motivierende Stimme:
„*Ich tue alles, mich zu motivieren und die Regeln natürlich Schlanker umzusetzen. Da ich meine Gedanken und damit mein Verhalten bestimme, besteht kein Zweifel, dass ich mich ändern kann. Ich muss nur das denken und tun, was ein natürlich schlanker Mensch tut. Je häufiger ich dies tue, desto schneller geht es mir in Fleisch und Blut über.*"

Kritische Stimme:
„*Ich habe es schon oft probiert. Bestimmt klappt es dieses Mal auch wieder nicht.*" „*Ich habe immer wieder zugenommen, wenn ich mal abgenommen hatte. Dieses Mal wird es auch nicht anders sein.*"

Tatsache ist: Wenn Sie sich erzählen, dass es dieses Mal nicht klappt, wird es 100%ig nicht klappen.

Motivierende Stimme:
„*Die Tatsache, dass ich schon häufig versucht habe, abzunehmen, ist kein Beweis dafür, dass ich es nicht schaffen kann. Ich war in der Vergangenheit nicht erfolgreich gewesen, da ich mich immer verhalten habe wie ein Übergewichtiger, der abnehmen möchte; d.h. ich habe Diät gelebt, usw. Jetzt weiß ich, dass ich erst wie ein natürlich Schlanker denken und handeln muss, um dann schließlich den Körper eines natürlich Schlanken zu erhalten.*"

Es gibt keine hoffnungslosen Fälle.
Es gibt nur Menschen,
die sich aufgegeben haben.

Kritische Stimme:
"Es sollte mir leichter fallen."
Tatsache ist: Wenn man alte Gewohnheiten überwinden will, fühlt man sich eine Zeitlang verunsichert und erlebt einen inneren Kampf. Man hat nur die Wahl, dies in Kauf zu nehmen, weil man am Ende besser dastehen möchte wie anfangs, oder in alten schädlichen Gewohnheiten zu verharren. Wichtig ist es deshalb, sich zu motivieren, indem man den Gewinn und die Belohnungen nie aus den Augen verliert, die einen am Ziel erwarten.
Motivierende Stimme:
"Jedes Umlernen, jede Veränderung kostet Zeit und Übung. Auch die Veränderung meines Denk- und Essverhaltens dauert einige Zeit, denn ich habe mich lange darin trainiert. Anstatt darüber nachzudenken, ob die Veränderung schneller oder leichter vorangehen sollte, möchte ich mich darauf konzentrieren, alles zu tun, dass sie schnell vorangeht. Ich werde mich vor jedem Essen frage: ‚Wie würde sich ein natürlich Schlanker jetzt verhalten?' und mich an die 4 Punkte der natürlich Schlanken halten. Ich werde mir ausmalen, wie gut es mir als natürlich Schlanker gehen wird."

Herzlichen Glückwunsch. Sie haben ein dickes Lob verdient. Nicht wahr, es war ganz schön mühsam, sich den „Ja, aber ..."-Stimmen zu stellen? Vielleicht ist Ihnen auch der Einwand gekommen: „Rede ich mir mit den motivierenden Stimmen nicht nur etwas ein?"

Meine Antwort: Nein, Sie haben lediglich den Eindruck, sich etwas einzureden, weil Sie Ihre kritischen Stimmen gewöhnt sind. Sie erinnern sich: Wenn man alte Gewohnheiten durch neue ersetzt, fühlen sich die neuen Gewohnheiten zunächst fremd und falsch an. Es ist sehr wichtig, dass Sie sich die motivierenden Stimmen zu Eigen machen. Prägen Sie sich die motivierenden Einstellungen, die für Sie wichtig sind, gut ein. Am schnellsten entwickeln Sie neue Gewohnheiten, wenn Sie die motivierenden Stimmen **laut**

und voller Überzeugung häufig wiederholen. Wenn Sie möchten, schreiben Sie diese auf ein Kärtchen, auf das Sie immer einmal wieder einen Blick werfen. Sie müssen in Ihrem Marschgepäck ein Mittel zur Stärkung Ihrer seelischen Abwehrkräfte parat haben. Ihre negativen Gedanken und vielleicht auch manche Menschen in Ihrer Umgebung, die Sie in Ihren Einwänden bestärken oder Sie in Ihrer positiven Einstellung verunsichern, sind Ihre größten Hürden.

Die Macht der Vorstellungen: Denken Sie sich schlank

Bis jetzt haben wir darüber gesprochen, wie Sie Ihre kritischen Stimmen bewusst verändern können, indem Sie diese durch neue motivierende ersetzen. Es gibt noch eine wirksame Methode, Veränderungen schneller voranzutreiben: die Vorstellungsübung.

Das menschliche Gehirn ist in zwei große Teile untergliedert. Bei den Rechtshändern ist die linke Hirnhälfte zuständig für Logik, Verstand, Schreiben, Lesen, die rechte Hirnhälfte für Phantasie, Raumvorstellung, Kreativität, Gewohnheiten. (Bei den Linkshändern ist es umgekehrt). Die rechte Hirnhälfte ist zuständig für alte eingefahrene Einstellungen, sozusagen für das, was wir „im Schlaf können".

Was wir neu lernen, wird zunächst in der linken Hirnhälfte verarbeitet. Die rechte Hirnhälfte übernimmt dann blind, was ihr von der linken gemeldet wird. Z.B. ist in der rechten Hirnhälfte gespeichert, wie Sie gehen, sprechen, essen, etc. Dort ist auch gespeichert, welches Bild Sie von sich selbst haben. Wenn Sie sich immer nur als dicken Menschen mit überdimensionalen Hüften und Oberschenkeln sehen, hat dieses Bild einen Einfluss auf Ihre Gefühle und Ihr Handeln.

Außerdem ist die rechte Hirnhälfte zuständig für Gewohnheiten. Dort ist abgelegt, welche Essgewohnheiten Sie sich angewöhnt haben, ob Sie auf Grund äußerer Signale und bei seelischem Verlangen essen. Dort ist z.B. gespeichert, ob ein McDonalds-Schild oder das Platznehmen im Fernsehsessel in Ihnen Speichelfluss und Verlangen auslöst. Wenn Sie natürlich schlank werden wollen, müssen Sie also das austauschen, was in der rechten Hirnhälfte abgelegt ist.

Sehen Sie sich nicht, wie Sie sind, sondern wie Sie sein möchten.

Ihr Bild von sich bestimmt Ihre Persönlichkeit, d.h. solange Sie sich als dicken Menschen sehen, so lange bleiben Sie auch dick. Wenn Sie sich jedoch als natürlich schlanken Menschen sehen, dann entwickeln Sie auch die Persönlichkeit eines natürlich schlanken Menschen. D.h. je mehr Sie sich ausmalen, wie ein natürlich schlanker Mensch denkt, fühlt und handelt, umso mehr werden Sie zu dieser Person. Dabei ist es nicht wichtig, ob Ihr Gewicht in der Vorstellung dem entspricht, das Sie laut der üblichen Standardtabelle haben sollten. Wichtig ist, den Körper zu sehen, den **SIE** gerne haben möchten, und bei dem Sie sich **wohl fühlen.**

Aber Vorsicht, lassen Sie sich keine Idealfigur durch die Medien einreden. Es ist wichtig, dass Sie mit Ihrem Gewicht zufrieden sind. Denken Sie bei der Wahl des Gewichtes daran, dass Sie die Grundzüge Ihres Körpers nicht vollkommen verändern können. Breite Hüften oder schmale Schultern werden immer in ihrer Grundstruktur erhalten bleiben. Sie sind von Natur aus einzigartig, warum wollen Sie sich dann zu einem Einheitsmenschen machen?

Vorstellungsübung: Sehen Sie sich als die Person, die Sie sein wollen.

Diese Vorstellungsübung besteht aus 2 Teilen. **Im ersten Teil** malen Sie sich aus, wie Sie mit Ihrem Wunschgewicht aussehen. Sie stellen sich also Ihr Ideal vor. **Im zweiten Teil** sehen Sie sich das Leben eines natürlich schlanken Menschen führen, indem Sie in der Vorstellung wie ein natürlich schlanker Mensch denken, fühlen und handeln.

Teil 1: Ich und meine Wunschfigur

Setzen oder legen Sie sich bequem hin und schließen Sie Ihre Augen. Atmen Sie einige Male tief aus und ein.
Stellen Sie sich als erstes vor, wie Sie bereits die Figur haben, die Sie erreichen möchten. Malen Sie sich ganz lebendig aus, wie Sie sich anschauen und Ihren Körper wohlwollend betrachten. Lassen Sie Ihren Blick langsam den Körper entlang wandern. Wie sehen die Schultern, die Ober- und Unterarme, die Hände aus? Wie sehen Ihr Busen, der Bauch, die Taille, die Hüften aus? Wie sehen die Oberschenkel, die Unterschenkel und die Füße aus? Streichen Sie in der Phantasie entlang Ihrer neuen Körperform. Spüren Sie, wie viel beweglicher Sie sein und wie viel mehr Atem Sie bekommen werden.

Stellen Sie sich dann vor, wie Sie als natürlich Schlanker in den Spiegel schauen und Ihr verändertes Gesicht und den veränderten Körper betrachten. An welchen Stellen wird Ihr Gesicht sich verändern, wenn Sie Ihr Gewicht erreicht haben? Wie wird der Hals aussehen? Wie die Oberarme, Unterarme, Hände? Wie werden Ihr Busen, die Taille, die Hüften, der Po, der Bauch, die Oberschenkel und die Unterschenkel aussehen? Malen Sie sich nun aus, wie Sie sich neu und schick einkleiden und wie Sie all das tun, was Sie bisher wegen Ihres Gewichts nicht getan haben (z.B. schwimmen gehen, eine Kontaktanzeige aufgeben ...)

Teil 2: Wie ich als natürlich schlanker Mensch denke, fühle und handle

Am besten funktioniert die Vorstellungsübung, wenn Sie sich ein Drehbuch für Ihren Alltag schreiben: Sie in der

Hauptrolle als natürlich Schlanker. Darin sollte konkret beschrieben sein, welches Ihre Lieblingsspeisen sind, wie sich Ihr körperlicher Hunger anfühlt, wie und wo Sie Ihre Lieblingsspeisen genießen, wie sich Ihr Sattheitsgefühl anfühlt. Sie müssen dazu auch wissen, was Sie, statt zu essen, bei seelischem Verlangen tun wollen.

Malen Sie sich ganz konkret aus, wie Sie sich als natürlich Schlanker verhalten:

1. wie Sie bei körperlichem Hunger Ihre Lieblingsspeise essen,
2. wie Sie das Essen genießen und aufhören, wenn Sie satt sind,
3. wie Sie bei seelischem Hunger eine ganz bestimmte Aktivität aus der Wohlfühl-Liste ausführen oder eine der anderen Strategien zur Bekämpfung des Heißhungers aus Kapitel 3,
4. wie Sie sich loben und beglückwünschen für Ihr neues Verhalten.

Je deutlicher Sie sich in der Rolle als natürlich Schlanker ausmalen und je mehr Sie sich dabei vorstellen, sich gut zu fühlen, desto mehr werden Sie danach streben, diese Vorstellung zu verwirklichen.

Machen Sie diese Vorstellungsübung täglich mindestens dreimal für 10 Minuten. Besonders gut wirkt sie, wenn Sie entspannt sind - also am besten morgens vor dem Aufstehen und abends vor dem Einschlafen. Nutzen Sie dazu auch Situationen mit ‚Leerlauf' aus, wie etwa wenn Sie an der Kasse in der Schlange stehen, bügeln, Zähne putzen, im Stau stehen, spazieren gehen.

„Was mache ich, wenn ich mir nicht vorstellen kann, wie ich mit 10 kg weniger aussehe?"
Ihre Schwierigkeit kann daher rühren, dass Sie nicht ge-

wöhnt sind, sich bewusst Phantasien zu machen, oder dass Sie zu den Menschen gehören, denen bildliche Vorstellungen generell schwer fallen. Gleichgültig welche Ursache dahintersteckt, ich habe einige Tipps für Sie:

- Schneiden Sie aus einer Zeitschrift den Körper eines Menschen aus, der die Figur hat, die Sie anstreben (bitte keine Bilder von Models mit Idealfigur). Schneiden Sie aus einer Fotografie von sich Ihren Kopf heraus und kleben Sie diesen auf den Körper des Zeitungsbildes. Schon haben Sie eine Vorlage für die Vorstellungsübung.

- Suchen Sie in Ihren eigenen Fotoalben nach einem Bild, auf dem Sie die Figur haben, die Sie gerne wieder haben möchten - aber realistisch bleiben: Mit 50 können Sie nicht mehr die Figur erreichen, die Sie als Teenager hatten.

Ihre ganz persönlichen Übungen

Übung 1
Stellen Sie sich täglich mindestens dreimal für 10 Minuten vor, wie Sie Ihren Alltag als natürlich schlanker Mensch gestalten und wie Sie bereits in Ihrem natürlich schlanken Körper leben. Besonders wirkungsvoll ist die Vorstellungsübung vor dem Aufstehen und vor dem Einschlafen.

Übung 2
Achten Sie darauf, sich täglich etwas mehr zu bewegen. Regelmäßige körperliche Betätigung, gleich welcher Art, ist wichtig für Ihr seelisches und körperliches Befinden.

Übung 3
Verhalten Sie sich ganz bewusst nach den Regeln eines natürlich schlanken Menschen.

Übung 4
Lesen Sie täglich die motivierenden Stimmen. Hilfreich ist

es, wenn Sie sich davon einen Spickzettel machen.

Übung 5
Kreuzen Sie als Vorbereitung auf das nächste Kapitel im Folgenden die Aussagen an, die auf Sie zutreffen.

Fragebogen: **Wie stehe ich zu meinem Körper?**

- Auf Bildern wirke ich unsicher.
- Ich hasse es, mir meine Garderobe auszusuchen.
- Ich stehe nur ungern im Mittelpunkt.
- Ich werde nervös, wenn mich andere direkt anschauen.
- Wenn ich mich morgens im Spiegel anschaue, dann gefällt mir mein Spiegelbild meist nicht.
- Es ist mir unangenehm, im Restaurant durch den Gastraum hindurch auf die Toilette zu gehen.
- Ich lasse mich ungern fotografieren.
- Es gibt Körperteile, die ich überhaupt nicht an mir mag.
- Ich vermeide es, mich im Spiegel anzuschauen. Ich creme meinen Körper nur ganz selten ein.
- Am liebsten ziehe ich weite Kleider an, so dass man meinen Körper nicht so genau sieht.
- Ich mag es nicht, wenn andere mich berühren.
- Ich verzichte wegen des Gewichts auf viele Aktivitäten.
- Am liebsten würde ich mir keine Kleider mehr kaufen.
- Beim Sex empfinde ich keinen Spaß.

Schlusswort

Liebe Leserin, lieber Leser,
ich bin in meinem Alltag immer wieder fasziniert von der Macht der Gewohnheiten. Vielleicht haben Sie auch schon erlebt, dass Sie von A nach B gefahren sind, und sich dann gefragt haben, wie Sie überhaupt dorthin gekommen sind. Wenn Gewohnheiten am Werk sind, haben wir den Eindruck, „fremdgesteuert" zu sein. In Wirklichkeit haben wir

das „Steuerprogramm" jedoch zuvor eingegeben. Ist das nicht eine phantastische Vorstellung, dass Sie sich das Programm eines natürlich Schlanken eingeben können und irgendwann läuft es automatisch ab?

Nur diese kurze Durststrecke, in der Sie den Eindruck haben, das Ganze funktioniere nicht, gilt es zu überwinden. Ich will Sie deshalb ermuntern und ermutigen: Setzen Sie alles daran, sich möglichst häufig nach den Regeln natürlich Schlanker zu verhalten, so dass Sie möglichst schnell wieder das Signal von Ihrem Körper bekommen, alles ist richtig und in Ordnung. Ihr Einsatz lohnt sich. Sie werden dafür belohnt werden, indem Sie weniger häufig gegen Ihr Verlangen ankämpfen müssen.

Die Vorstellung
ist der Anfang aller Schöpfung.
Du stellst dir vor, was du dir wünschst;
du wünschst dir, was du dir vorstellst,
und du schaffst, was du dir wünschst.
G.B. Shaw

5
Wie ich mein bester Freund werde

Liebe Leserin, lieber Leser,
ich hoffe, dass sich seit dem vergangenen Kapitel nicht nur in Ihrem Denken, sondern auch in Ihrem Verhalten etwas getan hat - dass Sie die 4 Regeln natürlich Schlanker möglichst oft in Ihren Alltag einbauen. Sie wissen, die Theorie alleine bringt Sie nicht an Ihr Ziel - alles mit Genuss essen zu können und dennoch schlank zu werden.

Ist es Ihnen gelungen, Ihre Einwände und Gedanken, die Sie vom Leben natürlich Schlanker abhalten könnten, zu entkräften? Kommt es Ihnen schon etwas natürlicher vor, entgegen Ihrer alten Diätmentalität zu handeln und zu leben? Ist das Gefühl, es sei unnatürlich, wie ein natürlich Schlanker zu essen, immer noch sehr stark, oder entwickeln Sie bereits langsam eine neue Gewohnheit?

Lassen Sie sich auf Ihrem Weg nicht von etwaigen negativen Gedanken oder Gefühlen beirren. Machen Sie sich klar, dass es normal ist, gelegentlich zu zweifeln oder verunsichert zu sein. Ihre Zweifel und Ihre Unsicherheit bedeuten nicht, dass Sie einen falschen Weg eingeschlagen haben. Sie zeigen Ihnen nur, dass Sie gerade etwas tun, das im völligen Widerspruch zu dem steht, was Sie viele Jahre für richtig gehalten haben. Verständlich, dass Sie zeitweise verunsichert sind - zumal Sie noch keine große Übung im Denken und Handeln natürlich Schlanker haben.

Behalten Sie Ihr Ziel im Auge und setzen Sie täglich die Vorstellungsübung ein, in der Sie sich ausmalen, bereits natürlich schlank zu sein. So können Sie Ihr neues Denken und Handeln schneller zur Gewohnheit machen und stärken gleichzeitig Ihren Antrieb und Ihre Ausdauer.

In dem vorliegenden Kapitel werden Sie einen der bedeutendsten Schritte in Ihrem Leben machen: Sie werden lernen, sich selbst eine gute Freundin oder ein guter Freund zu sein. Sie werden lernen, Freundschaft mit sich und Ihrem Körper zu schließen, und Sie erfahren, warum es so wichtig ist, sich in seiner Haut wohl zu fühlen.

Ihr Körper - ist er Ihr Freund oder Ihr Feind?

Gefällt Ihnen, was Sie sehen, wenn Sie in den Spiegel schauen? Stehen Sie doch gleich einmal auf und riskieren Sie einen Blick in den Spiegel, möglichst in einen, in dem Sie sich ganz sehen können. Bitte keine Ausreden, setzen Sie sich in Bewegung. Gehen Sie zu einem Spiegel. Schauen Sie jetzt ganz bewusst in einen Spiegel und betrachten Sie sich von allen Seiten.

Haben Sie es getan? Was haben Sie gesehen? Haben Sie sich gefallen, waren Sie gleichgültig oder haben Sie sich voller Ekel und Abscheu von Ihrem Spiegelbild abgewendet? Oder konnten Sie erst gar nicht in den Spiegel schauen? Oder haben Sie einfach nur einen ganz flüchtigen Blick hineingeworfen, so dass Sie gar nicht genau erkennen konnten, wie es um Ihren Körper steht? Geht es Ihnen vielleicht wie einer Klientin von mir, die morgens alle Spiegel mit einem Tuch verhüllt, weil sie es nicht ertragen kann, sich selbst im Spiegel zu sehen? Haben Sie etwas Abwertendes zu sich gesagt oder sich freundlich zugenickt?

Vielleicht wollten Sie sich am liebsten gar nicht oder nur Ihr Gesicht anschauen. Vielleicht wollten Sie sich nur von vorne sehen und nicht von der Seite. Vielleicht kamen Ihnen aber auch die Tränen oder Sie verspürten große Wut auf sich und Ihren Körper - oder gar auf mich, weil ich Ihnen diese Übung vorgeschlagen habe.

Ein leichtes Unwohlsein und eine momentane Unzufriedenheit können wir ja noch verkraften, ohne allzu sehr in unserem Leben beeinträchtigt zu sein. Was aber, wenn wir unserem Körper täglich mit Ablehnung, Hass und Abscheu begegnen? Was, wenn wir ihn am liebsten bestrafen und wie einen Feind vernichten wollen?

Solch heftige und negative Gefühle können wir nicht einfach wegstecken. Sie belasten uns so sehr, dass sie unser ganzes Leben negativ überschatten. Wenn wir unseren Körper ablehnen oder gar hassen, dann wollen wir ihn und uns vor anderen verstecken, fühlen uns gehemmt und unsicher, haben Angst vor abfälligen Bemerkungen über unser Äußeres, getrauen uns nicht, uns durchzusetzen, können den Sex nicht genießen, gehen keine Partnerschaft ein, verkneifen uns bestimmte Hobbys, und, und ...

Deshalb ist es wichtig, dass Sie Ihren Körper nicht als Feind, sondern als Freund ansehen und lernen, ihn anzunehmen. Ehe wir uns intensiv damit befassen, lassen Sie uns ergründen, wie wir zu solch negativen Gefühlen gegenüber unserem Körper kommen. Warum wollen wir so gerne eine andere Figur, eine neue Hülle?

Warum wir gerne attraktiv sein möchten

Zu allen Zeiten und in allen Kulturen strebten die Menschen und insbesondere die Frauen danach, attraktiv zu sein. Jede Kultur und jede Generation entwickelt dabei unterschiedliche Schönheitsideale. Mal geht der Trend zur Venusfigur, mal zum Twiggy-Modell. Bei außereuropäischen Stämmen sind oder waren verstümmelte Füße, Lippenpflöcke oder völlig überdehnte Lippen trendy.

Grundsätzlich gilt: Wer schön ist, wird von seinem Umfeld belohnt. Wir erfahren schon als kleine Kinder, dass Geliebt-Werden mit Schönsein und Gefallen zusammenhängt. Hübsche Kinder knuddelt man häufiger und bestraft sie seltener. Sie bekommen in der Schule bessere Noten. Schöne Menschen lösen gewissermaßen positive Vorurteile aus, ergattern leichter Gehaltserhöhungen, flößen mehr Respekt ein und gelten als geselliger.

Die psychologische Forschung zeigt, dass attraktive Menschen Vorteile im Leben genießen. Die Psychologin Dr. Halla Beloff beschreibt dies folgendermaßen: „Gut aussehende Menschen verführen uns zum positiven Denken." In schöne Menschen legen wir all das, was wir uns erträumen und nicht besitzen. Wir glauben, wer schön sei, dem sei Glück, Anerkennung und Erfolg sicher. Dies motiviert uns, viel in den Aufbau unserer Schönheit zu investieren. Ist die vermeintliche Schönheit aber zu weit von uns entfernt, bestrafen wir uns, indem wir uns ablehnen. Wir werden depressiv und fühlen uns minderwertig.

Warum wir unseren Körper ablehnen

Wie wir mit unserem Körper umgehen und welche Einstellung wir zu ihm haben, lernen wir bereits in der Kindheit. Unsere Eltern, nahen Bezugspersonen und später auch die Lehrer und Gleichaltrigen vermitteln uns Kriterien, was hübsch und was hässlich ist. Auch die Art und Weise, wie sie mit unserem Körper umgehen - ob sie ihn streicheln, mit uns schmusen, usw. -, beeinflusst unsere Einstellung. Sie leben uns außerdem vor, wie man mit seinem Körper umgeht. Wenn die Mutter sich von einer Diät in die andere stürzt und ständig über ihre Unattraktivität klagt, bekommen wir den Eindruck, dass das Aussehen äußerst wichtig ist. In den Jahren vor, während und nach der Pubertät werden wir vielleicht auf Grund unseres Äußeren und unserer Statur von Freunden, den Geschwistern und dem Vater verspottet, indem wir hören, wir seien ein Pummelchen oder ein Fettsack. Solch schmerzliche Kritik kann die Ursache für lang anhaltende Probleme mit dem eigenen Körper sein.

Die Werbung und die Medien tun ein Übriges, uns in unserem Gefühl der Unvollkommenheit zu bestärken. Sie verkünden ein Schönheitsideal, das für mindestens 90 Prozent der Frauen unerreichbar ist.

Während Selbstablehnung und Unzufriedenheit mit dem eigenen Körper früher fast nur bei Frauen anzutreffen waren, haben in den letzten Jahren auch Männer Probleme mit ihrem Aussehen. Auch sie geraten zunehmend in den Sog von Schönheitsidealen und der (Wahn-)Vorstellung, dass perfektes Aussehen Voraussetzung für Erfolg ist.

Doch wer entscheidet eigentlich, was schön und hässlich ist? Ist Schönheit nicht für jeden etwas anderes? Ist es denn nicht so, dass Schönheit nur in den Augen des Betrachters existiert, d.h. dass jeder selbst entscheidet, was für ihn schön und hässlich ist?

Natürlich ist das so. Jeder bestimmt selbst die Kriterien, nach denen er sich beurteilt. Es ist also Ihr gutes Recht, sich selbst für hässlich zu halten. Die Frage ist nur, ob Sie sich mit Ihrem negativen Urteil einen Gefallen tun.

Was passiert, wenn wir unseren Körper ablehnen?

Die Folgen der Selbstablehnung sind ebenso vielfältig, wie verheerend. Sie wirken sich auf unser gesamtes Leben, unser emotionales Befinden, unsere Beziehung zu anderen Menschen, auf unsere Arbeit und unseren Erfolg im Leben aus. Es gibt keinen Bereich unseres Lebens, der davon nicht negativ betroffen wäre. Unsere Selbstablehnung bezahlen wir teuer.

Hier eine kleine Auswahl der möglichen Folgen:
- wiederholte Diäten bis hin zu massiven Essstörungen
- Depressionen
- Selbstunsicherheit und Minderwertigkeitsgefühle
- hohe Anfälligkeit für Werbebotschaften und die damit verbundene Investition in kostspielige und wirkungslose Cremes und Wässerchen, die uns versprechen, jünger und attraktiver auszusehen
- Schönheitsoperationen
- Angst vor körperlicher Nähe und Sexualität
- ständiges Vergleichen mit anderen
- Neid auf andere
- Kaufsucht und andere Suchtprobleme
- Angst vor dem Älterwerden
- Angst vor Ablehnung
- Bindungsunfähigkeit oder die Wahl eines sehr kritischen, ablehnenden Partners
- Vermeidung von Aktivitäten, bei denen man im Mittelpunkt steht
- Versuche, den vermeintlichen Makel zu verstecken, beispielsweise durch teure Kleidung
- Arroganz, Abwertung anderer Menschen
- ständige Beschäftigung mit dem eigenen Aussehen und der Anerkennung/Ablehnung durch andere
- Nichtwahrnehmung von Chancen und Möglichkeiten, weil wir uns von vornherein keinen Erfolg versprechen
- zwanghaftes und verbissenes Fitness-Training oder Vermeidung körperlicher Aktivitäten

Der Preis für die Ablehnung unseres Körpers ist also sehr hoch. Und dennoch halten viele von uns daran fest. Grund dafür ist, dass wir glauben, unseren Körper zu Recht abzulehnen und uns zu Recht minderwertig zu fühlen. Wir sind gefangen in einem Kreislauf von Irrtümern:

1. Wir haben eine bestimmte Vorstellung, wie ein schöner Mensch aussieht, und glauben, dass Schönheit ein ab-

solut wichtiges erstrebenswertes Ziel ist. Wir vergleichen uns mit diesem Idealbild und bewerten einzelne Körperteile oder unseren gesamten Körper als hässlich und unattraktiv. Die Folge:

2. Wir fühlen uns minderwertig und sind ängstlich, niedergeschlagen oder auch wütend.

3. Wir nehmen unser Gefühl der Minderwertigkeit als Beweis dafür, dass wir hässlich und ablehnenswert sind, denn schließlich würden wir uns doch nicht minderwertig fühlen, wenn wir es nicht tatsächlich wären.

4. Wir zementieren unser (Vor)-Urteil. Macht uns jemand ein Kompliment, zerstören wir es, indem wir uns einreden, der andere sei einfach nur höflich, er wolle uns nur schmeicheln oder nicht weh tun oder er kenne uns nicht wirklich. Werden wir abgelehnt, beziehen wir die Ablehnung auf unser Äußeres. Unsere Blickrichtung geht dahin, Beweise für unsere Hässlichkeit zu suchen.

5. Wir kleiden uns unauffällig, um ja keine Aufmerksamkeit zu erregen. Oder aber wir kleiden uns übertrieben auffällig und stoßen damit auf Ablehnung.

Wir fühlen uns nur in dem Maße
von anderen geliebt und anerkannt,
wie wir uns selbst lieben und anerkennen.

Ein positives Körperempfinden - wie Sie Ihren Körper schon heute annehmen können

Vielleicht dachten Sie bei meinen obigen Ausführungen: „Frau Wolf hat gut reden. Wenn Sie mich sehen würde, dann würde sie verstehen, dass ich meinen Körper hassen muss."

„Wenn ich abgenommen habe, dann kann ich mich annehmen. Vorher nicht!"
„Ich habe schon so oft erlebt, dass andere mich wegen meines Gewichts ablehnen und auslachen. Das beweist, dass ich hässlich und ablehnenswert bin."
„Warum bin ich noch allein? Das ist der Beweis, dass mit mir etwas nicht stimmt."
„Ich habe keine Freunde, das ist doch der beste Beweis für meine Unattraktivität."
„Ich muss nur eine Frauenzeitschrift aufschlagen und mich mit den Frauen, die dort abgebildet sind, vergleichen. Dies genügt doch wohl als Beweis für meine Hässlichkeit!"

Diese Einwände zeigen Ihnen und mir, dass Sie sich die Meinung anderer, Ihrer Eltern, Freunde, Geschwister, der Werbung und der Journalisten zu Eigen gemacht haben. Wo steht geschrieben, dass Menschen abhängig von ihrem Gewicht weniger oder mehr liebenswert sind? Und selbst wenn dem so wäre, könnten doch wenigstens Sie beschließen, sich als liebenswert anzusehen, oder?

Ihr Gewicht ist nur ein winziger Teil von Tausenden anderer Eigenschaften, Qualitäten und Fähigkeiten, die Sie besitzen. Ihr Gewicht ist möglicherweise das erste Merkmal, das anderen ins Auge sticht, es ist jedoch nicht das einzige, das Sie auszeichnet.

Haben Sie möglicherweise Bedenken, dass Sie nicht mehr abnehmen wollten, wenn Sie sich so akzeptieren würden, wie Sie jetzt sind? Dann frage ich mich, weshalb Sie trotz Ihrer Ablehnung bisher nicht abgenommen haben und Ihr Körper noch nicht die Form hat, die Sie sich wünschen?

Ich kann Ihnen eine Antwort darauf geben: Je mehr Sie Ihren Körper hassen, um so weniger Positives tun Sie für ihn. Je mehr Sie sich und Ihren Körper verachten, um so verzweifelter sind Sie. Und je schlechter Sie sich fühlen, um so mehr verleiten Sie Ihre schlechten Gefühle, zu essen, um sich zu trösten. Richtig? Kurz gesagt:

Je mehr Sie sich ablehnen, um so eher behalten Sie Ihr Übergewicht. Wenn Sie sich ablehnen, solange Sie dick sind, werden Sie immer dick bleiben.

Bedenken Sie: Wenn wir uns mit anderen vergleichen, dann ist das so, als ob wir verschiedene Blumenarten miteinander vergleichen würden. Für den einen sind die Rosen die schönsten Blumen, für den anderen die Margeriten. Schönheit ist Definitionssache und liegt im Auge des Betrachters. Warum also nicht sich als schön bezeichnen? Wenn Sie sich gegen den Begriff „schön" sträuben, wie würden Ihnen die Beschreibungen „einzigartig" oder „interessant" gefallen?

Der beste Beweis dafür, dass Schönheit nichts mit Selbstannahme und innerer Zufriedenheit zu tun hat, sind Prominente oder Schönheitsköniginnen. Selbst Stars wie Julia Roberts, Cindy Crawford und Heidi Klum sind mit ihrem Aussehen unzufrieden.

Da der natürliche Alterungsprozess bei jedem von uns seine Spuren hinterlässt, tun wir gut daran, unsere Selbstannahme nicht von Äußerlichkeiten abhängig zu machen. Abgesehen davon finde ich, dass ein in Würde gealterter Mensch eine größere Ausstrahlung hat als ein künstlich gestraffter und verjüngter Mensch. Ich werde mich auf jeden Fall nie „verschönern" lassen, so viel steht fest.

Wenn wir uns selbst mögen, dann tun wir alles, damit es uns seelisch und körperlich gut geht.

Stellen Sie sich einmal vor, wie schön es wäre, wenn Sie sich bereits jetzt in Ihrem Körper wohl fühlen würden. Sie könnten sich morgens liebevoll im Spiegel anschauen und voller Sorgfalt eincremen. Sie wären stolz auf sich und würden anderen erlauben, Sie zu betrachten. Sie würden sich vor dem Essen überlegen, wie Sie den Wert Ihres Körpers und seine Gesundheit am besten erhalten könnten. Sie könnten Frauenzeitschriften anschauen und ruhig feststellen: So ist der Körper der Models, und so ist mein Körper - ohne Neid und Hass. Ist das nicht eine schöne Vorstellung? Wollen Sie diese schon jetzt verwirklichen, dann setzen Sie die Übungen am Ende dieses Kapitels in Ihrem Alltag ein.

Selbstablehnung - wie wir sie erkennen

Das Gewicht und das Äußere sind nur zwei von unzähligen Gründen, weswegen wir uns ablehnen oder gar hassen können. Wir können uns im Prinzip jedes Merkmal, jede Fähigkeit, jede Eigenschaft und jede Gewohnheit auswählen und uns deswegen verurteilen. Ja, wir können uns sogar als gesamte Person hassen, einfach weil wir existieren. Unser Selbsthass kann im Verborgenen blühen oder offen zu Tage treten. Beispielsweise kann sich hinter folgenden Verhaltensweisen eine Selbstablehnung verbergen:

- Sie können es prinzipiell nicht glauben, wenn andere sagen, dass sie Sie mögen.
- Sie werden rot, wenn Sie Komplimente bekommen oder im Mittelpunkt stehen.
- Sie werten Lob ab, indem Sie sich im Stillen sagen: „Der will nur etwas von mir, deshalb lobt er mich", oder „Wenn der wüsste, wie ich wirklich bin, dann würde er mich nicht loben."
- Sie reagieren auf Lob, indem Sie sofort auf Ihre Schwächen verweisen.
- Sie setzen sich hohe, unerreichbare Ziele.
- Sie wollen alles hundertprozentig machen.
- Sie denken, wenn Sie ein Ziel erreicht haben, sofort an das nächsthöhere, ohne sich über das Erreichte zu freuen.
- Sie haben Angst vor jeder neuen Aufgabe oder einem

neuen Hobby: „Die anderen könnten ja erkennen, wie unfähig ich bin."
- Sie begründen Ihren Erfolg mit: „Das war Zufall oder Glück."
- Sie begründen jeden Misserfolg mit: „Ich bin ein Versager."
- Sie sind leicht verletzbar durch die Meinung oder das Handeln anderer Menschen.
- Sie interpretieren grundsätzlich negatives Verhalten anderer als Beweis: „Der andere mag mich nicht, er hat etwas gegen mich."
- Sie sind leicht verletz- und kränkbar.
- Sie fahren schnell aus der Haut.

Konnten Sie in meiner Aufzählung auch einige Verhaltensweisen von sich entdecken? Dann verspüren Sie in Ihrem Alltag viel mehr Angst, Druck, Anspannung, Unzufriedenheit, Eifersucht, Neid, Einsamkeit und Enttäuschung, als Sie verspüren **müssten**. Ich spreche von „müssten", weil es in Ihrer Hand liegt, sich selbst so anzunehmen, wie Sie sind. Aber dazu später mehr.

Warum ist die Selbstannahme im Natural Weight Program so wichtig? Lassen Sie mich dies noch einmal kurz wiederholen: Selbstablehnung und Selbstvorwürfe führen zu Hass, Anspannung, Angst und Verzweiflung. Hass, Angst und Verzweiflung sind negative Gefühlszustände. Negative Gefühle sind eine der Hauptursachen von Übergewicht, denn Übergewichtige essen häufig, um negative Gefühle „hinunterzuschlucken" und sich besser zu fühlen.

Wenn Sie sich wohl fühlen, dann verspüren Sie kein seelisches Verlangen nach Essen und sind nicht gefährdet zu essen. Wenn Sie sich selbst mehr ein Freund als ein Feind sind, dann fühlen Sie sich in Ihrer Haut wohl und (miss)brauchen das Essen nicht mehr als Seelentröster.

Wie Sie sich selbst der beste Freund bzw. die beste Freundin werden können

Der Schlüssel hierzu liegt in Ihren Selbstgesprächen, d.h. in der Art und Weise, wie Sie mit sich sprechen. Wir alle führen pausenlos im Innern Selbstgespräche. Kommen Ihnen die folgenden Selbstgespräche bekannt vor?

„Du dumme Gans."
„Wie kann man nur so blöd sein."
„Idiot."
„Du kannst nichts."
„Du machst alles falsch."
„Du baust nur Mist."
„Alles, was du anpackst, geht schief."
„Du bist an allem schuld."
„Du bist und bleibst ein Versager."
„Dich mag eh keiner."

Wie fühlen Sie sich, wenn Sie so mit sich reden? Sie fühlen sich minderwertig, wertlos, verärgert und sind deprimiert, richtig? Das ist auch kein Wunder. Ihr Selbstwertgefühl hängt nämlich zu 100 Prozent davon ab, wie Sie über sich denken. Denken Sie schlecht von sich, kritisieren sich oder machen sich in Gedanken klein, dann fühlen Sie sich „klein" und minderwertig.

Ich ahne schon Ihre Einwände. Ich weiß: Sie haben Ihre Gründe, so hart mit sich ins Gericht zu gehen. Sie sind nicht grundlos so streng mit sich. Sie sind überzeugt, es zu verdienen, sich selbst so hart anzufassen.

Dennoch: Wenn Sie sich besser und wohler in Ihrer Haut fühlen möchten, dann müssen Sie lernen, toleranter und nachsichtiger mit sich zu sein. Anders ausgedrückt: Sie müssen lernen, Ihre negativen Einstellungen und Selbstgespräche zu verändern.

Warum denken viele Menschen schlecht von sich?

Wenn wir geboren werden, haben wir noch keine Meinung von uns. Erst durch unsere Eltern und Erzieher lernen wir, das, was wir sehen und erleben, als gut oder schlecht, richtig oder falsch, zu beurteilen. Und wir lernen unser Verhalten und uns als Mensch zu bewerten.

Hatten wir Eltern, die uns häufig kritisiert und getadelt haben, die uns wegen Fehlern abgelehnt, nicht beachtet oder nicht in den Arm genommen haben, die uns durch ihr Verhalten den Eindruck vermittelten, wir seien nicht liebenswert, dann ist die Wahrscheinlichkeit sehr groß, dass wir uns als Erwachsene auch so behandeln. D.h.: **Unsere Meinung von uns ist im Prinzip nichts anderes als die Stimme unserer Eltern und Erzieher.**

Wenn diese sehr streng mit uns waren und übertrieben hohe Erwartungen an uns stellten, dann sind wir als Erwachsene auch streng mit uns und verlangen von uns Perfektion. Haben unsere Eltern uns für vieles verurteilt, dann verurteilen wir uns auch als Erwachsene.

Kurzum: Wir haben uns die Maßstäbe, Normen und Regeln unserer Eltern und nahen Bezugspersonen zu Eigen gemacht und wenden diese heute auf uns an. Wenn wir lernen möchten, toleranter und nachsichtiger mit uns umzugehen, dann müssen wir diese Maßstäbe überprüfen und unsere eigenen Regeln entwickeln. Was unsere Eltern und Erzieher für richtig hielten, müssen wir nicht auch für richtig halten, oder? Was unsere Eltern von uns gefordert haben, muss nicht auch für unser heutiges Leben wichtig sein.

Nehmen Sie sich also jetzt etwas Zeit für die folgende Übung, in der Sie Ihre Erwartungen, die Sie an sich stellen, unter die Lupe nehmen.

Fragebogen: **Welche Forderungen stelle ich an mich?**

Notieren Sie sich mindestens 10 Sätze, die alle mit: „Ich sollte ..." beginnen. Notieren Sie, welche Forderungen Sie an sich selbst haben; z.B. *„Ich sollte ordentlicher sein". „Ich sollte keine Fehler machen", „Ich sollte nicht weinen".* Jeden Satz könnten Sie dann noch fortsetzen: *„Ich sollte ... und weil ich dies nicht bin/tue/habe/erfülle, bin ich minderwertig und nicht liebenswert."*

1. Ich sollte ....

2. Ich sollte ....

3. Ich sollte ....

4. Ich sollte ....

5. Ich sollte ....

6. Ich sollte ....

7. Ich sollte ....

8. Ich sollte ....

9. Ich sollte ....

10. Ich sollte ....

Schauen Sie sich diese Sätze an und überlegen Sie, welche dieser Forderungen Sie früher von Ihren Eltern gehört haben. Haben Ihre Eltern Sie früher kritisiert, wenn Sie einen Fehler gemacht oder sich schlecht benommen haben? Haben Ihre Eltern Sie als schlampig beschimpft? Haben Ihre Eltern nicht mehr mit Ihnen gesprochen, wenn Sie einen Wutanfall hatten?

Ist es vielleicht so, dass Sie heute dasselbe von sich fordern, was die Eltern früher von Ihnen erwartet haben, und dass Sie sich selbst beschimpfen, wenn Sie Ihre Erwartungen nicht erfüllen? Ist es vielleicht so, dass Sie sich einfach weiter nach den Regeln der Eltern verhalten, ohne diese je überprüft zu haben? Ist es möglicherweise so, dass Sie den Eltern vorwerfen, dass diese Sie immer kritisiert und nie geliebt haben - und heute verhalten Sie sich selbst gegenüber genauso lieblos? Ist es möglicherweise so, dass Sie die Eltern verurteilen, weil diese Sie scheinbar nicht bedingungslos angenommen haben - und heute nehmen Sie sich selbst auch nicht bedingungslos an?

Können Sie erkennen, wie Sie sich selbst das antun, was Sie Ihren Eltern vorwerfen? Sie stellen Forderungen an sich, und machen sich die gleichen Vorwürfe, die Ihre Eltern Ihnen früher gemacht haben, wenn Sie diese nicht erfüllen.

Übernehmen Sie Verantwortung für Ihre Gefühle und Ihr Verhalten

Wenn wir uns die selbstablehnenden Einstellungen von den Eltern abgeschaut haben, dann liegt der Gedankengang nahe, diese für unsere negative Haltung verantwortlich zu machen. Doch halt! Die Eltern haben zwar einen Einfluss darauf, wie Sie heute denken und sich verhalten - aber heute sind Sie dafür verantwortlich. Es ist nicht hilfreich, ihnen die Schuld für Ihre Selbstablehnung zu geben.

Die Tatsache, dass Ihre Eltern Sie nicht hundertprozentig und immer akzeptiert haben, ist kein Grund, dass Sie Ihre Eltern heute verurteilen. Ihre Eltern haben das getan, was ihnen auf Grund der eigenen Lebensgeschichte und der eigenen Lebensanschauungen möglich war. Ihre Eltern hatten auch Eltern, die sie geprägt haben. Ihre Eltern haben das getan, was sie für richtig und als das Beste für Sie angesehen haben. Das war ihr Ausdruck von Liebe für Sie, auch wenn Sie es nicht so gesehen oder erlebt haben.

Ich verlange nicht von Ihnen, dass Sie das Verhalten Ihrer Eltern gutheißen sollen. Es genügt, wenn Sie es akzeptieren als das Beste, was diese geben konnten. Wenn Sie die Eltern verurteilen und für Ihr Unglücklichsein verantwortlich machen, dann schaden Sie sich selbst am meisten. Sie haben Hass auf Ihre Eltern, und Hass fühlt sich nicht gut an. Vielleicht wollen Sie Ihre Eltern sogar ignorieren und halten gerade durch Ihr Ignorieren-Wollen Ihre Eltern immer in Ihrem Gedächtnis. All Ihr Groll und Ihre Wut auf Ihre Eltern können das Geschehene nicht mehr verändern.

Verzeihen Sie deshalb Ihren Eltern, wie diese Sie erzogen und behandelt haben. Erwarten Sie nicht, dass die Eltern ihre Fehler einsehen oder sich heute noch verändern. **Beginnen Sie mit Ihrer eigenen Veränderung.** Jetzt sind Sie selbst verantwortlich für Ihr Denken.

Jeder kann jederzeit etwas aus dem machen, was aus ihm gemacht wurde - auch Sie.

Sie sind es jetzt, der an sich selbst die Forderungen stellt, die früher die Eltern gestellt haben. Begehen Sie nicht den gleichen Fehler wie Ihre Eltern und kritisieren sich, wenn Sie einen Fehler machen oder eine Schwäche haben. Machen zumindest Sie es anders und beginnen Sie damit, sich trotz Ihrer Fehler und Schwächen zu akzeptieren.

Vielleicht wenden Sie nun ein: *„Das kann ich nicht. Erst muss ich abgenommen haben, meine Berufsausbildung abgeschlossen haben, mehr Geld verdient haben, einen Partner finden, usw. Wenn ich mich so akzeptiere, wie ich bin, werde ich mich überhaupt nicht mehr ändern und so bleiben, wie ich bin."*

Ich behaupte das Gegenteil: So wie Sie sich jetzt behandeln, mit all Ihrer Selbstkritik und Ihren Vorwürfen, werden Sie keinen Schritt vorankommen. Oder haben all Ihre Selbstverachtung und Verurteilung Ihnen bis jetzt weitergeholfen? Haben Sie tatsächlich das geändert, wofür Sie sich nun schon so lange ablehnen?

Stellen Sie sich vor, Sie würden ein kleines Kind ununterbrochen beschimpfen, tadeln und ihm sagen: „Du hättest das wissen müssen. Du hättest das anders machen müssen. Wie konntest du dich nur so dumm anstellen. Du bist ein Versager. Aus dir wird nie etwas."

Was würde mit dem Kind passieren? Es würde immer mutloser werden und immer häufiger Fehler machen. Es würde mit der Zeit Ihre Prophezeiungen erfüllen.

Stellen Sie sich nun vor, Sie würden das Kind stattdessen in den Arm nehmen und ihm sagen: „Ich weiß, dass du dich angestrengt hast. Das kann jedem passieren, dass er Fehler macht. Ich habe dich trotzdem lieb. Das nächste Mal wird es dir auch schon besser gelingen. Lass uns einmal zusammen anschauen, was du besser machen kannst und wie ich dir helfen kann."

Wie würde es dem Kind dann gehen? Es würde sich von Ihnen angenommen fühlen und sich deshalb selbst auch annehmen können. Es würde sich nicht ablehnen und verurteilen. Es würde Vertrauen in sich und seine Fähigkeiten bekommen. Diese positive Einstellung zu sich würde ihm ein positives Gefühl geben. Es würde sich darum bemühen, es das nächste Mal besser zu machen.
Sie haben auch ein solch kleines Kind in Ihrem Innern. Geben Sie ihm die Wärme und Zuneigung, nach der es sich immer gesehnt hat. Akzeptieren Sie sich, so wie Sie sind.

Sich zu akzeptieren, bedeutet nicht, selbstherrlich und arrogant zu sein. Es bedeutet schlicht und einfach,

sich mit all seinen Fehlern und Schwächen, aber auch seinen Stärken anzunehmen.

Würden Sie mir jetzt am liebsten sagen: *„Aber wenn ich mir alles durchgehen lasse, werde ich mich nie ändern!"*?

Dann kann ich Ihre Befürchtung verstehen. Sie kann daher rühren, dass Sie es gewöhnt sind, sich durch Bestrafung zum Handeln zu motivieren. Sie glauben, dass man sich nur ändert, wenn man sich heftig beschimpft, tadelt und ablehnt. Aber hatten Sie bisher Erfolg damit?

Nehmen wir einmal an, Sie hatten sich ganz fest vorgenommen, den Süßigkeiten in Zukunft zu widerstehen, und dann haben Sie doch wieder zugeschlagen. Sie hatten einen Fressanfall und machen sich entsprechend nieder nach dem Motto: *„Du dumme Kuh. Du schaffst es nicht einmal, den Abend zu überstehen"*. Vertraut mit der Situation?
Hat Ihnen Ihre Selbstverurteilung geholfen, dem Verlangen in der nächsten Situation zu widerstehen? Wohl kaum.

Selbstverurteilung hilft in solchen Momenten kein bisschen weiter. Im Gegenteil: *„Weil dann ja sowieso alles egal ist"* und man jetzt so mies drauf ist, langt man erst recht zu. In solchen Momenten ist das Wichtigste, dass Sie wegen Ihres Anfalls nicht Ihr Selbstwertgefühl „beschädigen".

Wohlgemerkt, ich spreche nicht davon, dass Sie sich durch die rosarote Brille anschauen und sich etwas vormachen. Es geht darum, die Realität zu sehen. Tatsache ist lediglich, dass Sie an diesem Abend Ihren Vorsatz geschmissen haben. Sich als Versager zu beschimpfen, stimmt nicht mit der Wirklichkeit überein. Sie haben lediglich in dieser einen Situation Ihren Vorsatz nicht eingehalten. Und überhaupt, es gibt keine Versager: Es gibt nur Menschen, die Fehler machen oder in bestimmten Bereichen nicht so gut sind wie in anderen.

Es macht einen gehörigen Unterschied, ob Sie ein Verhalten als falsch bzw. nicht hilfreich bewerten oder ob Sie sich generell als Person abwerten. Sie können durchaus enttäuscht von sich sein. Ja, die Enttäuschung ist vielleicht sogar notwendig, um Sie zu motivieren, sich zu verbessern.

Es ist hilfreich, sich zu sagen: *„Das ist mir nicht gelungen. Das möchte ich das nächste Mal besser machen. Ich bin trotzdem in Ordnung."* Dann wird Ihnen das Erkennen des Fehlers helfen, sich zu verbessern.

Es ist hilfreich, sich zu sagen: *„In diesem Bereich hat der andere mehr Fähigkeiten als ich. Ich habe dafür andere Bereiche, in denen ich Stärken habe. Ich tue es, so gut ich kann. Vielleicht kann ich von ihm noch etwas lernen."* Dann können Sie sich Ihren Fähigkeiten entsprechend weiterentwickeln und auch um Unterstützung bitten.

Gefährlich wird es dann, wenn Sie sich als hoffnungslosen Versager ansehen, den Sie hassen müssen. Nur wenn Sie sich als Person voll und ganz akzeptieren, haben Sie die Kraft, es erneut zu versuchen und Ihr Ziel weiterzuverfolgen.

Auch wenn ich Sie nicht persönlich kenne, behaupte ich: Die Wirklichkeit ist, dass Sie absolut liebenswert sind, genauso wie Sie sind - ohne Wenn und Aber. Sie haben das Recht, diese Tatsache nicht zu glauben, aber denken Sie daran: Das ändert auch nichts an der Wirklichkeit.

Sie haben es verdient, sich zu mögen und mit sich zufrieden zu sein. Sind Sie bereit zu diesem wichtigen Schritt? Dann beginnen Sie mit einer kleinen Übung.

Spiegelübung: **Freunden Sie sich mit sich selbst an.**

Stellen Sie sich vor einen Spiegel und schauen Sie sich direkt in die Augen. Sprechen Sie sich mit Ihrem Vornamen an und sagen Sie laut und deutlich zu sich:

„................ *(Ihr Vorname), ich bin bereit, dich so zu akzeptieren, wie du bist. Ich mag dich so, wie du bist."*

Sprechen Sie zu sich wie zu Ihrer allerbesten Freundin oder zu Ihrem allerbesten Freund. Versuchen Sie, das liebevolle Gefühl sich selbst gegenüber zu spüren, das Sie der Freundin oder dem Freund gegenüber empfinden.

Sie sind sich selbst die beste Freundin; die Freundin, die Sie nie verlassen wird, die Sie niemals verlieren können. Sie sind sich selbst der beste Freund; der Freund, der Sie nie verlassen wird, den Sie niemals verlieren können.

Ignorieren Sie bei dieser Übung aufkommende kritische Gedanken wie: *„Die Übung ist albern und kindisch", „Das kann ich nicht", „Das ist zu künstlich", „Meine Stimme klingt künstlich", „Ich bin unehrlich", „Akzeptieren kann ich mich nicht, erst muss ich mich ändern",* usw.

Diese Gedanken müssen kommen, weil Sie all die Jahre das Gegenteil zu sich gesagt haben. (Sie erinnern sich an den Umlernprozess aus Kapitel 4?) Wenn ich Ihnen die Aufgabe gegeben hätte, sich im Spiegel anzuschauen und sich zu sagen: *„Du bist der größte Versager, der herumläuft", „Du bist hässlich und fett", „Du bist nicht in Ordnung",* usw., hätten Sie dann auch gedacht, dass das übertrieben ist und nicht stimmt? Hätten Sie sich dann auch gefühlt, als ob Sie sich belügen?

Wahrscheinlich nicht, weil Sie solche „netten, aufmunternden Worte" von sich gewöhnt sind. Täglich sagen Sie sich vielleicht hunderte Male abwertende Dinge und Sie fühlen sich deshalb minderwertig und nicht liebenswert.

Lassen Sie sich also nicht von Ihren kritischen Stimmen verwirren. Nehmen Sie diese einfach nur als Relikte Ihrer alten Einstellungen zur Kenntnis, Schauen Sie weiter in den Spiegel und setzen Sie die Spiegelübung fort.

Gibt es möglicherweise noch einen Einwand Ihrerseits: *„Aber wenn ich es doch fühle, dass ich minderwertig bin?"*

Dann möchte ich Ihnen sagen: Diesen Satz höre ich täglich in meiner Praxis. Ich reagiere darauf so: „Ich glaube Ihnen, dass Sie sich minderwertig fühlen, aber Ihr Gefühl ist kein Beweis dafür, dass Sie tatsächlich minderwertig sind. Die Tatsache, dass Sie sich minderwertig fühlen, zeigt mir nur, dass Sie eine schlechte Meinung von sich haben und sich in Gedanken ablehnen. Da Ihre Gedanken bestimmen, wie Sie sich fühlen, müssen Sie sich zwangsläufig minderwertig fühlen. Ihre Gefühle sagen nichts über die Wirklichkeit aus. Sie sind lediglich das Resultat Ihrer Gedanken.

Wir werden nicht als minderwertige oder gar wertlose Menschen geboren. Von Geburt an sind wir alle gleichwertig. Wir haben unterschiedliche Eigenschaften, Fähigkeiten und Verhaltensweisen. Das ist alles. Es ist unsere ganz persönliche Entscheidung, uns wegen bestimmter Eigenschaften als ‚minderwertig' oder ‚nicht gut genug' zu bewerten."

Sie alleine bestimmen, was Sie als ‚wertvoll' und ‚minderwertig' einstufen. ‚Wertlose' Menschen gibt es nicht, denn es gibt keine Regeln und Gesetze, wonach wir das beurteilen könnten.

Sie sind niemals dasselbe wie Ihre Eigenschaften und Verhaltensweisen. Sie sind ein Mensch, der aus einer unendlichen Fülle von Erfahrungen, Fähigkeiten, Eigenschaften und Verhaltensweisen besteht. Und diese Erfahrungen, Eigenschaften, Eigenheiten, Fähigkeiten, usw. befinden sich in einem stetigen Wandel. Die Anerkennung und Liebe durch sich selbst sollten Sie sich deshalb immer geben. Sie müssen sich diese nicht erst durch Leistung verdienen.

Sie haben Ihre bedingungslose Anerkennung verdient, allein deshalb, weil Sie existieren. Geben Sie sich die Anerkennung, die Sie sich von anderen wünschen.

In dem Maße, in dem Sie sich selbst annehmen, fühlen Sie sich auch von anderen angenommen.

Wenn ich Sie fragen würde: „Was ist wertvoller, eine Rose oder eine Taubnessel", was würden Sie mir antworten?

Ich könnte behaupten, die Rose ist wertvoller, weil sie teurer ist, duftet, gezüchtet wurde, schöner aussieht. Sie könnten behaupten, die Taubnessel ist wertvoller, weil sie wild wächst, Heilkraft besitzt, nicht hochgezüchtet ist. Wir könnten uns darüber streiten, wer Recht hat, aber im Grunde genommen gibt es keine Antwort darauf. Je nachdem, was jeder von uns für wichtig hält, ist ihm die Rose oder die Taubnessel wichtiger und mehr wert.

Und so ist es auch bei menschlichen Eigenschaften. Sie selbst setzen die Maßstäbe für Ihre Person und Ihr Verhalten. Meistens beurteilen Sie andere milder als sich. Sie üben bei anderen Nachsicht und verzeihen diesen. Warum messen Sie mit zweierlei Maß? Warum verzeihen Sie anderen, was Sie sich selbst nie und nimmer verzeihen würden?

Gehen Sie im Augenblick bitte nicht nach Ihrem Gefühl, dass Sie sich *„minderwertig fühlen und es deshalb auch sind"*. Ihr Gefühl ist die Folge Ihrer alten Einstellungen, Ihres alten Programms, das Sie hunderte Male abgespielt haben. Richtiger wird es dadurch nicht - aber es wird zur Gewohnheit und „es fühlt sich deshalb richtig an".

Um es noch einmal zu betonen: Es geht nicht darum, vor den Spiegel zu treten und zu sagen: „Spieglein, Spieglein an der Wand, wer ist die Schönste/der Schönste im ganzen Land? Das bin ich!" Ich spreche nicht davon, dass

Sie ständig ‚überheblich und eingebildet' mit stolz geschwellter Brust herumlaufen und voller Begeisterung über sich selbst andere Menschen vergessen sollen.

Ganz abgesehen davon, dass Sie noch meilenweit davon entfernt sind, sage ich nur: **Akzeptieren Sie sich selbst mit all Ihren Stärken, Eigenheiten, Eigenschaften, Verhaltensweisen und Schwächen - für den Augenblick.**

Haben Sie es bemerkt, ich sage „für den Augenblick"? Sich für den Augenblick zu akzeptieren, lässt Ihnen die Möglichkeit offen, an Ihren Schwächen zu arbeiten und sich in der Zukunft zu verbessern.

Schreiben Sie sich ein neues Programm, eine neue Rolle. Ihre Eltern haben keinen Einfluss mehr auf Ihr Denken und Fühlen. Sie führen jetzt die Regie in Ihrem Leben und bestimmen, wie Sie denken, fühlen und handeln. Sie sind darin noch ungeübt, aber Sie können lernen, ein guter Regisseur Ihres Lebens zu werden.

Wenn Sie anders über sich denken, wird sich Ihr Leben und die Beziehung zu anderen Menschen verändern.

Sie haben die freie Wahl Ihrer Gedanken. Machen Sie davon Gebrauch.

Wie Sie lernen, Ihren Körper zu akzeptieren

Übung 1
Wie Sie Ihren Körper als Ihr Zuhause annehmen können.
Stellen Sie sich nackt vor Ihren Spiegel - nach Möglichkeit einem Spiegel, in dem Sie sich ganz sehen können.

Nehmen Sie eine Körperhaltung ein, als ob Sie sich bereits wichtig und liebenswert fühlen.

Betrachten Sie sich liebe- und achtungsvoll. Stellen Sie sich vor, Sie seien ein wertvolles Gemälde, ein Unikat, das im Museum hängt. Wenden Sie Ihren Blick zunächst auf die Körperteile, die Ihnen gut gefallen. Streicheln Sie diese und sagen Sie sich laut mit einer liebevollen Stimme: *„Ich finde es toll, dass ich dich habe."* Dann wenden Sie Ihre Aufmerksamkeit nacheinander den Körperteilen zu, die Ihnen nicht so gut gefallen oder die Sie ablehnen. Sagen Sie sich ebenfalls mit liebevoller Stimme: *„Auch du gehörst zu mir. Ich bin bereit, dich anzunehmen. Du bist einzigartig und unverwechselbar. Du verrichtest deine Arbeit für mich und bist für mich da. Vielen Dank."*

Machen Sie diese Übung täglich und so lange, bis Sie spüren, dass Sie und Ihr Körper eine enge Freundschaft haben. Wenn Sie sich nicht vorstellen können, wie sich das anfühlt, dann denken Sie an Ihre liebste Freundin oder einen Freund. Genauso werden Sie mit der Zeit auch Ihrem Körper gegenüber empfinden, wenn Sie die Übung so lange wiederholen. Sie brauchen sich bei den Wiederholungen der Übung nicht nackt auszuziehen. Es genügt, wenn Sie sich bekleidet über Ihren Körper streicheln.

Übung 2
Gehen Sie liebevoll mit Ihrem Körper um.
Wellness ist die Devise. Statt sich im Fitness-Studio oder beim Joggen zu quälen, lassen Sie sich lieber ab und zu eine Verwöhnmassage geben, gehen Sie in eine türkische Sauna, nehmen Sie ein entspannendes Bad, gehen Sie zur Maniküre, gönnen Sie sich eine Gesichtsmaske; kurzum: Schaffen Sie sich positive Körpererlebnisse, die zu innerer Harmonie führen. Damit schlagen Sie zwei Fliegen mit einer Klappe: Sie haben eine positive Ausstrahlung und Sie benötigen kein Essen, um sich etwas Gutes zu tun.

Wie Sie Ihr Selbstwertgefühl stärken

Übung 3
Erstellen Sie eine Liste Ihrer positiven Eigenschaften.
Mindestens 10 Eigenschaften, Fähigkeiten, Merkmale oder Verhaltensweisen sollten es schon sein, die Sie sich notieren. Wenn es Ihnen schwer fällt, positive Eigenschaften zu finden, dann stellen Sie sich folgende Frage: *„Wenn ich eine Freundin hätte, die meine Eigenschaften besitzen würde, welche würde ich dann für positiv halten?"* Für die meisten Menschen ist es einfacher, bei anderen positive Eigenschaften zu entdecken als bei sich selbst. Helfen könnte es Ihnen auch, wenn Sie sich überlegen, welche Komplimente Sie von Freunden bisher erhalten haben.

Und lassen Sie sich nicht von kritischen Stimmen abhalten, wie: *„Man sollte sich nicht selbst loben."* Beim Tadeln haben Sie ja auch keine Vorbehalte. Auch von der kritischen Stimme *„Das ist nichts Besonderes. Das kann/hat ja jeder"* oder *„Das ist doch das Mindeste, was man besitzen sollte"*, sollten Sie sich nicht beirren lassen. Die Eigenschaften müssen nicht einzigartig sein. Es genügt, dass Sie sie besitzen.

Meine positiven Eigenschaften:
Mir gefällt an mir,

dass ich..

dass ich..

dass ich..

dass ich..

dass ich..

dass ich..

dass ich..

dass ich..

dass ich..

dass ich..

Sandra, eine Klientin von mir, notierte in ihrer Liste:
„Mir gefällt an mir, dass ich zuhören kann, dass ich ehrlich bin, dass ich gut für meine Kinder sorge, dass ich pünktlich bin, dass ich gut kochen kann, dass ich einen guten Schulabschluss habe, dass ich anderen helfe, wenn diese meine Hilfe brauchen, dass ich ehrlich bin, dass ich mich entschuldigen kann, wenn ich einen Fehler gemacht habe, dass ich handwerklich geschickt bin, dass ich seit 10 Jahren unfallfrei Auto fahre."

Lesen Sie sich die Liste Ihrer positiven Eigenschaften **täglich laut** durch. Leiern Sie diese aber nicht herunter, sondern verkünden Sie sie in aufrechter Körperhaltung und mit überzeugter Stimme. (Die Liste negativer Eigenschaften haben Sie bereits gut einstudiert). Und erweitern Sie die Liste immer einmal wieder, denn Sie wachsen stetig.

Übung 4
Stellen Sie sich täglich vor den Spiegel und nehmen Sie eine selbstbewusste Körperhaltung ein.
Schauen Sie sich in die Augen und sagen Sie sich laut mit vollster Überzeugung:

„...... (Ihr Vorname), **ich bin bereit, dich so zu akzeptieren, wie du bist. Ich mag dich, so wie du bist.**"

Nicht schummeln. Stellen Sie sich vor den Spiegel und schauen Sie sich direkt in die Augen. Der Spiegel ist deshalb so wichtig, weil Sie die allerersten Botschaften über Ihre Person auch durch ein Gegenüber, nämlich durch Ihre Eltern bekommen haben.

Übung 5
Akzeptieren Sie Ihr Gefühl, „dass Sie sich belügen", wenn Sie sich sagen, dass Sie sich mögen.
Lassen Sie dieses Gefühl einfach vorüberziehen. Betrachten Sie das Selbstakzeptieren als eine neue Rolle, die Sie für sich einstudieren. Am Anfang wirken neue Rollen immer unecht. Beim ersten Durchlesen einer neuen Rolle hat ein Schauspieler noch nicht die Gefühle, die zu dieser Rolle gehören. Erst wenn er seine Rolle einstudiert und sie auswendig gelernt hat, bekommt er die passenden Gefühle. Je besser er die Rolle lernt, desto überzeugender wirkt er.

Ihre neue Rolle ist, einen Menschen zu spielen, der sich mag und überzeugt ist, liebenswert zu sein. Warten Sie nicht darauf, dass sich zuerst Ihr Gefühl, dass Sie sich tatsächlich mögen, einstellt. Dieses Gefühl kann zu Beginn überhaupt nicht da sein, da Ihre Gedanken Ihre Gefühle bestimmen. Und bis jetzt haben Sie noch nicht oder nur selten gedacht, dass Sie sich akzeptieren und mögen.

Das Gefühl, „sich zu belügen", ist zunächst der Beweis dafür, dass Sie schon begonnen haben, sich zu verändern. Es wird mit der Zeit verschwinden, wenn Sie sich immer wieder Ihre neuen akzeptierenden Gedanken sagen.

Übung 6
Beginnen Sie, sich zu verzeihen.
Es gibt keinen Sinn, sich weiterhin selbst abzulehnen, weil Sie in der Vergangenheit jemand nicht mochte. Es gibt auch keinen Sinn, sich abzulehnen, weil Sie sich in der Vergangenheit nicht so verhalten haben, wie Sie es sich gewünscht hätten.

Verzeihen Sie sich, dass Sie in der Vergangenheit nicht so waren, wie Sie gerne gewesen wären. Verzeihen Sie anderen, dass diese in der Vergangenheit nicht so waren, wie Sie diese gerne gehabt hätten. Sie haben in der Vergangenheit das Beste getan, was Ihnen auf Grund Ihrer Lebensgeschichte und Ihrer persönlichen Einstellungen möglich war. Alle anderen haben in der Vergangenheit das Beste getan, was ihnen auf Grund ihrer Lebensgeschichte und ihrer persönlichen Einstellungen möglich war.

Sagen Sie sich deshalb häufig und laut:
„Ich bin bereit, zu akzeptieren, dass ich so bin, wie ich bin."
„Ich bin bereit, zu akzeptieren, dass andere so sind, wie sie sind."

Übung 7
Stellen Sie jede Selbstverurteilung und Abwertung ab sofort ein.
Wenn Sie sich ständig selbst kritisieren, ist das vergleichbar damit, dass Sie mit einer Freundin oder einem Freund zusammen sind, die/der Sie ständig kritisiert. Würden Sie sich das antun lassen? Selbstkritik hilft Ihnen nicht, sich zu verändern. Selbstverurteilung führt zu Gefühlen von Groll und Depressionen. Schauen Sie einmal in der Vergangenheit nach: Jedes Mal, wenn Sie sich gut gefühlt haben, hat alles in Ihrem Leben geklappt, oder? Sich selbst zu akzeptieren, ist der beste Weg zum Erfolg.

Nehmen Sie sich nochmals die Liste Ihrer „Ich sollte"-Forderungen vor und ersetzen Sie diese durch die Formulierungen: *„Mir ist es wichtig ... "* Z.B. statt *„Ich sollte immer pünktlich sein"*, ersetzen Sie die Forderung durch *„Mir ist es wichtig, pünktlich zu sein, und deshalb bemühe ich mich darum"*. Spüren Sie dabei, wie Sie sich weniger unter Druck fühlen, wenn Sie keine absoluten Forderungen stellen und keine Perfektion von sich verlangen.

Meine Lebensprinzipien, die ich gerne einhalten möchte:

1. Mir ist es wichtig, ...

.... und deshalb bemühe ich mich darum.

2. Mir ist es wichtig, ...

.... und deshalb bemühe ich mich darum.

3. Mir ist es wichtig, ...

.... und deshalb bemühe ich mich darum.

4. Mir ist es wichtig, ...

.... und deshalb bemühe ich mich darum.

5. Mir ist es wichtig, ...

.... und deshalb bemühe ich mich darum.

6. Mir ist es wichtig, ...

.... und deshalb bemühe ich mich darum.

7. Mir ist es wichtig, ...

.... und deshalb bemühe ich mich darum.

8. Mir ist es wichtig, ...

.... und deshalb bemühe ich mich darum.

9. Mir ist es wichtig, ...

.... und deshalb bemühe ich mich darum.

10. Mir ist es wichtig, ...

.... und deshalb bemühe ich mich darum.

Übung 8
Erinnern Sie sich an Ihre Rechte.
Sie sind liebenswert und fähig wie jeder andere Mensch. Deshalb haben Sie genauso ein Recht auf Ihre Zufriedenheit wie jeder andere.

Ich habe das Recht,
- mich an die erste Stelle zu setzen. Ich bin nicht der Diener für andere Menschen.
- meine Gefühle zu zeigen, solange ich niemandem damit schade.
- Fehler zu machen.
- meine Meinung zu äußern.
- meine Meinung zu ändern.
- allein zu sein, auch wenn andere meine Gesellschaft wünschen.
- Nein zu sagen.
- andere um Unterstützung zu bitten.
- die Verantwortung für die Probleme oder das Glück anderer nicht zu übernehmen. Andere sind für ihre Gefühle selbst verantwortlich.

Übung 9
Legen Sie sich eine „Vorratskammer" an.
Füllen Sie eine leere Pralinenschachtel mit kleinen Kärtchen, auf die Sie Komplimente schreiben, die Ihnen andere gemacht haben. Fragen Sie Ihre Freunde, Eltern, den Partner, was diese an Ihnen mögen, und notieren Sie sich dies. Von Zeit zu Zeit, vor allem aber, wenn es Ihnen schlecht geht, lesen Sie all die positiven Äußerungen über sich durch.

Wenn Sie sich noch intensiver damit befassen möchten, wie Sie sich selbst mehr annehmen können, dann schauen Sie einmal in den Ratgeber von Rolf Merkle: ‹So gewinnen Sie mehr Selbstvertrauen.›

Schlusswort

Liebe Leserin, lieber Leser,
in diesem Kapitel haben wir uns weit entfernt vom Thema Übergewicht, und doch auch wieder nicht. Die Selbstannahme spielt eine wichtige Rolle für das Gewicht. Wenn wir uns ablehnen, spiegelt sich das in unserem Körper wieder. Wir behandeln ihn lieblos und sorgen nicht gut für ihn. Und wenn wir übergewichtig sind, nehmen wir dies als Grund, uns abzuwerten und zu hassen.

Wir sind tief in Ihr Inneres bis zum Zentrum Ihrer Person vorgedrungen - dorthin, wo verankert ist, wie Sie zu sich stehen und welche Gefühle Sie sich selbst gegenüber haben. Viele negative Erfahrungen mit sich und anderen Menschen in Ihrer Vergangenheit mögen dazu geführt haben, dass Sie sich im Augenblick ablehnen. Vielleicht würden Sie sich am liebsten von sich trennen und sich auf die Suche nach einer neuen Heimat, nach einem neuen Körper machen, wo Sie sich endlich geliebt und geborgen fühlen. Doch erstens geht das nicht und zweitens brauchen Sie dies auch nicht zu tun.

Sie können die Liebe und Geborgenheit, die Sie suchen, auch in sich selbst verspüren. Sie benötigen lediglich die Bereitschaft, sich diese Liebe geben zu wollen, und das Entwickeln neuer liebevoller Gedanken sich selbst gegenüber. Beginnen Sie eine Liebesaffäre mit sich selbst!

Bei unserer Geburt
bestehen wir aus tausenden
von Chancen und Möglichkeiten,
die wir entwickeln können.
Auch heute noch kannst du dich entscheiden,
von neuem geboren zu werden.

6
Wie ich Angst vor Ablehnung und Langeweile überwinde

Liebe Leserin, lieber Leser,
das Kapitel 5 war eines der bedeutendsten Kapitel für Sie und Ihr weiteres Leben. Sich selbst anzunehmen ist eine wichtige Voraussetzung für Ihr seelisches Wohlbefinden. Nur wer sich mag und annimmt, wird tun, was notwendig ist, um seinen Körper und seine Seele gesund zu erhalten. Ebenso wie Kinder nie genug Lob bekommen können und sich bei Lob ganz besonders anstrengen, verhalten wir uns auch als Erwachsene. Und ebenso wie wir kleine Kinder beispielsweise beim Sprechen-Lernen bei der kleinsten Annäherung an das Wörtchen Mama oder Papa loben, sollten Sie sich auch für jede kleine Veränderung loben. Streicheln Sie sich auch gleich jetzt nochmals über Ihren Körper und sagen Sie ihm, dass Sie ihn mögen und ihn in Zukunft ganz besonders unterstützen werden.

Überhaupt ist alles, was Sie bisher im Rahmen des Natural Weight Program in Ihren Gedanken und in Ihrem Verhalten verändert haben, für Ihren Körper ein Signal, dass Sie mehr auf ihn achten und ihn mehr schätzen. Jedesmal, wenn Sie Ihrem Körper bei körperlichem Hunger das geben, was er möchte, und genau in der Menge, die er benötigt, zeigen sie ihm Ihre Wertschätzung. Jedesmal, wenn Sie auf seelischen Hunger mit anderen Aktivitäten reagieren, statt zu essen, zollen Sie seinen Bedürfnissen Respekt. Und ich hoffe, dass Sie ihm auch die Bewegung verschaffen, die ihn vital und gesund erhält.

Sie befinden sich schon einige Zeit mit mir auf Reisen. Sicher haben Sie bemerkt, dass es in meinem Natural Weight Program immer wieder um kritische und motivierende Stimmen, Gedanken, Einwände und Einstellungen geht. Vielleicht haben Sie sich auch schon gefragt, warum ich daraus eine so große Sache mache.

Der Grund ist: Unsere Gedanken und Einstellungen haben einen enormen Einfluss auf unsere Gefühle und auf unser Verhalten. Deshalb möchte ich Ihnen nun erklären, wie Gedanken, Gefühle und Verhalten entstehen und zusammenhängen. Dann wird Ihnen noch deutlicher, dass Ihre Gedanken der Schlüssel zur Beeinflussung Ihrer Gefühle und Ihres (Ess-)Verhaltens sind.

Wenn Sie wissen, wie Sie Ihre Gefühle auf natürliche Weise, nämlich durch Ihre Gedanken, steuern können, dann benötigen Sie keinen Schokoriegel, um den Streit mit dem Partner verdauen zu können. Und die Extra-Portion Spaghetti mit Gorgonzola-Sauce muss auch nicht mehr herhalten, um sich für die Überstunden im Büro zu entschädigen.

Wie unsere Gefühle entstehen

Alle Menschen stehen ab und zu vor Problemen. Alle Menschen erleiden Verluste. Alle Menschen sind Kritik ausgesetzt, alle Menschen erleiden Fehlschläge und Niederlagen. Alle Menschen werden älter und müssen sterben. Alle Menschen stoßen hin und wieder auf Ablehnung. Alle Menschen machen Fehler oder versagen von Zeit zu Zeit. Warum sind denn dann nicht alle Menschen depressiv und verzweifelt? Auf diese Fragen gibt es nur eine Antwort:

Es sind nicht die Bedingungen, unter denen wir leben, die unsere Gefühle bestimmen, sondern die Art und Weise, wie wir mit den Bedingungen umgehen.

Genauer gesagt: Es sind unsere Gedanken, Einstellungen und Überzeugungen, die über unser Glücklichsein und Unglücklichsein entscheiden. Wenn wir uns frustrierende, ängstliche, ärgerliche, deprimierende und hoffnungslose Gedanken machen, dann müssen wir uns frustriert, ängstlich, verärgert, deprimiert und hoffnungslos fühlen - gleichgültig wie optimal unsere Lebensbedingungen auch sind.

Unsere Gedanken und Einstellungen sind der Schlüssel für das Verständnis unserer Gefühle.

Die Erkenntnis, dass unsere Gedanken unsere Gefühle und unser Verhalten beeinflussen, ist schon über 2000 Jahre alt und geht auf die Stoiker zurück. Diesen Zusammenhang zwischen unserem Denken, Fühlen und Verhalten verdeutlicht das ABC der Gefühle:

Das ABC der Gefühle

A Situation:
Sie nehmen etwas wahr (sehen, hören, riechen, schmecken, spüren etwas).

B Bewertung:
Sie bewerten das Ereignis als positiv, negativ oder neutral.

C Gefühle, Körperreaktionen und Verhalten:
Sie haben bestimmte Gefühle, körperliche Reaktionen und zeigen ein bestimmtes Verhalten.

Die zwei Schritte **A, Situation** und **B, Bewertung** sind notwendig, damit unsere Gefühle, Körperreaktionen und unser Verhalten entstehen. Unter **B** verstehen wir unsere Gedanken, Einstellungen, unser inneres Selbstgespräch, das wir ununterbrochen führen.

Jedem Gefühl, jedem Verhalten geht immer ein Gedanke

voraus. Wir tun nichts, ohne dass Gedanken im Spiel sind. Diese Gedanken laufen oft automatisch ab und deshalb haben wir oftmals den Eindruck, nichts zu denken. Folge davon ist, dass wir glauben, ein bestimmtes Ereignis oder eine bestimmte Person habe Macht über unsere Gefühle.

Äußerungen wie die folgenden kennen Sie sicher:
„Der verletzt mich."
„Das kränkt mich."
„Das bringt mich auf die Palme."
„Das kann ich nicht ertragen."
„Dem Essen kann ich nicht widerstehen."

In Wirklichkeit ist es so, dass kein anderer Mensch, keine Situation (und auch kein Lebensmittel) über unsere Gefühle, Körperreaktionen und unser Verhalten bestimmen kann. Genauso wenig können wir über die Gefühle und das Verhalten anderer bestimmen; wir können sie lediglich beeinflussen mit dem, was wir tun. Was andere über unser Verhalten denken und wie sie sich infolge davon fühlen und verhalten, ist deren Entscheidung.

Die Auffassung, dass die Situation oder andere bestimmen können, wie es uns geht, hat scheinbar den „Vorteil", dass wir den anderen oder der Situation die Schuld für unsere schlechten Gefühle und unsere Reaktionen geben können und so selbst nichts ändern müssen. Wir fordern: *„Der andere muss sich ändern, damit es uns besser geht."* Dieser scheinbare Vorteil ist zugleich aber auch ein riesiger Nachteil. Können Sie erkennen, warum?

Wenn die Situation sich nicht ändern lässt oder der andere sich nicht ändert, dann haben wir keine Chance, uns besser zu fühlen. Wir fühlen uns dann hilflos und den anderen und der Situation ausgeliefert. Wir glauben, andere oder die Situation hätten Macht über uns.

Vielleicht werden Sie jetzt an dieser Stelle Widerspruch anmelden und sagen: *"Gefühle sind doch angeboren. Außerdem fühlt und verhält man sich in bestimmten Situationen einfach spontan, ohne überhaupt etwas zu denken!"*

Schauen wir uns an, warum Sie den Eindruck haben, Ihre Gefühle kommen manchmal einfach so über Sie, ohne dass Sie sich etwas denken.

Woher kommen unsere Gedanken?

Als Sie auf die Welt kamen, wussten Sie noch nicht, was gut und schlecht ist, was man tun darf und was nicht, was gesund und ungesund ist, was Ihnen gut tut und was nicht.

Erst im Laufe der Jahre, insbesondere der ersten 7 Jahre, lernten Sie von Ihren Eltern, Lehrern, Gleichaltrigen und anderen Menschen, was gut und schlecht, richtig und falsch, moralisch und unmoralisch, anständig und unanständig, schön und hässlich, erfreulich und unerfreulich, positiv und negativ, gefährlich und ungefährlich, böse und gut ist. Kurzum: Sie verinnerlichten die Ansichten Ihrer Eltern und Mitmenschen und bildeten sich eine Meinung über sich, andere und die Welt. Sie lernten anhand von Erfahrungen, was Sie eher meiden und was Sie anstreben sollten, weil es Ihnen gut tut. Sie lernten, sich, die Menschen und die Dinge eher positiv oder negativ zu sehen.

Sie lernten in Ihrer Kindheit nicht nur das, was die Eltern Ihnen bewusst vermittelt haben. Sie konnten sich bei den Eltern auch abschauen, wie diese ihr eigenes Leben gestalteten. Waren Ihre Eltern ängstlich darauf bedacht, bei der Verwandtschaft und den Nachbarn gut dazustehen? Waren Ihre Eltern kontaktarm? Griff Ihr Vater oder die Mutter zur Flasche oder Schokolade, wenn es ihr/ihm schlecht ging? Reagierte die Mutter mit Tränen, wenn Sie nicht brav waren? Reagierte Ihr Vater wütend, wenn Sie wütend waren? War Ihr Vater durch Kleinigkeiten aus der Ruhe zu bringen? Machte sich Ihre Mutter beständig Sorgen, dass Ihnen etwas zustoßen könnte?

Dann ist die Chance sehr groß, dass Sie heute genauso wie Ihre Eltern reagieren. Man sagt dann häufig: *„Er kommt ganz nach der Mutter", „Ganz der Vater", „Das hat sie vom Vater mitbekommen".* Oder aber Sie reagieren nun als Erwachsener genau entgegengesetzt, um nicht so zu sein wie Ihre Eltern.

Sofern es sich um nicht körperliche Merkmale handelt, haben wir unsere Eigenschaften und Eigenheiten zum überwiegenden Teil nicht vererbt bekommen, sondern erlernt. Unsere Eltern haben uns bestimmte Verhaltensweisen tausende Male vorgeführt und wir haben sie nachgeahmt. Unsere Eltern haben uns tausende Male ermahnt oder gelobt, wenn wir ein bestimmtes Verhalten gezeigt haben. Wir wiederholten Verhaltensweisen, die uns positive Gefühle bescherten, und vermieden Verhaltensweisen, die uns mit negativen Gefühlen zurückließen, - so oft, bis sie uns in Fleisch und Blut übergegangen sind. Deshalb sind uns die Gründe für unser Verhalten und unsere Gefühlsreaktionen oft nicht bewusst. Wir bemerken nicht mehr, dass sich dahinter bestimmte Überzeugungen und Einstellungen verbergen. Es genügt, in die gleiche oder eine ähnliche Situation zu kommen, in der wir die Verhaltensweise erlernt haben, und schon reagieren wir mit der erlernten Verhaltensweise. Unser Verhalten läuft scheinbar ganz automatisch ab.

Die Menschen sind nicht Gefangene ihres Schicksals, sie sind Gefangene ihrer Gedanken.
Franklin D. Roosevelt

Ich will Ihnen das am Beispiel des Autofahrens erklären. Erinnern Sie sich noch an Ihre ersten Fahrstunden? Erinnern Sie sich noch, wie Sie gelernt haben, Auto zu fahren? Am

Anfang mussten Sie sich genau in Gedanken überlegen, was Sie tun wollten. Sie sagten sich vielleicht: *„Zuerst in den Rückspiegel schauen, dann Kupplung treten, etwas Gas geben, Kupplung langsam kommen lassen"*, usw. D.h. Sie mussten sich in Gedanken **bewusst** vorsagen, was Sie als Nächstes tun wollten.

Mit zunehmender Fahrpraxis sind Ihre bewussten Selbstgespräche immer automatischer abgelaufen und Sie taten schließlich einfach nur noch das Richtige. Heute haben Sie die Anweisungen für Ihr Fahrverhalten so verinnerlicht, dass diese ganz unbewusst und automatisch ablaufen. Ja, Sie können heute sogar mit Ihren bewussten Gedanken wo ganz anders sein als beim Autofahren. Sie können sich währenddessen unterhalten, Radio hören, an das denken, was Sie noch alles erledigen möchten, und trotzdem reagieren Sie beim Autofahren richtig.

Sie haben also Recht, wenn Sie sagen, dass Sie oftmals ungute Gefühle haben, ohne sich bewusst zu sein, etwas gedacht zu haben. Ihr Denken, Ihr inneres Selbstgespräch, läuft in diesen Momenten automatisch ab. Es ist jedoch im Hintergrund noch vorhanden. Ohne ein Signal oder Kommando durch Ihre Befehlszentrale, Ihr Gehirn, können Sie weder etwas emotional spüren, noch etwas tun.

Ihr Gehirn ist ein großes Archiv, in dem alle Ihre Erfahrungen gespeichert sind. Anhand der von Ihnen in Ihrem bisherigen Leben gemachten Erfahrungen und auch anhand des aus Büchern und von anderen erlernten Wissens bewertet es das, was Sie sehen, hören und erleben, als negativ, positiv oder neutral.

Bewertet es ein Ereignis als positiv, gut, angenehm, schön, phantastisch usw, bekommen Sie Gefühle der Freude, Begeisterung, Liebe, usw. Bewertet es ein Ereignis als neutral, d.h. weder gut noch schlecht, ungefährlich, nicht wichtig, verspüren Sie Gefühle der Ruhe und Ausgeglichenheit. Bewertet es ein Ereignis als negativ bzw. gefährlich, schlimm, katastrophal oder unerträglich, verspüren Sie Gefühle von Angst, Depression, Wut, usw.

Wenn Sie Ihr Verhalten und Ihre Gefühle dauerhaft verändern wollen, müssen Sie sich Ihr Denken wieder bewusst machen und es verändern, sofern es Ihnen schadet. Sie müssen Ihre negativen Gedanken, ebenso wie Sie es bei Ihren neuen Einstellungen zum Essen und Essverhalten tun, durch hilfreiche Gedanken ersetzen und sie dann so lange einüben, bis sie zur Gewohnheit geworden sind. Dies bedeutet, auch hier durchlaufen Sie wieder die 5 Phasen des Umlernens. Am Ende laufen dann die Gedanken wieder ab, ohne dass Sie sich bewusst darum kümmern müssen.

Nehmen wir die Angst vor Ablehnung einmal als Beispiel, um den Einfluss unserer Gedanken und Selbstgespräche genauer zu betrachten. Viele Menschen, vielleicht auch Sie, greifen zum Essen, wenn sie sich verletzt, gekränkt oder von anderen abgelehnt fühlen.

Der Teufelskreis der Angst vor Ablehnung

Alles beginnt damit, dass Sie sich nicht akzeptieren und mögen, wie Sie sind. Sie sagen sich: „Ich bin nicht gut genug." Da Sie sich selbst ablehnen und schlecht über sich denken, schaffen Sie sich Gefühle von Minderwertigkeit und Unglücklichsein.

Um dem Gefühl der Minderwertigkeit zu entgehen, bemühen Sie sich um die Anerkennung durch andere. Der Preis, den Sie bereit sind, dafür zu zahlen, ist hoch:

- Sie verzichten darauf, eigene Ansichten zu äußern,
- Sie verzichten darauf, Neues auszuprobieren,

- Sie streben danach, alles perfekt zu tun, und setzen sich unter Druck,
- Sie verzichten darauf, negative Gefühle (Angst, Enttäuschung, Wut) zu zeigen,
- Sie verzichten darauf, Wünsche zu formulieren,
- Sie verzichten darauf, Nein zu sagen und Grenzen zu setzen,
- Sie fühlen sich hilflos anderen gegenüber.

Wenn Sie Glück haben, sind die anderen bereit, Sie für Ihre Bemühungen, besonders lieb und freundlich zu sein, zu entschädigen und Ihnen Beachtung und Anerkennung zu schenken. Dann geht es Ihnen kurzfristig gut. Ihre Minderwertigkeitsgefühle sind für kurze Zeit überdeckt durch die Zuwendung, die Sie bekommen. Gleichzeitig taucht jedoch die Sorge auf, wie lange Sie bei den anderen gut angesehen sein werden. Sie haben Angst, die Anerkennung zu verlieren und auf Ihr Gefühl der Minderwertigkeit zurückgeworfen zu werden.

Wenn andere Ihnen trotz Ihrer intensiven Bemühungen keine Beachtung und Anerkennung schenken, bleiben Sie mit all Ihren unangenehmen Gefühlen zurück und fühlen sich darin bestätigt, ‚nicht in Ordnung und nicht liebenswert zu sein'. Ja, Ihre Minderwertigkeitsgefühle und Kränkungsgefühle wachsen sogar noch an.

Bis jetzt lösten Sie die Situation wahrscheinlich so, dass Sie zum Essen gegriffen haben, um sich über die fehlende Anerkennung hinweg zu trösten: „Wenn schon niemand anderes, tue ich mir wenigstens etwas Gutes."

Wenn Sie nach Anerkennung hungern, dann stillt ein Schokoriegel diesen „Hunger" nicht wirklich.

Nicht genug damit, dass Sie sich anderen und deren

Zu/Abwendung ausgeliefert haben, bestrafen Sie sich schließlich nach dem Verzehr des Schokoriegels noch mit Schuldgefühlen, wieder mal gegessen und damit versagt zu haben. Vielleicht verspüren Sie dann einen erneuten Fressanfall, um all diese Schuldgefühle ertragen zu können und da ja eh alles egal ist.

Wie können Sie den Kreislauf unterbrechen?

Ihr Problem ist nicht das Essen an sich, sondern das Essen in Situationen, in denen Sie ein seelisches Problem haben. Ablehnung, Enttäuschung, Verletzung, Minderwertigkeitsgefühle, Gekränktsein, Ausgeliefertsein, Wut - das sind unangenehme Gefühle, die keiner verspüren will. Jeder Mensch sucht sich deshalb eine Strategie, mit diesen negativen Gefühlen umzugehen. Die einen wählen Essen, Tabletten oder Alkohol, andere ziehen sich zurück und schlafen. Wiederum andere stürzen sich in Arbeit, betreiben ihr Hobby exzessiv oder geraten in einen Kaufrausch.

Sie haben das Essen gewählt, weil Sie sich nicht anders zu helfen wussten bzw. dieses für Sie die geeignete Strategie schien. Das ist in Ordnung. Machen Sie sich deshalb keine Schuldgefühle. Akzeptieren Sie für den Augenblick das Essen als die Strategie, für die Sie sich irgendwann einmal entschieden haben. Wenn Sie eine bessere Strategie kennen, Ihre Gefühle zu beeinflussen, werden Sie in diesen Situationen leichter auf das Essen verzichten können.

Schauen wir also, wie Sie Ihre Angst vor Ablehnung überwinden können. Sie müssen sich nicht gekränkt oder verletzt fühlen, wenn ein anderer Sie ablehnt, nicht beachtet oder zurückweist. Sie sind der Kapitän Ihrer Gefühle.

Betrachten wir hierzu eine Beispielsituation, für die ich ein ABC der Gefühle geschrieben habe:

A die Situation ist:
Ihnen kommt auf der Straße ein guter Bekannter entgegen und läuft an Ihnen vorbei, ohne Sie zu grüßen.

B Sie denken:
Jetzt ist der auch nicht mehr an mir interessiert. Mich mag niemand. (negative Bewertung)

C Sie fühlen und verhalten sich:
Sie fühlen sich gekränkt, deprimiert und unglücklich. Im nächsten Bäckerladen kaufen Sie sich etwas Süßes.

An diesem Beispiel können Sie erkennen, dass Sie darüber entscheiden, wie es Ihnen geht. Sie interpretieren die Situation so, dass sie zu Ihrer Meinung über sich selbst passt. Ihre Meinung über sich sieht so aus: Niemand mag mich. Ich bin unwichtig. Ich bin unattraktiv.

Sie hätten in genau der gleichen Situation vollkommen anders reagieren können, wenn Sie eine andere Meinung über sich gehabt hätten:

A die Situation ist:
Sie laufen die Straße entlang. Ihnen kommt ein guter Bekannter entgegen und läuft an Ihnen vorbei, ohne Sie zu grüßen.

B Sie denken:
Keine Ahnung, warum er mich nicht gegrüßt hat. Wahrscheinlich war er in Gedanken. Ich werde ihn mal anrufen und fragen, weshalb er mich nicht gegrüßt hat. (neutrale Bewertung)

C Sie fühlen und verhalten sich:
Sie sind leicht enttäuscht, gehen nach Hause und rufen ihn an.

Beachten Sie: Ich möchte mit diesem Beispiel nicht sagen, dass es nicht sein könnte, dass der Bekannte Sie nicht mag. Worauf es mir ankommt, ist, dass Sie nicht wissen, weshalb er Sie nicht gegrüßt hat, und stattdessen einfach eine Erklärung annehmen. Diese Erklärung bestimmt jedoch Ihre Gefühle, gleichgültig, ob sie zutrifft oder nicht.

Unsere Erklärungen, die wir uns für bestimmte Situationen geben, entsprechen nicht immer den Tatsachen. Häufig sind sie fehlerhafte Verallgemeinerungen von Erfahrungen aus der Vergangenheit („Das war bis jetzt immer so") oder Übertreibungen („Das kann ich nicht ertragen", „Niemand mag mich", „Immer mache ich Fehler"). Und häufig legen wir anderen etwas in den Mund, das wir selbst denken. Wenn wir uns z.B. selbst ablehnen, dann interpretieren wir das Verhalten anderer oft als Ablehnung. Wenn wir gering von uns denken, dann unterstellen wir anderen, dass diese auch so von uns denken und uns abschätzig behandeln.

Es ist also gleichgültig, ob unsere Erklärungen richtig oder falsch sind, sie bestimmen immer unsere Gefühle und unser Verhalten. Unser Gehirn prüft nicht, ob unsere Erklärungen und Bewertungen wirklich der Tatsache entsprechen oder „aus der Luft gegriffen sind". Es prüft nicht, ob wir übertreiben oder uns Katastrophen ausmalen, die niemals eintreffen werden. Es verarbeitet einfach das, was wir denken, und gibt dem Körper den Auftrag, die dazu passenden Gefühle zu erzeugen. Deshalb ist es wichtig, die eigenen Erklärungen oder Gedanken mit folgenden Fragen kritisch zu überprüfen:

„Ist es wirklich so? Wo sind die Beweise? Entsprechen meine Gedanken den Tatsachen?" „Wenn es so wäre, wie ich denke, was wäre so schlimm daran?"

Z.B. „Ist es wirklich so, dass er mich nicht mehr mag, nur weil er mich heute nicht gegrüßt hat? Oder gibt es noch andere Erklärungen?" „Ist es wirklich so, dass er mich nicht beachtet?" Wenn Sie die Frage mit: „Ich weiß es nicht" oder mit „nicht immer" beantworten können, werden sich automatisch Ihre Gefühle und Ihr Verhalten verändern.

Wenn Sie die Frage mit „Ja, er beachtet mich nicht" beantworten können, dann fahren Sie fort mit der Überprüfung: „Wenn er mich nicht beachtet, was ist so schlimm daran?"

Denken Sie daran: Wenn wir von anderen abgelehnt werden, dann sagt deren Ablehnung nichts über uns aus. Aber auch das Gegenteil ist richtig: Wenn wir von anderen gemocht werden, dann sagt deren Zuneigung nichts über uns aus.

Warum ist das so? Nehmen wir an, Sie kaufen immer die gleiche Sorte Äpfel, weil Ihnen diese besonders gut schmeckt. Heißt das, dass all die anderen Apfelsorten wertlos und minderwertig sind? Über wen sagt es etwas aus, wenn Sie immer nur eine bestimmte Sorte Äpfel kaufen? Über die Äpfel oder über Sie, den Käufer?

Ihre Vorliebe für eine Apfelsorte sagt nur etwas über Sie aus, nämlich welchen Geschmack Sie haben. Ihre ablehnende Haltung gegenüber den anderen Äpfeln besagt lediglich, dass diese **Ihrem** Geschmack nicht entsprechen. Nur aber, weil Sie eine bestimmte Sorte bevorzugen, sind die anderen Apfelsorten deshalb nicht weniger wert oder gar wertlos. Stimmen Sie mir zu?

Übertragen auf Sie heißt das: **Wenn ein anderer Sie ablehnt, dann sagt seine Ablehnung absolut nichts über Sie aus, sondern etwas über ihn.** Sein Urteil sagt etwas über seine momentane Stimmung, seine Erwartungen und Vorstellungen aus, was er mag und was nicht.

Nun, auch wenn die Ablehnung eines anderen nichts über Sie aussagt und Sie sich das auch bewusst machen, dann werden Sie sich dennoch schlecht fühlen. Woher kommt das? Das rührt daher, weil Sie immer noch eine schlechte Meinung von sich haben. Sobald Sie überzeugt sind, ein liebenswerter und wertvoller Mensch zu sein, macht es Ihnen auch nichts mehr aus bzw. Sie sind nur enttäuscht, aber nicht deprimiert und verbittert, wenn Sie auf Ablehnung oder Kritik stoßen.

Deshalb ist es für Sie sehr wichtig, dass Sie sich mehr mit sich anfreunden und sich selbst davon überzeugen, dass Sie ein liebenswerter und wertvoller Mensch sind. Hierbei wollen Ihnen die Übungen am Ende des vergangenen Kapitels und auch dieses Kapitels helfen.

Jetzt wollen wir uns einem weiteren negativen Gefühl zuwenden, das für viele Menschen ein Auslöser zum Essen darstellt:

Langeweile - der Hunger nach Leben und Zuwendung

*„Ich esse selten aus dem Grund, dass ich Hunger verspüre, sondern meist einfach nur, weil ich nichts zu tun habe oder mir **langweilig** ist."*

Geht Ihnen das auch so? Müssen die Pralinen, Gummibärchen und Knabbereien Ihnen die Zeit vertreiben oder das Gefühl ersticken, Ihr Leben sei unausgefüllt? Ist das Verlangen nach Essen ein Ersatz für Zuwendung?

Dann sind Sie nicht alleine. Laut einer Umfrage der DAK gaben fast 25% der Befragten an, sie würden aus Langeweile und nicht, weil sie Hunger hätten, essen. Ist es verwunderlich, dass Sie immer wieder zunehmen, wenn Sie essen, nur weil Sie nichts mit sich anzufangen wissen?

Woran liegt es, dass Sie sich langweilen? Haben Sie Angst, auf andere Menschen zuzugehen? Schämen Sie sich für Ihre Figur und trauen sich deshalb nicht, unter Menschen zu gehen? Sind Sie einfach nur zu träge, etwas zu unternehmen? Haben Sie zu große Erwartungen an sich, dass Sie lieber nichts anfangen, als zu versagen?

Der erste Schritt, Ihren Griff zum Essen in „langweiligen Situationen" zu überwinden, ist, zunächst einmal genau nachzuschauen, welche Funktion das Essen für Sie hat. Stellen Sie sich als erstes die Frage:
Was soll mir das Essen ersetzen bzw. geben?

Dann sollten Sie sich fragen:
Was könnte ich STATTDESSEN tun, um das zu bekommen, was mir bisher das Essen gab?

In Kapitel 2 haben Sie sich bereits Ihre Wohlfühl-Liste zusammengestellt. Prüfen Sie nach, ob Sie sie noch ergänzen möchten um Aktivitäten, die Sie speziell bei Langeweile tun könnten.

Aber vielleicht haben Sie jetzt gedacht: *„Wenn es so einfach wäre. Die Ideen sind nicht mein Problem, aber ich traue mich nicht, ich bin zu dick, mich interessiert nichts, das kostet zu viel Zeit, das gibt mir alles nichts, das ist zu teuer, ich habe keine Freunde ..."*

Dann sind wir hier wiederum Ihren kritischen Stimmen auf der Spur. Diese haben Sie bisher dazu „verführt", zu essen, statt sich anderen befriedigenden Aktivitäten zuzuwenden. Jetzt müssen Sie ihnen ihr Revier entziehen und sie entkräften. Wie wäre es, wenn Sie einfach dazu einmal ein ABC schreiben?

Beispielsweise hat Susanne, eine meiner Klientinnen, folgendes ABC angefertigt:

A die **Situation** ist:
Ich habe Ölfarben gekauft.
B Ich **denke**:
Ich möchte beginnen, in Öl zu malen. Ich weiß nicht, wie ich anfangen soll. Das ist zu schwierig. Ich bin zu müde. (negative Bewertung)
C Ich **fühle** und **verhalte** mich:
Ich bin lust- und energielos, bleibe auf dem Sofa sitzen und esse.

Sie hat dann ihre negativen Gedanken mit der Frage „Entsprechen meine Gedanken den Tatsachen?" überprüft und folgende hilfreiche und motivierende Antworten gefunden: „Ich weiß nicht, wie ich anfangen soll, aber es gibt auch keine Regeln, wie man anfangen soll. Deshalb hole ich jetzt die Farben und beginne einfach einmal. Ob es zu schwierig ist, kann ich erst entscheiden, wenn ich mal angefangen habe. Selbst wenn es schwierig ist, kann ich es lernen. Das ist meine Entscheidung, ob ich mir sage, dass ich zu müde bin. Ich bin zwar müde, aber nicht ‚zu' müde, um zu beginnen."

Merken Sie den Unterschied zwischen den negativen und motivierenden Gedanken? Auch Sie können Ihre kritischen Stimmen entkräften und sich aus den Gefühlen der Langeweile herausbewegen. Es lohnt sich, denn Essen kann Ihnen auf gar keinen Fall die positiven Gefühle ersetzen, die Sie durch alternative Aktivitäten bekommen können:

- Freude und Spaß an der Beschäftigung selbst,
- Stolz, etwas Neues ausprobiert zu haben,
- Stolz, etwas dazugelernt zu haben,
- Kontakt und Austausch mit anderen,
- Zufriedenheit, etwas für andere zu tun,
- das Gefühl, sich wichtig zu nehmen und etwas für sich zu tun,
- Befriedigung, etwas geschaffen zu haben,
- Befriedigung, die Lethargie überwunden zu haben,
- angenehme Schwere und Müdigkeit nach der Aktivität.

Am besten lenken Sie Ihren Blick auf das, was Sie durch

die Aktivität für sich gewinnen können, und malen sich dies ganz lebendig aus: Wie werden Sie sich fühlen, wenn Sie die Aktivität ausführen und ausgeführt haben?

Wie Sie Ihre Angst vor Ablehnung überwinden können

Übung 1
Erstellen Sie für jede Situation, in der Sie sich abgelehnt fühlen oder Angst vor Ablehnung haben, ein ABC der Gefühle.
Das ABC der Gefühle hilft Ihnen, Tatsachen und Ihre eigene Meinung auseinanderzuhalten. Das ist wichtig, denn Meinungen können Sie verändern, Tatsachen nicht. Nutzen Sie dazu Ihr Schlankheits-Tagebuch oder schreiben Sie sich das ABC auf ein Blatt und kopieren Sie sich dieses mehrmals.
Unter A schreiben Sie nur das, was wirklich passiert ist; (all das, was eine Videokamera aufzeichnen würde)
unter B schreiben Sie Ihre negativen Gedanken,
unter C Ihre Gefühle, körperlichen Reaktionen und Ihr Verhalten.

Mein ABC der Gefühle

A die **Situation** ist:

B ich **denke:**

C ich **fühle, spüre körperlich** und **verhalte** mich:

Lesen Sie hierzu das Beispiel meiner Klientin Monika:
A: die **Situation** ist:
Ich sitze mit meinem Mann und seinen Geschäftskollegen zusammen. Mein Mann und seine Kollegen unterhalten sich über einen neuen Kinofilm.

B: ich **denke:**
Den Film kenne ich auch. Aber ich kann mich nicht so gut ausdrücken wie die anderen. Wenn ich meine Meinung sage, werden sie merken, dass ich nur Hauptschulabschluss habe. Das wäre schlimm. (negative Bewertung)
C: ich **fühle, spüre körperlich** und **verhalte** mich:
Ich bin unsicher, ängstlich, angespannt und sage meine Meinung nicht.

Überprüfen Sie Ihre Gedanken dann, wenn Sie das Ereignis in einem ABC der Gefühle aufgeschlüsselt haben, mit folgenden Fragen:

„Ist es wirklich so, wie ich denke? Wo sind die Beweise?" „Wenn es so wäre, wie ich denke, was wäre so schlimm daran?"

Monika hat ihr ABC so weiter bearbeitet:
Sie stellte sich die Frage: „Ist es wirklich so, dass ich mich nicht so gut ausdrücken kann wie die anderen?!"
Ihre Antwort war: „Nein, ich kenne vielleicht nicht so viele Fremdwörter wie die anderen. Aber ich kann meine Meinung so ausdrücken, dass sie jeder versteht. Ich habe anderen bis jetzt immer alles vermitteln können, was ich wollte."
Die nächste Frage war: „Ist es wirklich so, dass die anderen merken, dass ich nur Hauptschulabschluss habe, wenn ich etwas sage?"
Ihre Antwort war: „Ich weiß nicht, ob sie es merken werden."
Die nächste Frage war: „Wenn es so wäre, dass sie es merken würden, was wäre so schlimm daran?"
Ihre hilfreiche Antwort war: „Ich weiß nicht, ob sie es merken und als schlimm ansehen werden. Mein Mann ist schließlich trotzdem mit mir verheiratet. Selbst wenn sie es als schlimm ansehen, wäre es nicht schlimm, denn ich weiß, warum ich ‚nur' die Hauptschule besucht habe. Meine Eltern haben mir keine andere Schulbildung erlaubt. Den Hauptschulabschluss zu haben, bedeutet nicht, dumm zu sein. Der Schulabschluss sagt nichts über die Intelligenz aus. Ich bin in Ordnung, so wie ich bin, und habe das Recht, meine Meinung zu sagen. Und mir ist es auch wichtig, etwas zum Gespräch beizutragen. Was die anderen über mich denken, ist lediglich deren Meinung. Wenn ich nichts sage, können sie zudem auch denken, dass ich dumm und ungebildet bin."

Monika hat anhand dieser Fragen ihre alten Bewertungen und Erklärungen überprüfen können. Sie hat erkannt, dass sie die Situation übertrieben und falsch bewertet hat, und hat sich eine neue hilfreiche Einstellung erarbeitet. Mit diesen neuen Gedanken konnte sie sich in den nächsten Situationen zunächst nur anders verhalten, dann auch anders fühlen. Sie hat gelernt, ihre Meinung zu sagen und die Angst vor Ablehnung abzubauen.

Auch Sie können mit Hilfe des ABCs der Gefühle und der Fragen: „Ist es wirklich so, wie ich denke?", „Wenn es so wäre, wie ich denke, was wäre so schlimm daran?" Ihre alten Einstellungen überprüfen.

Erst wenn Sie Ihre Einstellungen ändern, können sich Ihre Gefühle ändern, d.h. können Sie die Angst vor Ablehnung ablegen. Sie brauchen etwas Training und Zeit dazu, bis es funktioniert. Zuerst verändern sich Ihre Gedanken und das Verhalten, erst mit der Zeit Ihre Gefühle.

Was andere Menschen tun oder sagen, kann Sie niemals treffen, wenn Sie es nicht zulassen. Die Meinung anderer macht Sie nicht dumm oder hässlich. Sie hat keinen magischen Einfluss auf Sie. Wenn Sie sich schnell angegriffen und verletzt fühlen, andere Sie vielleicht auch als „überempfindlich" bezeichnen, dann könnten Sie auch mit meinem Ratgeber ‹Ab heute kränkt mich niemand mehr› arbeiten, in dem ich auch darauf eingehe, wie man mit „giftigen" Menschen in seiner Umgebung umgehen kann.

Übung 2
Suchen Sie Alternativen:
Was genau, außer zu essen, können Sie noch tun, um Ihre Kränkungsgefühle zu überwinden, wenn Sie sich abgelehnt fühlen?

Was möchte ich, statt zu essen, tun, wenn ich mich verletzt fühle:
- spazierengehen
- meinen Ärger und meine Enttäuschung in einem Brief an den Betreffenden niederschreiben
- eine Freundin anrufen und darüber reden
- mehrmals tief durchatmen
- meine Gedanken ins Tagebuch schreiben
- den anderen darauf ansprechen
- ein Glas Mineralwasser oder Tee trinken
- ins Auto setzen und laut losschreien
- die Situation klären
- ....
- ....

Sie können an dieser Stelle auch auf die Wohlfühl-Liste aus Kapitel 2 zurückgreifen.

Übung 3
Mein Selbstannahme-Text

Lesen Sie den folgenden Text täglich mindestens 3 Mal für die nächsten 4 Wochen durch. Die größte positive Wirkung erzielen Sie, wenn Sie ihn laut lesen und dabei eine Körperhaltung einnehmen, als ob Sie schon überzeugt von diesem Text sind. Wenn Sie möchten, schreiben Sie den Text auf einen Zettel, den Sie immer mit sich führen und ‚in Notfällen' durchlesen können.

„Ich bin ein liebenswerter Mensch. Daran ändert sich nichts, auch wenn andere mich nicht beachten oder gar ablehnen. Meine Einstellung zu mir bestimmt, wie sehr ich mich anderen ausliefere. Wenn ich eine positive Einstellung zu mir habe, bin ich nicht auf eine ständige Anerkennung von außen angewiesen - wenngleich das angenehm ist.
Ich brauche als Erwachsener noch nicht einmal die Anerkennung der Menschen, die mir am wichtigsten sind. Es wird mir niemals gelingen, von jedem mir wichtigen Menschen Anerkennung zu bekommen. Wenn ein ande-

rer mich anerkennt, sagt dies nichts darüber aus, wie liebenswert und wichtig ich bin. Es sagt lediglich etwas über seine Wünsche und Vorlieben aus. Wenn ich der Meinung bin, Gänseblümchen sind die schönsten Blumen, heißt das noch lange nicht, dass andere sie auch schön finden müssen, oder dass andere sie immer schön finden werden.

Wenn andere Gänseblümchen hässlich finden, heißt das nicht, dass sie tatsächlich hässlich sind. Gänseblümchen sind einfach Gänseblümchen, nicht mehr und nicht weniger. Ich habe das Recht, sie schön oder hässlich zu finden. Andere haben das Recht, sie schön oder hässlich zu finden.

Ich bin und bleibe immer ein Mensch. Ich kann entscheiden, ob ich mich als liebenswert ansehe oder nicht. Wenn ich entscheide, mich zu mögen und zu achten, werde ich das Verhalten und die Gefühle anderer als das ansehen können, was sie sind: Spiegelbilder von deren Einstellungen.

Die Gefühle und Verhaltensweisen anderer sind das Ergebnis aus deren Einstellungen und Stimmungen. Sie sagen nichts über meinen Wert aus. Deren Meinung über mich ändert nichts daran, dass ich liebenswert bin. Einer Zuwendung und Anerkennung kann ich mir immer sicher sein - wenn ich sie annehme - meiner eigenen. Deshalb nehme ich mich jetzt in den Arm und sage mir liebevoll: Ich mag dich, so wie du bist."

Wie Sie Ihre Langeweile überwinden

Übung 4
Erstellen Sie ein ABC für Ihre Langeweile-Situation:

Mein ABC der Gefühle

A die **Situation** ist:

B ich **denke:**

C ich **fühle, spüre körperlich** und **verhalte** mich:

Überprüfen Sie dann Ihre Gedanken wiederum mit den Fragen: **„Ist es wirklich so, wie ich denke?" „Wenn es so wäre, wie ich denke, was wäre so schlimm daran?"**

Beispielsweise schrieb Angelika folgendes ABC:

A Situation:
Ich sitze vor dem Fernseher.
B ich denke:
„Niemand interessiert sich für mich. Das ist furchtbar." (negative Bewertung)
C ich fühle, verspüre körperlich und **verhalte** mich:
Ich bin traurig, einsam, fühle mich energielos, bleibe sitzen und esse.

Sie hat ihre Gedanken mit den beiden Fragen:
„Ist es wirklich so, wie ich denke?"
„Wenn es so wäre, wie ich denke, was wäre so schlimm daran?"
überprüft und folgendermaßen drauf geantwortet:

„Ich weiß nicht, ob sich niemand für mich interessiert. Ich habe bisher nichts getan, um Kontakt zu knüpfen und es zu überprüfen. Selbst wenn sich niemand interessieren sollte, was sehr unwahrscheinlich ist, kann ich für mich Dinge tun, die mir Spaß machen, oder etwas anderes wie etwa, anderen in Not befindlichen Menschen zu helfen."

Denken Sie daran: Langeweile entsteht, wenn Sie sich keine Ziele setzen und sich durch negative Gedanken die Kraft und Energie rauben, in Bewegung zu kommen. Also schreiben Sie Ihr persönliches ABC und sorgen Sie dafür, dass Ihre Gedanken Sie motivieren, Ihre Fähigkeiten auszubauen und Kontakte zu knüpfen.

Übung 5
Erstellen Sie eine Liste von mindestens 10 Aktivitäten, die Sie bei aufkommender Langeweile alleine und jederzeit(!) unternehmen können, zu denen Sie also keine anderen Menschen benötigen (z.B. Puzzle machen, spazierengehen, die Wohnung umgestalten).

1 ....

2 ....
3 ....
4 ....
5 ....
6 ....
7 ....
8 ....
9 ....
10 ....

Und nun erstellen Sie eine Liste mit mindestens 10 Aktivitäten, die Sie bei aufkommender Langeweile mit anderen unternehmen können (z.B. mit einem Freund ins Kino gehen; im internet chatten).

1 ....
2 ....
3 ....
4 ....
5 ....
6 ....
7 ....
8 ....
9 ....
10 ....

In dem Ratgeber: ‹Gefühle verstehen, Probleme bewältigen› finden Sie weitere Strategien, um negative Gefühle wie Ängste, Unsicherheiten, Eifersucht zu überwinden.

Übung 6
Als Vorbereitung auf das nächste Kapitel möchte ich Sie nun noch bitten, den folgenden Fragebogen auszufüllen.

Fragebogen: **Wie gehe ich mit meinem Ärger auf andere und auf mich um?**

Kreuzen Sie die Alternativen an, die auf Sie zutreffen.

Wenn ich ärgerlich bin,
- dann zeige ich der Person, die mich ärgert, dass sie so nicht mit mir umgehen kann.
- gehe ich meist aus dem Raum und knalle die Tür zu.
- dann schlucke ich den Ärger häufig hinunter und rege mich nur innerlich auf.
- dann ist er nach kurzer Zeit vergessen.
- dann tue ich mir erst mal was Gutes und esse.
- dann schimpfe ich vor mich hin.
- dann greife ich zum Telefon und rufe meine Freundin/meinen Freund an.
- dann esse ich, um mich zu beruhigen.
- dann überlege ich mir, wie ich mich rächen kann.
- dann sage ich deutlich meine Meinung.
- dann greife ich die andere Person an.
- dann geht mir das noch tagelang nach.
- dann kann ich abends meist lange Zeit nicht einschlafen oder schlafe unruhig.
- Ich kenne Ärgergefühle überhaupt nicht.

Wenn ich ärgerlich auf mich bin,
- dann mache ich mir bittere Vorwürfe, dass ich mich nicht hätte so verhalten sollen.
- dann sehe ich nur noch meine Fehler und Schwächen.
- dann brauche ich lange Zeit, um mich wieder zu beruhigen.
- dann esse ich, um mich abzuregen.
- dann fühle ich mich als Versager.

Schlusswort

Liebe Leserin, lieber Leser,
es mag den Anschein haben, als ob Sie vieles bereits schon einmal von mir gehört haben. In der Tat ist dies so. Ich wie

derhole bestimmte Erkenntnisse immer mal wieder - einfach deshalb, weil wir durch Wiederholungen am schnellsten lernen. Freuen Sie sich, wenn Sie mich bei einer Wiederholung ertappen. Dies bedeutet nämlich, dass Sie bereits viel gelernt haben oder bereits viel wissen.

Wir haben uns in diesem Kapitel mit einem der schmerzlichsten Gefühle befasst, die wir erleben können - Ablehnung, insbesondere dann, wenn sie von Menschen ausgeht, nach deren Zuwendung wir uns ganz besonders sehnen. Auch ich bin manchmal traurig, wenn ich abgelehnt werde. Das Positive daran ist, dass dies auch bedeutet, wir haben uns auf andere Menschen eingelassen und unser Herz für sie geöffnet. Ich kann Ihnen kein Zaubermittel dafür anbieten, sich nie mehr verletzt zu fühlen. Sie können jedoch lernen, weniger enttäuscht zu sein und weniger Angst vor Ablehnung zu haben. Was Sie auf alle Fälle nie verlieren und immer bei sich tragen können, ist die Liebe, die Sie für sich selbst empfinden. Sie können sich, wer auch immer Sie ablehnen oder kritisieren mag, selbst in den Arm nehmen und sich ein liebevolles Wort zuflüstern.

Letzten Endes kann man
ein und dieselben Dinge
sehr verschieden sehen;
es hängt nur vom jeweiligen
Standpunkt ab.

Man kann eine Pfütze betrachten
und nur die Pfütze sehen,
man kann aber auch die Pfütze betrachten
und die Sterne sehen, die sich darin spiegeln.
Wladimir Woinowitsch

7
Wie ich Ärger- und Schuldgefühle abbaue

Liebe Leserin, lieber Leser,
und wieder beginnt ein neues Kapitel für Sie. Auch wenn Sie meinen Ratgeber am liebsten ganz zügig durcharbeiten möchten, möchte ich Ihnen empfehlen, immer einmal wieder in den vorausgegangenen Kapiteln nachzulesen, mit Freunden über das NWP zu sprechen und sich täglich auszumalen, wie Sie bereits natürlich schlank sind und Ihren Alltag als natürlich Schlanker gestalten.

Bleiben Sie am Ball und machen Sie die Übungen weiterhin, auch wenn sie Ihnen vielleicht schwer fallen. Setzen Sie die Regeln natürlich schlanker Menschen, so gut es geht, um. Sie werden gute und schlechte Tage haben. Das ist normal, lassen Sie sich also nicht von Ihrem Weg abbringen. Denken Sie daran: Umlernen braucht Zeit und Geduld. Ich möchte Sie ermuntern, weiterzumachen - Ihretwegen und Ihrer Zukunft wegen. Der Erfolg wird sich einstellen.

Ich habe Sie noch gar nicht gefragt, wie es Ihnen bei den Übungen des letzten Kapitels ergangen ist. Haben Sie die Übungen zur Stärkung Ihres Selbstwertgefühls gemacht? Ist es Ihnen gelungen, ein ABC zu erstellen? Konnten Sie Ihre negativen Bewertungen entkräften? Konnten Sie in der einen oder anderen Situation bereits ein wenig besser mit Ihrer Angst vor Ablehnung umgehen bzw. schneller wieder ins Gleichgewicht kommen? Hat es geklappt, statt zu essen, etwas anderes zu tun und vielleicht sogar dabei schon eine vergleichbare Zufriedenheit zu verspüren? Ich hoffe und wünsche es Ihnen.

Vielleicht haben Sie sich aber beim Einstudieren Ihres neuen Verhaltens auch noch so gefühlt, als ob Sie sich betrügen. Vielleicht haben Sie sich bedauert, *„der ärmste Mensch auf der Welt zu sein und nichts mehr essen zu dürfen"*. Dann befinden Sie sich im Veränderungsprozess in der 3. Phase ‹Gefühl und Verhalten stimmen nicht überein›. Erinnern Sie sich daran, dass Sie essen dürfen, wann immer Sie möchten. Niemand kann Ihnen das verbieten, ich schon gar nicht. Wenn es Ihr Ziel ist, abzunehmen, dann ist es jedoch sinnvoll, bei seelischem Verlangen nicht zu essen. Wählen Sie sich in diesem Fall eine Aktivität aus der Wohlfühl-Liste oder stoppen Sie Ihr Verlangen (siehe Kapitel 3). Sie sollten auf alle Fälle dafür sorgen, dass Sie bei körperlichem Hunger Ihre Lieblingsspeisen bekommen.

Und geben Sie sich täglich ein ganz, ganz dickes Lob, dass Sie daran bleiben, Ihre Denk- und Essgewohnheiten zu verändern. Streicheln Sie Ihren Körper und danken Sie ihm dafür, dass er Ihrer Seele ein Zuhause gibt.

In diesem Kapitel wollen wir uns mit einem weiteren machtvollen Gefühl befassen, das viele Menschen zum Essen verleitet: dem Ärger. Sie wissen ja: Je besser Sie mit negativen Gefühlen umgehen können, umso seltener kommen Sie in Versuchung, bei seelischem Verlangen zu essen.

Mensch ärgere dich nicht - oder doch?

Bei Roland vergeht kein Tag, an dem er nicht aus der Fassung gerät. So etwa, wenn er morgens zur Arbeit fährt und sich der Verkehr wie gewöhnlich staut, oder wenn er am Abend vor dem Fernseher sitzt und das Programm mal wieder nichts „hergibt". Meist sind es Bagatellen, wie sich Roland im Nachhinein eingesteht. Dass er bislang noch keine körperlichen Folgeerscheinungen wie Magengeschwüre und Bluthochdruck davongetragen hatte, hat er wohl nur der Tatsache zu verdanken, dass er seinem Ärger stets Luft macht. Er behält seinen Ärger nicht für sich, sondern zeigt ihn, indem er laut vor sich hinschimpft, Türen knallt, usw.

Anders Birgit. Sie ärgert sich nicht weniger häufig als Roland. Ihren Ärger sieht man ihr meist jedoch nicht an, den schluckt sie hinunter. Sehr wohl aber sieht man ihr die Folgen ihres Ärgers an: Sie beruhigt sich nämlich bei Ärger häufig mit Schokoriegeln oder einem besonders üppigen Essen am Abend. Die Folge: sie hat ständig massive Gewichtsprobleme. Sie sagt: *„Neulich hatte ich Krach mit meiner Mutter. Ich war superwütend, dann sehr traurig und dann hatte ich Lust, etwas zu essen. Und beim Essen merkte ich, wie angenehm - irgendwie ‚wattig' es mir wurde und der ganze Stress in so einem netten kuscheligen Wattenebel verschwand."*

Ärger ist wie Säure. Er zerfrisst vor allem das Gefäß, in dem er sich befindet.
- Peter Hohl -

Sie haben sich mit Hilfe des Fragebogens am Ende des vergangenen Kapitels Ihre Ärgergewohnheiten bewusst gemacht. Haben Sie festgestellt, dass Ärger auch für Sie ein Thema und ein häufiger Anlass ist, zum Essen zu greifen? Dann sollten Sie diesem Kapitel Ihre besondere Aufmerksamkeit schenken. Aber selbst wenn Sie bei Ärger nicht zum Essen greifen, möchten Sie vielleicht lernen, sich in Zukunft weniger oder gar nicht mehr zu ärgern. Schauen wir uns also an, ob Ärger auch seine guten Seiten hat.

Kann Ärger hilfreich sein?

Ja, Ärger ist hilfreich, wenn er Ansporn für Sie ist, etwas gegen das „Ärgernis" zu unternehmen. Hilfreicher Ärger zeigt an, dass etwas nicht Ihren Vorstellungen entspricht, und gibt Ihnen die Energie, aktiv zu sein, um Ihre Wünsche zu verwirklichen. Wenn Sie über den Lärm des Nachbarn am Sonntagmittag sauer sind, und Sie gehen rüber, um ihn um Ruhe zu bitten, dann hat Ihr Ärger eine Funktion. Wenn Sie sich darüber ärgern, dass so viele Menschen verhungern, obwohl für alle genug zu essen da wäre, und Sie übernehmen z.B. eine Patenschaft für ein Kind in der dritten Welt, dann gibt Ihnen Ihr Ärger Energie zum Handeln.

Marlene, eine Klientin von mir, nutzt ihren Ärger über ihr Gewicht, um etwas dagegen zu unternehmen: „Bei mir braucht es immer einen absoluten Horror-Tag, an dem ich mich überhaupt nicht mehr leiden kann. Ich muss eine richtige Wut entwickeln, dann kommt der Kampfgeist und dann kommt die Motivation, etwas gegen das Gewicht zu tun."

Ärger ist jedoch schädlich, wenn Sie nicht gleichzeitig etwas gegen das „Ärgernis" unternehmen. Sie sind dann zwar innerlich voller Aufruhr, aber versuchen, den Ärger nach außen zu verstecken. Sie schlucken ihn hinunter, ohne etwas an sich oder der Situation zu ändern. Und wenn Ärger ein Signal für Sie ist, an Essen zu denken und vor lauter Ärger alles Greifbare in sich hineinzustopfen, dann müssen Sie sich auch noch mit Übergewicht herumschlagen.

Ärger ist auch dann wenig hilfreich, wenn er so stark ist, dass er Sie unfähig macht, einen klaren Gedanken zu fassen, oder Sie sich und anderen Menschen durch einen „Wutanfall" schaden. Manche Menschen fahren beispielsweise in ihrer Wut mit überhöhter Geschwindigkeit, schlagen ihr Kind, werfen mit Geschirr oder dem Chef die Kündigung auf den Tisch.

Wie entsteht Ärger?

Ärger ist ein Gefühl, das wie alle Gefühle durch Ihre Gedanken hervorgerufen wird. Es ist unmöglich, dass Sie sich ärgern, ohne sich ärgerliche Gedanken zu machen. Ärger geht immer auch einher mit körperlichen Reaktionen. Atem, Herzschlag und Puls werden blitzschnell beschleunigt, die Muskeln spannen sich an, Adrenalin wird ausgeschüttet, Ihr Körper macht sich bereit zu Kampf oder Flucht. Daneben verändern sich Ihre Mimik, Gestik, die Körperhaltung und auch die Lautstärke und der Ton Ihrer Stimme.

Gedanken, mit denen Sie sich ärgerlich machen, sind beispielsweise:

„Er hat kein Recht, so etwas zu sagen!"
„Er hätte das nicht tun dürfen!"
„Er sollte nicht so ungerecht sein!"
„So eine Unverschämtheit. Dem werd ich's zeigen!"
„weil er sich so ... verhält, ist er ein schlechter Mensch, der Strafe verdient hat."

Diese Gedanken haben eines gemeinsam: Sie erwarten oder fordern, dass alles nach Ihren Vorstellungen verlaufen muss. Sie sind davon überzeugt, dass Ihre Meinung oder Sichtweise die absolut richtige und einzig wahre ist. Sie sprechen dem anderen das Recht ab, so zu denken, fühlen und handeln, wie er es für richtig hält. Sie verhalten sich wie ein Diktator, der nur seine Meinung und seine Maßstäbe gelten lässt. Nicht nur das: Sie verurteilen den anderen für seine Andersartigkeit und halten ihn für einen schlechten und minderwertigen Menschen, und Sie sinnen darüber nach, wie Sie ihm das zeigen und ihn bestrafen können.

Warum aber hat der andere nicht das Recht, sich so zu verhalten, wie er es möchte und für richtig findet? Vielleicht denken Sie: *„Weil es ungerecht ist, weil ich es auch nicht tue, weil es verboten ist, weil es gefährlich ist, weil es unanständig ist, weil wir es abgesprochen haben, weil ich das nicht verdient habe"*, usw.

Warum aber dürfen andere Menschen nichts tun, was Ihnen schadet, was Sie nicht verdient haben, was ungerecht ist, usw.? Haben wir einen Anspruch darauf, gerecht und fair behandelt zu werden? Nein. Sicherlich, es wäre schöner, wenn andere Menschen uns stets fair und gerecht behandeln würden, einen Anspruch darauf haben wir jedoch nicht. Die Welt und die Menschen schulden uns nichts, nicht einmal Gerechtigkeit.

Ganz abgesehen davon ist es unmöglich, dass andere Menschen immer das tun, was wir richtig finden. Das würde nämlich voraussetzen, dass alle Menschen in ihrer Persönlichkeit und in ihren Bedürfnissen, ihrem Denken und Fühlen gleich sind. Das würde bedeuten, dass es keine unterschiedlichen Ansichten und Meinungen gäbe, dass wir Einheitsmenschen wären, die sich in nichts vom anderen unterscheiden. Möchten Sie das? Ich glaube kaum. Die Welt wäre ein langweiliger Ort.

Keine zwei Menschen sind gleich. Alle Menschen machen von Kindesbeinen an unterschiedliche Erfahrungen. Sie wachsen in verschiedenen Umgebungen auf und haben Eltern, die sich in ihren Ansichten und Meinungen unterscheiden. Nicht einmal Geschwister, die dasselbe Elternhaus haben, sind gleich. So ist es ganz normal, dass sich Menschen in ihrer Persönlichkeit, in ihren Wünschen, Erwartungen, moralischen Wertvorstellungen und in ihrem momentanen Befinden unterscheiden.

Manchmal haben andere also unterschiedliche Bedürfnisse und Vorstellungen und wir nehmen dies zum Anlass, uns zu ärgern. Und manchmal haben andere die gleichen Bedürfnisse wie wir, sie wollen als erster bedient werden, unseren Parkplatz oder die Beförderung, und wir nehmen dies als Grund, uns aufzuregen. Immer aber sind es unsere Forderungen, dass andere sich nicht so verhalten dürfen, die Ärger in uns auslösen.

„Soll man denn zu allem Ja und Amen sagen? Soll ich alles gutheißen?"
Nein, das sage ich nicht. Ich sage nicht, dass Sie alles gut finden müssen, was andere tun. Ich sage lediglich: Ihr Ärger ändert nichts am Verhalten Ihrer Mitmenschen. Hat all Ihr Ärger in den vergangenen Jahren dazu geführt, dass Ihre Mitmenschen sich geändert haben, dass die Welt gerechter geworden ist? Nein, im Gegenteil. Wenn Sie ärgerlich auf das Verhalten eines anderen Menschen reagieren, dann ist es sehr wahrscheinlich, dass dieser ebenfalls ärgerlich wird.

Außerdem ist es sehr wahrscheinlich, dass der andere seine Meinung um so mehr verteidigt, je mehr Sie auf Ihrer beharren. Es geht dann meist nicht mehr um die Austragung einer Meinungsverschiedenheit, sondern lediglich darum, sein Gesicht nicht zu verlieren. Da jeder das Nachgeben als eine Schande und eine Niederlage ansieht, trennt man sich lieber in Feindschaft und Zorn. Zu alledem ist man dann auch noch stolz auf sich, weil man denkt, dass man es dem anderen „mal wieder gegeben hat".

„Wenn ich mich nicht aufrege, dann meinen die anderen doch, sie könnten mit mir machen, was sie wollen." Das ist ein weit verbreiteter Irrtum. Das Gegenteil ist der Fall. Wenn Sie wütend sind, dann sagen Sie dem anderen dadurch: *„Schau her. Eben hast du einen wunden Punkt von mir getroffen."* Der andere weiß nun, wie er Sie manipulieren kann. Kinder sind Meister im Aufspüren wunder Punkte. Wissen sie erst einmal, wo sie ihre Eltern treffen können, dann machen sie sich nicht selten ein Spiel daraus, gerade das zu tun, was ihre Eltern nicht mögen. Reagieren die Eltern dann wütend, triumphieren die Kinder. Sie haben ihr Ziel erreicht. Starker Ärger lähmt Sie. Sie sind dann nicht mehr in der Lage, einen kühlen Kopf zu bewahren.

Sich nicht zu ärgern, bedeutet nicht, dass man das Verhalten des anderen gutheißt, ihm Recht gibt oder klein beigibt. Indem Sie dem anderen in einem **ruhigen** und **bestimmten** Ton sagen, dass Sie sein Verhalten nicht billigen, erreichen Sie meist mehr als durch unkontrollierten Ärger.

Wenn Sie sich ärgern und sich sagen: *„Dem werde ich es zeigen"*, dann sind Sie auf dem Holzweg. Dem einzigen Menschen, dem Sie es zeigen, sind Sie selbst. Sie machen sich eine Menge unguter Gefühle und vergiften Ihren Körper mit Wut. Die Bestrafung, die Sie dem anderen zugedacht haben, fügen Sie sich selbst zu, und das um so mehr, je mehr Sie Ihren Ärger zum Anlass nehmen, um zu essen.

Seien Sie ehrlich: Ist es das wert? Wollen Sie wirklich den Preis Übergewicht bezahlen, nur um sich zu rühmen, es dem anderen gegeben zu haben?

Denken Sie daran: Es gibt verschiedene Gründe, warum der andere sich so verhält: weil er es nicht besser weiß oder kann; weil er Angst hat, sein Gesicht zu verlieren; weil er von Ihnen beachtet werden will; weil er sich zuvor über etwas anderes geärgert hat; weil Sie ihn an jemanden erinnern; weil er sich von Ihnen verletzt fühlt; usw. Sie tun ihm womöglich Unrecht, wenn Sie denken, er tue es nur, um Sie zu ärgern, oder weil er etwas gegen Sie hat. Selbst aber wenn das die Motive für sein Handeln sein sollten, was erreichen Sie damit, dass Sie sich darüber ärgern? Nichts außer dem einen: Sie tun genau das, was der andere beabsichtigt hat. Sie sind ihm auf den Leim gegangen.

Ärger und Minderwertigkeitsgefühle

Wenn Sie sich ärgern, dann fühlen Sie sich von einem Menschen zu Unrecht angegriffen. Sie sehen im Verhalten des anderen eine Bedrohung, gegen die Sie sich verteidigen wollen. Wenn Sie dazu neigen, Ihren Ärger eher nach außen zu zeigen, aggressiv zu werden und sich zu wehren, dann kennen Sie sicher folgende oder ähnliche Gedanken:

> *„Der denkt wohl, er kann mit mir machen, was er will!"*
> *„Ich lass mich doch nicht zum Hampelmann machen!"*
> *„Ich bin doch nicht blöd und lass das auf mir sitzen!"*
> *„Ich lass mich doch nicht unterbuttern!"*
> *„Ich lass mir doch nicht alles gefallen!"*
> *„So blöd, wie der denkt, bin ich nicht!"*

Hinter Äußerungen und Gedanken dieser Art stecken eine große Unsicherheit und ein starkes Gefühl der Minderwertigkeit. Sie sehen im Verhalten des anderen einen niederträchtigen und gemeinen Angriff auf Ihre Person. Um dem anderen zu beweisen, dass Sie nicht der dumme, kleine, unselbständige Hampelmann sind, haben Sie Rachegelüste und wollen es dem anderen zeigen.

Das Problem ist nicht das Verhalten Ihrer Mitmenschen. Diese tun Ihnen in der Regel nichts oder bringen Sie zumindest nicht in Lebensgefahr. Sie treffen mit ihren Worten oder ihrem Verhalten lediglich einen wunden Punkt von Ihnen: Sie fühlen sich vom anderen nicht ernst und wichtig genommen. Und warum ist das so?

Im Grunde genommen haben Sie nämlich von sich selbst eine sehr geringe Meinung. Sie halten sich selbst für dumm, blöd und all die anderen Dinge, die Sie aus den Worten des anderen heraushören. Da Sie von sich selbst gering denken, sind Sie sehr hellhörig, wenn andere von Ihnen sprechen. Hinter den Worten der anderen Menschen hören und sehen Sie häufig einen Angriff, obwohl diese es gar nicht so meinen. Sie liegen ständig auf der Lauer, um vermeintliche Attentäter abzuwehren. Das kostet sehr viel Energie, und Sie zahlen damit einen sehr hohen Preis. Sie sind stets angespannt und sind nicht in der Lage, befriedigende Beziehungen zu anderen Menschen zu haben, die Sie sich im Grunde genommen doch so sehr wünschen. Durch Ihr Verhalten machen Sie sich zum Außenseiter. Die Menschen fürchten Sie, aber sie respektieren Sie nicht.

Wenn Sie damit aufhören wollen, dann müssen Sie lernen, anders von sich zu denken. Sie müssen sich selbst mehr achten, ehe Sie von anderen geachtet werden können. Sie müssen sich selbst respektieren, ehe Sie von anderen respektiert werden können. Lesen Sie hierzu noch einmal in den Kapiteln 5 und 6 nach, wie Sie Ihr Selbstwertgefühl stärken können.

Sich zu ärgern ist eine hartnäckige Angewohnheit. Es braucht Zeit, bis Sie diese besser im Griff haben. Wie Sie das lernen können, erfahren Sie weiter unten. Zunächst möchte ich Ihnen zeigen, welche Reaktionsmöglichkeiten Sie haben, wenn Sie Ihren Ärger erst einmal erzeugt haben.

Was Sie tun können, wenn Sie Ärger verspüren

1. Sie können den Ärger hinunterschlucken und nichts unternehmen, um die Situation, die Ihnen nicht gefällt, zu verändern.

Den Ärger durch negative Gedanken zu produzieren und ihn dann hinunterzuschlucken, ist die schlechteste Alternative, die Sie wählen können. Sie versetzen Ihren gesamten Körper in Hochspannung und machen ihn bereit zu Kampf und Flucht. Dann geben Sie ihm das Signal, alle Spannung im Innern zu behalten. Sie verbieten ihm praktisch, diese Energie nach außen zu bringen. Stattdessen essen oder trinken Sie, um die Spannung abzubauen. Sie schädigen Ihren Körper, denn häufige unterdrückte Ärgergefühle können u.a. zu Magenschleimhautentzündung, Magengeschwüren, Herz/Kreislauf-, Schlaf- und Verdauungsstörungen beitragen.

2. Sie können den Ärger zeigen und einsetzen, um die Situation nach Ihren Vorstellungen zu verändern.

Den Ärger zu zeigen, seine Meinung oder Kritik zu äußern und etwas zu unternehmen, um die Situation zu ändern, ist die zweitbeste Alternative, die Sie wählen können. Wenn Sie sich schon die negativen Gedanken gemacht haben, die Ihren Ärger erzeugen, dann zeigen Sie Ihren Ärger. Natürlich gibt es verschiedene Möglichkeiten, den Ärger zu äußern: entweder aggressiv zu reagieren und den anderen „niederzumachen" oder Ihren Ärger angemessen zu zeigen, so dass die Achtung vor dem anderen gewahrt wird.

Es ist in Ordnung, ärgerlich zu sein, solange Sie dem

anderen damit nicht schaden. Sprechen Sie, wenn Sie Ihren Ärger zeigen, möglichst in ruhigem Ton in Ich-Form und über Ihre Gefühle: **„Ich** bin ärgerlich, weil **ich erwartet** habe, dass du ...". Verzichten Sie auf Vorwürfe und Beschuldigungen wie etwa: *„Wie konntest du nur..." „Du bist doch das Allerletzte, ein Idiot, A....."*

Wenn Sie sehr wütend sind, dann ist es besser, Ihr Gegenüber nicht direkt anzusprechen. Bauen Sie dann einen Zeitpuffer ein, um sich ein wenig abzukühlen. Setzen Sie sich ins Auto, schließen Sie die Fenster und schreien Sie Ihren Ärger heraus. Oder aber Sie bringen all Ihre ärgerlichen Gedanken zu Papier. Oder aber Sie werfen Eiswürfel in Ihrem Bad an die Wand. Das klirrt wie Glas, macht aber keinen Schmutz. Eine andere hilfreiche Methode, Ärger abzubauen, ist es, sich den anderen vorzustellen, wie er das tun muss, was Sie ihm verordnen.

Bei allen Strategien, die Sie einsetzen, um den Ärger abzubauen, ist es unbedingt wichtig, dass Sie am Ende Ihrem Gegenüber verzeihen. Wenn der Ärger abgeflaut ist, überlegen Sie sich, wie Sie die Situation verändern und Ihre Bedürfnisse anbringen können.

3. Sie können den Ärger aufgeben, die Situation für den Moment akzeptieren und dann nach Änderungsmöglichkeiten suchen.

Den Ärger aufzugeben und die Situation für den Augenblick zu akzeptieren, ist die beste Möglichkeit, die Sie für sich und Ihren Körper wählen können.

Vorsicht, kommen Sie mir nicht aufs falsche Gleis: Ärger aufgeben bedeutet nicht, sich alles gefallen zu lassen, alles zu schlucken oder zu kriechen!!! Um eine Situation, die uns nicht gefällt, zu verändern, brauchen wir meist keinen Ärger oder Wut. Im Gegenteil, durch Ärger verschlimmern wir häufig die Situation. Es kommt zu gegenseitigen Beschimpfungen und einem Hochschaukeln der Gefühle.

Möglicherweise gehören Sie zu den Menschen, die denken: *„Wenn der mich schon so schlecht behandelt, muss er das zumindest an meinem Ärger spüren!"* Benutzen Sie Ihren Ärger als Bestrafung, Revanche oder Racheakt?

Dann müssen wir noch einen Schritt zurückgehen: Fühlen Sie sich wohl, wenn Sie sich ärgern? Wie häufig haben Sie durch Ihren Ärger schon erreicht, dass der andere sich verändert hat? Wie häufig haben Sie schon erreicht, dass sich die Situation zu Ihren Gunsten verändert hat?

Wenn es Ihnen wie den meisten Menschen geht, empfinden Sie Ärger als unangenehmen Zustand und haben bis jetzt durch ihn wenig oder gar nichts erreicht. Ihr Ärger führt fast nie dazu, dass der andere sich nach Ihren Forderungen verändert und sich die Situation entspannt; aber Ihr Ärger führt fast immer dazu, dass Sie überessen, oder?

Ärger führt fast immer dazu, dass Sie sich hilflos fühlen, weil sich der andere nicht nach Ihren Vorstellungen verändert hat. Sie glauben dann, dem anderen ausgeliefert zu sein, und denken: *„Wenn der sich nicht ändert, muss ich mich weiterhin ärgern."*

Weder ich, noch andere können Ihnen Ihren Ärger wegnehmen, wenn Sie es nicht möchten. Sie alleine entscheiden, ob Sie den Ärger behalten möchten.

Wenn Sie den Ärger aufgeben, ist dies zunächst einmal ein Geschenk, das Sie sich selbst machen.

Sie geben Ihrem Körper die Möglichkeit, seine Spannung abzubauen, seine Alarmreaktionen einzustellen und sich zu normalisieren.

Sie geben sich die Chance, nicht zu essen und trotzdem ruhiger zu werden. Sie geben sich die Chance, sich sorgfältig und ruhig zu überlegen, wie Sie sich weiterhin zu Ihrem Vorteil verhalten wollen. Sie zeigen sich, dass Sie über Ihre Gefühle bestimmen und nicht andere oder die Situation.

Wenn Sie sich oft über andere ärgern, dann machen Sie mit dieser Angewohnheit sicher auch nicht vor sich selbst halt. Schauen wir uns kurz an, was es damit auf sich hat.

Ärger über sich selbst

Wenn Sie sich über sich selbst ärgern, dann haben Sie ein ganzes Bündel von Forderungen, die Sie an sich stellen und auf deren Einhaltung Sie pochen. Erfüllen Sie diese selbst aufgestellten Forderungen nicht, dann ärgern Sie sich über sich selbst. Sie verurteilen sich dafür, dass Sie *„wieder mal so dumm, vergesslich, nachgiebig, gehemmt, großzügig, unsicher, vertrauensselig, freundlich, boshaft, gierig, maßlos und, und ... waren"*. Das Ergebnis ist: Sie sind deprimiert, voller Schuldgefühle oder Selbsthass.

Sie lassen dabei außer Acht, dass Sie lediglich ein fehlerhafter Mensch sind. Gleichgültig, wie sehr Sie sich bemühen, es wird Ihnen nie gelingen, immer das Richtige zu tun. Wenn Sie von sich Perfektion fordern, dann sind Sie zum Scheitern verurteilt. Anstatt sich über Ihre Fehler und Ihre Unvollkommenheit zu ärgern und sich dafür zu bestrafen, ist es besser, wenn Sie diese ruhig akzeptieren. Dann sind Sie in der Lage, sie Schritt für Schritt auszumerzen.

Sebastian, ein Teilnehmer meiner Kurse sagte einmal:
„Ein Wutanfall ist viel schlimmer als Heißhunger. Bei Heißhunger arbeitet wenigstens mein Verstand noch, bei Frust oder in einem Wutanfall schaltet der bei mir komplett ab. Da stopfe ich dann in einem so unbeschreiblichen Tempo Süßes in mich hinein, dass ich kaum merke, was ich esse. Und (leider) hilft und beruhigt es auch tatsächlich."

An diesem Beispiel sehen wir, welche Kraft sich hinter dem Ärger verbirgt. Wäre es nicht großartig, wenn Sie in Zukunft diese Energie nutzen könnten, um Ihre Bedürfnisse zu erfüllen, anstatt Ihrem Körper zu schaden? Wenn Sie Ihren Ärger abbauen wollen, finden Sie am Ende des Kapitels wie immer hierzu viele hilfreiche Übungen.

„Wie konnte ich nur ... "
Schuldgefühle - wie sie entstehen

Viele Menschen, die ein Essproblem haben, kennen Schuldgefühle nur zu gut. Immer dann, wenn sie mehr gegessen haben, als ihre Diät oder ihr Plan ihnen zugestehen, bestrafen sie sich mit Schuldgefühlen und Hadern. Immer dann, wenn sie auf die Waage steigen und diese ein Mehr an Kilos anzeigt, geißeln Sie sich mit einem schlechten Gewissen und Selbstvorwürfen. Die Schuldgefühle nehmen sie dann häufig zum Anlass, erneut zu essen.

Schuldgefühle sind genau genommen keine Gefühle, sondern Gedanken:

„Ich bin schuld daran, dass ..., und deshalb bin ich ein schlechter Mensch."

„Ich hätte etwas nicht tun oder sagen sollen, weil ich es getan habe, muss ich mich bestrafen."

„Wie konnte ich nur ... Ich hätte mich in dieser Situation anders verhalten sollen, und weil ich es nicht getan habe, muss ich mich verurteilen."

Wenn wir so denken, fühlen wir uns schlecht. Diese Gefühle bezeichnen wir gewöhnlich als schlechtes Gewissen oder Schuldgefühle. Häufig sind Schuldgefühle gleichbedeutend mit Ärger über sich selbst. Immer, wenn wir uns Schuldgefühle machen, dann bewerten wir nicht nur unser Verhalten, sondern unsere gesamte Person. Wenn wir uns schlecht/falsch verhalten, dann ziehen wir die Schlussfolgerung, ein schlechter Mensch zu sein.

Schuldgefühle werden uns von unseren Eltern beigebracht. Unsere Eltern sagen uns z.B.: *„Du bist böse/ schlecht/falsch", „Dafür musst du dich schämen", „So etwas tust du deinen Eltern an"*. Immer, wenn wir in den Augen der Eltern etwas falsch gemacht haben oder ungezogen waren, erwarten sie, dass wir Schuldgefühle oder ein schlechtes Gewissen haben. Schuldgefühle sind eine Art Bestrafung und gleichzeitig Buße. Menschen, die keine Schuldgefühle haben, werden als schlechte, verantwortungslose und rücksichtslose Menschen angesehen.

Machen Schuldgefühle Sinn?

Wir haben bereits gesagt: Sie machen sich Schuldgefühle, wenn Sie etwas gesagt oder getan haben, von dem Sie glauben, dass Sie es eigentlich nicht hätten sagen oder tun dürfen - oder aber wenn Sie etwas nicht gesagt oder getan haben, von dem Sie glauben, dass Sie es eigentlich hätten sagen oder tun müssen.

Können Sie mit Ihren Schuldgefühlen etwas an dem bereits Geschehenen ändern? Werden Sie durch Schuldgefühle zu einem besseren Menschen? Verhindern Schuldgefühle, dass Sie sich in Zukunft wieder ‚falsch' verhalten? Die Antwort lautet eindeutig: Nein. Schuldgefühle sind sinnlos und überflüssig. In jedem Augenblick, in dem Sie etwas tun, sind Sie davon überzeugt, dass es so richtig ist und Sie es so tun müssen, - sonst würden Sie es nicht tun.

Wenn Sie sich im Nachhinein verurteilen, verlangen Sie etwas Unmögliches von sich. Sie verlangen, dass Sie sich mit den gleichen Gedanken anders hätten verhalten sollen. Das geht nicht! Mit Ihren Gedanken mussten Sie sich genauso verhalten, wie Sie es getan haben. Auf Grund Ihrer Erfahrungen konnten Sie nicht anders denken und handeln.

All Ihre Schuldgefühle bezüglich Ihrer Fressanfälle haben

Ihnen bis jetzt nicht geholfen, Ihre Diät einzuhalten oder Ihr Gewicht zu halten. Schuldgefühle sind negative Gefühle, die Anspannung und Unzufriedenheit beinhalten. Anspannung und Unzufriedenheit führen nicht dazu, sich zu motivieren und sich Mut zu machen.

Stellen Sie sich vor, Sie seien ein kleines Kind und hätten ein Glas Milch verschüttet. Ihre Mutter würde zu Ihnen sagen: *„Wie konntest du nur die Milch verschütten! Du hättest besser aufpassen müssen. Das wirst du nie lernen. Du bist dumm und tolpatschig."*

Wie würden Sie sich fühlen? Wahrscheinlich mutlos und deprimiert. Sie hätten ein schlechtes Gewissen und kein Vertrauen, es wieder zu probieren. Sie würden sich denken: *„Ich hätte es besser machen müssen. Ich bin unfähig."*

Stellen Sie sich nun die gleiche Situation nochmals vor. Aber nun würde Ihre Mutter Sie in den Arm nehmen und sagen: *„Das ist nicht schlimm. Das kann jedem passieren. Jetzt wischen wir die Milch auf und du versuchst es noch einmal. Ich mag dich trotzdem."* Wie würden Sie sich nun fühlen? Wahrscheinlich etwas traurig, aber getröstet und mit dem Vertrauen: *„Ich kann es schaffen. Ich bin liebenswert."*

Wenn Sie sich selbst gegenüber nicht genauso reagieren möchten wie die Mutter aus dem ersten Beispiel, müssen Sie Ihre Einstellung ändern. Sie haben noch immer das kleine Mädchen oder den kleinen Jungen in sich, das oder der gerne in den Arm genommen und getröstet werden möchte.

Vielleicht sind Ihnen auch hier wieder Einwände gekommen. Hier einige meiner Klienten:

„Brauche ich Schuldgefühle nicht, um mich in Zukunft zu bessern?"
Nein, Schuldgefühle führen nicht automatisch dazu, dass

wir uns bessern. Sie können im Gegenteil als Alibi dienen, sich nicht zu ändern. Statt uns Schuldgefühle zu machen, weil wir etwas aus Unwissenheit falsch gemacht haben, ist es besser, unsere Energie darauf zu richten, zu lernen, wie wir es besser machen können.

„Werde ich dann nicht zu einem rücksichtslosen Menschen, wenn ich keine Schuldgefühle mehr habe?"
Nein, Schuldgefühle zu haben, bedeutet nicht unbedingt, dass wir Rücksicht nehmen. Wir können sogar in Zukunft mit dem Argument, wir haben uns ja schuldig gefühlt, dasselbe rücksichtslose Verhalten wiederholen. Stattdessen sollten wir uns bemühen, unsere und die Rechte anderer in unserem Verhalten zu berücksichtigen.

„Wenn ich etwas falsch gemacht habe, gehört es sich dann nicht, sich schuldig zu fühlen?"
Nein, es genügt, wenn wir die Verantwortung für unser Verhalten übernehmen, uns entschuldigen und überlegen, wie wir den Schaden wiedergutmachen bzw. in Zukunft vermeiden können.

Schuldgefühle sind aus meiner Sicht Luxus. Es genügt, sich einen Fehler einzugestehen. Deshalb brauchen Sie sich nicht als Mensch verurteilen. Gleichgültig, welches 'schlimme' Verhalten Sie auch zeigen mögen, Sie sind es, der sich entscheidet, sich dafür zu beschimpfen und als Mensch zu verurteilen. Deshalb haben Sie es auch in der Hand, Ihre Schuldgefühle zu überwinden. In den folgenden Übungen erfahren Sie, wie Sie Ihre Schuldgefühle abbauen können.

Wie Sie Ärger aus Ihrem Leben verbannen

Ich möchte Ihnen die Kontrolle über Ihre Gefühle zurückgeben. Deshalb möchte ich Ihnen zeigen, wie Sie Ihren Ärger abbauen können, auch wenn sich die Umwelt nicht verändert. Sie selbst rufen Ihren Ärger durch Ihre Einstellungen hervor. Da Sie Ihren Ärger durch Ihre Gedanken erzeugen, können Sie ihn auch wieder abbauen und aufgeben. Gleichzeitig brauchen Sie jedoch Ihr Ziel nicht aus den Augen zu verlieren, Ihre Wünsche und Ihre Meinung anzumelden.

Übung 1
Ändern Sie Ihre Einstellung.
Hören Sie auf, von anderen Menschen zu fordern, sich anders zu verhalten. Machen Sie sich klar, dass die Menschen sich in ihren Meinungen, Erfahrungen, Bedürfnissen und in ihrem momentanen Befinden unterscheiden. Jeder Mensch hat ein Recht auf seine Meinung, auch wenn sie falsch ist. Jeder Mensch hat das Recht, sich zu irren und das Falsche zu tun. Andere werden ihre Meinung erst dann ändern, wenn sie es möchten - vielleicht niemals.

Übung 2
Streichen Sie die Worte „sollte" und „darf nicht" aus Ihrem Wortschatz.
Ersetzen Sie diese Worte durch: *„Es wäre besser, angenehmer, schöner", „Mir wäre lieber ...", „Ich würde es vorziehen, wenn ..."* usw.
Wenn Sie sich beispielsweise darüber ärgern, dass Sie sich wieder mal auf Grund Ihres Ärgers mit Süßigkeiten getröstet haben, dann machen Sie sich klar: *„Es wäre besser, wenn ich nichts gegessen hätte. Nun ist es passiert und all mein Ärger ändert daran nichts mehr. Anstatt mich zu ärgern, überlege ich jetzt, wie ich in Zukunft in einer solchen Situation vermeiden kann, wieder zu essen. Ich überlege mir auch, wie ich die überzähligen Kalorien wieder abbaue."*

Übung 3
Erinnern Sie sich immer wieder daran, dass niemand und nichts Sie ärgerlich machen können.
Sie alleine entscheiden darüber, ob Sie sich aus der Fassung bringen lassen oder nicht. Es ist nicht die Schuld der

anderen, dass Sie „verrückt" spielen. Es sind Ihre Forderungen an die anderen. Es ist der Diktator in Ihnen, der anderen das Recht abspricht, so zu denken, fühlen und handeln, wie diese es tun. Niemand kann Sie auf die Palme bringen. Andere können Ihnen zwar die Palme hinstellen, aber Sie entscheiden, ob Sie hochklettern oder unten bleiben.

Übung 4
Wann immer Sie in Zukunft Wut verspüren, machen Sie ein ABC der Gefühle.
Nehmen Sie hierzu Ihr Schlankheits-Tagebuch zur Hand oder kopieren Sie sich das ABC der Gefühle mehrmals.

Mein ABC der Gefühle

A die **Situation** ist:
B ich **denke**:
C ich **fühle**, spüre **körperlich** und verhalte mich:

Überprüfen Sie Ihre Gedanken mit folgenden Fragen:
„Ist es wahr, was ich denke?"
„Wenn ja, was wäre so schlimm daran?"

Hierzu möchte ich Ihnen noch ein Beispiel anführen: Astrid, eine Patientin, fertigte folgendes ABC der Gefühle an:

A die **Situation** ist:
Ich sitze mit meinem Mann beim Abendessen. Ich esse gerade meine zweite Scheibe Brot, als mein Mann sagt: „Du willst doch abnehmen. Das solltest du jetzt aber nicht essen."

B ich **denke**:
Das ist eine Unverschämtheit. Der sollte so etwas nicht zu mir sagen. Nicht einmal das Essen ist einem gegönnt. (negative Bewertung)
C ich **fühle,** spüre **körperlich** und **verhalte** mich:
Ich bin verärgert, kriege einen roten Kopf und esse aus Trotz noch eine dritte Scheibe Brot.

Nun stelle sich Astrid folgende Frage: „Ist es unverschämt, dass mein Mann das sagte? Ist es wahr, dass er mir das Essen nicht gönnt?"

Ihre Antwort lautete: „Mein Mann hat das Recht, mir das zu sagen, auch wenn es mir nicht gefällt. Es ist nur meine Meinung, dass das unverschämt ist. Ich weiß nicht, ob er mir das Essen nicht gönnt. Vielleicht will er mir auch helfen, abzunehmen. Ich kann entscheiden, ob ich die zweite Scheibe Brot noch esse oder nicht. Er kann mich nicht kontrollieren, aber er darf seine Meinung sagen. Die Tatsache, dass er seine Meinung sagt, kann auch ein Hinweis für mich sein, dass ich ihm nicht gleichgültig bin."

Auf Grund ihrer neuen Einstellung konnte Astrid zukünftig in ähnlichen Situationen gelassen bleiben, sich manchmal sogar freuen. Sie wusste, dass sie ihr Ziel immer im Auge behielt, sich wie eine natürlich Schlanke zu verhalten, und dass ihr Mann ihr auf seine Art beim Abnehmen helfen wollte. Sie sagte ihm auch, welche Unterstützung sie von ihm in Zukunft lieber haben wollte.

Übung 5
Gönnen Sie sich eine Atempause und hinterfragen Sie Ihr Verhalten.
Wenn Sie manchmal aus Wut und Groll Essen in sich hineinschaufeln, dann schieben Sie beim nächsten Mal das Essen 5 Minuten auf oder machen während des Fressanfalls eine Pause. Beantworten Sie die folgenden Fragen:
Was denke ich, um diese Wut in mir zu erzeugen?
Was möchte ich in der Situation gerne anders haben?
Was kann ich tun, um die Situation zu verändern?
Was würde passieren, wenn ich meine Wut zeigen würde?
Würde ich dem anderen wehtun, ihn enttäuschen?
Würde er mich ablehnen?
Wäre das so schlimm?

Suchen Sie nach einer alternativen Strategie, was Sie mit Ihrer Wut machen, anstatt sie hinunterzuschlucken. Beispielsweise setzen Sie diese in Bewegung um, schimpfen Sie vor sich hin, schreiben Sie Ihre Wutgedanken ins Tagebuch oder werden Sie trotz Angst vor Ablehnung aktiv und ändern Sie die Situation.

Übung 6
Lächeln Sie, seien Sie freundlich und nehmen Sie eine entspannte Körperhaltung ein.
Wenn Sie sich dabei ertappen, dass Sie sich ärgern, dann setzen Sie ein Lächeln auf Ihre Lippen. Wenn ein anderer in Ihrer Gegenwart ärgerlich reagiert, dann seien Sie freundlich. Seien Sie umso freundlicher, je ärgerlicher der andere ist. Sie werden oft erstaunt sein, wie rasch der andere ebenfalls ruhig und freundlich ist. Oder würden Sie wütend auf jemanden sein, wenn dieser freundlich zu Ihnen ist? Wahrscheinlich nicht, zumindest nicht für sehr lange Zeit. Ich weiß, dass es Sie einige Überwindung kostet, bei aufkommendem Ärger zu lächeln und sich bewusst zu entspannen. Es kommt Ihnen vielleicht gekünstelt vor. Tun Sie es trotzdem. Nehmen Sie sich und Ihr Leben nicht so wichtig. Die Welt und die Menschen werden keinen Deut besser, wenn Sie sich durch Ärger Ihr Leben vermiesen.

Übung 7
Vergessen Sie nie, dass andere Menschen ebenfalls mit seelischen Problemen zu kämpfen haben.
Oftmals sind die Worte und das Verhalten der Menschen nichts anderes als der Ausdruck einer kranken Seele und eines gestörten seelischen Gleichgewichts. Legen Sie die Worte anderer Menschen also nicht gleich auf die Goldwaage. Beziehen Sie nicht gleich alles auf Ihre Person, was andere tun und sagen. Menschen mit seelischen Problemen können sich nicht wie perfekte Menschen verhalten. Wenn sie es könnten, würden sie es tun. Fragen Sie sich: *„Was ist das für ein Mensch, der sich so verhält? Was sagen sein Verhalten und seine Worte über diesen Menschen aus?"* Sagen Sie sich: *„Der andere tut und sagt, was ihm möglich*

ist. Das hat nichts mit mir und meiner Person zu tun."

Übung 8
Richten Sie Ihren Blick auf Ihr Ziel.
Wenn Sie sich beim Ärgern ertappen, erinnern Sie sich an Folgendes:
„Mein Ärger ist da und teilt mir mit, dass etwas meinen Vorstellungen zuwider läuft. Kann ich ändern, was mir nicht gefällt? Wenn ja, will ich es ändern? Dann brauche ich mich nicht weiter zu ärgern. Dann nutze ich die Energie und mache mich daran, die Situation zu verändern. Kann oder will ich es nicht ändern, brauche ich meinen Ärger auch nicht mehr. Dann will ich lernen, die Situation zu akzeptieren, indem ich mir sage: Ich entscheide mich dafür, die Situation anzunehmen, wie sie ist."

Vorsicht: Ihr Gefühl wird noch eine ganze Weile sagen, *„dass man die Situation einfach nicht so annehmen kann"*. Sagen Sie sich den hilfreichen Satz dennoch immer weiter, bis Ihr Gefühl mit Ihrer neuen Einstellung übereinstimmt.

Übung 9
Erteilen Sie anderen die Erlaubnis, so zu handeln.
Zauberwörter, um Ärger abzubauen, sind „Ich gebe dem anderen die Erlaubnis ..." und „Ich bin bereit, loszulassen. Es ist so, wie es ist." Sie sind die hilfreichen Alternativen zu den Gedanken: „Wie kann der nur ... Der sollte nicht ..." Merken Sie den Unterschied? Bei ersteren Einstellungen erkennen Sie an, dass die anderen denken und sich verhalten dürfen, wie Sie möchten. Sie entscheiden sich, sich um Ihre Gefühle zu kümmern. Geben Sie anderen die Erlaubnis zu sein, wie sie nun mal sind, dann sind Sie nicht mehr das Opfer der anderen. Es wird in Ihrem Innern ein „Wunder" passieren: Die anderen verhalten sich wie immer, und Sie fühlen sich dennoch befreit und ruhig. Sie haben diesen die Erlaubnis dazu gegeben und sich gleichzeitig aus der Falle befreit. Die Falle bestand darin, dass Sie glaubten, nur zwei

Wahlmöglichkeiten zu haben: entweder die anderen zu ändern oder für immer ärgerlich zu sein. Doch Sie haben eine dritte Möglichkeit: diesen die Erlaubnis zu geben, so zu sein. Nutzen Sie diese Freiheit!

Übung 10
Sorgen Sie dafür, dass Ihre Bedürfnisse erfüllt werden.
Überlegen Sie sich, wie Sie Ihre Bedürfnisse erfüllt bekommen. Wagen Sie es, Nein zu sagen, statt sich innerlich über andere zu ärgern. Ärger, der nur in Ihrem Inneren tobt, interessiert niemanden und ändert die Welt nicht.

Übung 11
Erstellen Sie sich eine Liste, was Sie, statt zu essen, tun können, um Ihren Ärger auszudrücken:
z.B. auf den Hometrainer gehen, aufs Kissen schlagen, Liegestützen machen, vor sich hin fluchen ...

Wie ich in Zukunft meinen Ärger überwinden möchte

1 ....
2 ....
3 ....
4 ....
5 ....
6 ....
7 ....
8 ....
9 ....
10 ....

Übung 12
Lesen Sie den folgenden Anti-Ärger-Text.
Lesen Sie den Text für die nächsten 30 Tage mindestens ein Mal täglich durch. Noch besser ist es, wenn Sie diesen Text auf eine Kassette sprechen und diese so oft wie möglich anhören, z.B. im Auto, auf dem Weg zur Arbeit, in der Frei-

zeit, am Abend, ehe Sie schlafen gehen, usw.

Mein Anti-Ärger-Text
„Ab heute entscheide ich mich dafür, mich nicht mehr aus der Fassung bringen zu lassen. Ich weiß, dass mir das nicht auf Anhieb gelingen wird. Eine jahrealte, eingefahrene Gewohnheit legt man schließlich nicht einfach so ab. Wenn ich jedoch daran arbeite, kann ich es schaffen, den schädlichen Ärger aus meinem Leben zu verbannen.
Meine Mitmenschen haben, wie ich, ihre Fehler und Schwächen. Wenn sie auf Grund ihrer Unvollkommenheit Dinge sagen oder tun, die mir nicht gefallen, dann brauche ich mich nicht darüber zu ärgern. Andere Menschen haben ein Recht, das zu tun und zu sagen, was sie möchten, auch wenn es falsch ist oder sie mir damit Unrecht tun. All mein Ärger kann das Verhalten meiner Mitmenschen nicht ändern. Die Welt schuldet mir nichts. Ich habe keinen Anspruch auf Gerechtigkeit und eine faire Behandlung. Es wäre schöner und besser, wenn die Menschen mehr Rücksicht nehmen würden, aber die Wirklichkeit ist bedauerlicherweise anders. Statt mich zu ärgern, werde ich in Zukunft die Situation zunächst als gegeben annehmen. Wenn ich etwas ändern kann, werde ich mich fragen: Was kann ich jetzt tun, um mein Ziel zu erreichen? und werde nach Lösungen suchen. Wenn ich nichts ändern kann, werde ich mir sagen: Ich bin bereit, die Situation zu akzeptieren, wie sie ist. Ich werde eine entspannte Körperhaltung einnehmen und ein Lächeln auf meine Lippen setzen.

Alle Menschen handeln immer auf Grund ihrer Überzeugungen und Erfahrungen. Da die Menschen sich darin unterscheiden, gibt es auch verschiedene Auffassungen darüber, was richtig und was falsch ist. Menschen sind nicht schlecht oder minderwertig, wenn sie mit mir nicht einer Meinung sind. Ich brauche die Meinung und Ansichten anderer nicht zu teilen, aber ich muss mich auch nicht darüber aus der Fassung bringen. Ich kann anderen Menschen

das Recht auf ihre eigene Meinung zugestehen, auch wenn diese falsch sein mag.
Ich bestimme, wie ich mich fühle. So wie ich meine Gefühle kontrolliere, kontrollieren meine Mitmenschen ihre Gefühle. Niemand kann mich ärgerlich machen. Das kann nur ich ganz alleine. Ich bin keine Marionette, die man nach Belieben manipulieren kann. Ich bin ein Mensch, der die Fähigkeit hat, sich so zu fühlen, wie er möchte. Ich werde von dieser Fähigkeit Gebrauch machen und daran arbeiten, diese lähmende und krankmachende Angewohnheit aus meinem Leben zu verbannen.
Auch ich werde von Zeit zu Zeit Fehler machen. Anstatt mich für meine Fehlerhaftigkeit zu verurteilen, akzeptiere ich, dass ich nicht perfekt bin. Ich werde mir sagen: ‚Ich bin bereit, zu akzeptieren, dass ich nicht perfekt bin. Ich kann die Zukunft nicht vorhersehen und nur das tun, was mir in einem bestimmten Augenblick auf Grund meiner Erfahrungen möglich ist. Ich habe mein Bestes gegeben.' Ich kann mir überlegen, ob ich etwas wiedergutmachen kann und was ich aus meinen Fehlern lernen kann. Auf diese Weise vermeide ich am ehesten, denselben Fehler zweimal zu machen."

Wie Sie Ihre Schuldgefühle abbauen

Übung 13
Erstellen Sie von den Situationen, in denen Sie Schuldgefühle verspüren, ein ABC der Gefühle.

Mein ABC der Gefühle

A die **Situation** ist:
B ich **denke**:
C ich **fühle**, spüre **körperlich** und **verhalte** mich:

Überprüfen Sie die Gedanken, die Ihre Schuldgefühle erzeugen, mit folgenden Fragen:

„Ist es wahr, was ich denke?"
„Wenn ja, was wäre so schlimm daran?"
Ich möchte Ihnen hierzu das ABC von Petra vorstellen:

A die **Situation** ist:

Ich habe mir eine Tüte Kekse gekauft und mir vorgenommen, mir jeden Tag zwei davon zu gönnen. Vorhin habe ich nach 2 Keksen nicht aufgehört, sondern die ganze Tüte leer gegessen.

B ich **denke**:

Wie konnte ich nur so maßlos sein. Das hätte mir nicht passieren dürfen. Ich schaffe das Abnehmen nie. (negative Bewertung)

C ich **fühle,** spüre **körperlich** und **verhalte** mich:

Mir ist schlecht, ich bin wütend und angespannt. Ich nehme mir vor, überhaupt keine Kekse mehr zu kaufen.

Nun begann Petra ihre Gedanken zu überprüfen:

„Ist es wahr, dass ich maßlos bin?"
„Ist es wahr, dass ich die Kekse nicht hätte essen dürfen?"
„Ist es wahr, dass ich das Abnehmen nie schaffe?"

Ihre Antwort lautet:

„Nein, ich bin nicht maßlos. Ich habe mich lediglich in einer Situation dafür entschieden, die Kekstüte leer zu essen. Das stellt meine Erfolge, in denen ich nur bei körperlichem Hunger esse, nicht in Frage. Die Kekstüte leer essen ist noch ein Relikt meines alten Diätdenkens: auf Vorrat essen, weil ich nicht weiß, wann ich es wieder bekomme. Mir ist dies auch passiert, weil ich zu schnell gegessen habe und mein Augenmerk nicht auf den Genuss gerichtet habe. Außerdem habe ich die Kekse gegessen, weil ich mich trösten wollte - so wie ich es früher immer gemacht habe. Dies bedeutet nicht, dass ich das Abnehmen nicht schaffe. Ich rufe mir jetzt in Erinnerung, was ich in Zukunft, statt zu essen, tun kann. Ein Ausrutscher macht nicht meine Fortschritte, die ich bisher gemacht habe, zunichte."

Nachdem Petra ihre Gedanken geändert hatte, konnte sie sich wieder ganz auf die Übung natürlich schlanker Denk- und Verhaltensweisen konzentrieren. Sie hielt sich in Erinnerung, dass sie immer nur das tun kann, was ihr in dem betreffenden Augenblick möglich ist. Auch wenn es bessere Möglichkeiten gibt, zu reagieren, kann sie nur so reagieren, wie sie in dem Augenblick denkt. Sie kann vergangene Situationen nicht mehr ungeschehen machen, aber daran arbeiten, dass sie in Zukunft ihre neuen hilfreichen Einstellungen und Verhaltensalternativen parat hat. Deshalb begann sie, sich vorzustellen, wie sie in der Zukunft bei Ärger ihr alternatives Verhalten zeigt - sie will sich, statt zu essen, mit ihrem Lieblingssong durch tanzen auspowern.

Übung 14
Ersetzen Sie diese Forderungen durch Wünsche. Sagen Sie: *„Es wäre besser, wenn ...". „Ich würde gerne ...".* Sagen Sie sich beispielsweise: *„Es wäre schön, wenn ich keinen Fehler machen würde"* statt: *„Ich darf keinen Fehler machen."* Streichen Sie aus Ihrem Wortschatz Formulierungen wie: „Ich sollte ..., ich muss ..., ich darf nicht ...!"
Streichen Sie also perfektionistische Anforderungen an sich. Sie sind nur ein unvollkommener Erdenbürger - wie wir alle.

Übung 15
Haben Sie Verständnis und Trost für sich selbst.
Überlegen Sie: *„Was würde ich einem anderen sagen, der mir sagen würde, er mache sich große Vorwürfe über genau die Sache, über die ich mir auch Vorwürfe mache?"*
Welche beruhigenden Worte würden Sie dem anderen mit auf den Weg geben? Nun sagen Sie sich selbst diese Worte. Spenden Sie sich selbst mit denselben Worten Trost, mit denen Sie auch einen Freund trösten würden. Seien Sie zu sich ebenso tolerant und verständnisvoll, wie Sie es einem Freund gegenüber wären. Wenn Sie zu anderen nett und freundlich sind, dann sind Sie es auch zu sich. Das ist nur gerecht, und das wollen Sie doch sein, oder?

Übung 16
Lesen Sie den Text: Frei von Schuldgefühlen.
Lesen Sie die folgenden Worte einmal täglich, mindestens 30 Tage lang durch. Sie können Ihnen helfen, sich von Ihren

Schuldgefühlen zu befreien. Noch besser ist es, Sie sprechen sich den Text auf Band und hören diesen täglich an:

Frei von Schuldgefühlen
„Ab heute entscheide ich mich dafür, mir keine Schuldgefühle mehr zu machen. Ich weiß, dass ich ein Mensch bin und dass ich, wie alle Menschen, fehlerhaft bin. Da ich nicht in die Zukunft schauen kann, ist es mir nicht möglich, immer nur das Richtige zu tun. Ich kann immer nur auf Grund meines momentanen Wissens und meiner Erfahrungen Entscheidungen treffen. Da ich nicht vollkommen bin, tue ich manchmal das Falsche.
Manchmal verhalte ich mich auch falsch, weil ich mich von meinen Gefühlen leiten lasse. Gleichgültig aber, aus welchen Gründen ich das Falsche tue, ich werde mich weigern, mir im Nachhinein Schuldgefühle zu machen. Was geschehen ist, ist geschehen. Ich kann mein Fehlverhalten bedauern und mich bemühen, es zu korrigieren, aber ich kann es nicht rückgängig machen. Ich habe mich so verhalten, wie ich es unter den gegebenen Umständen für richtig hielt. Ich bin kein schlechter Mensch, nur weil ich mich falsch verhalten habe. Ich werde meinen Fehler akzeptieren und mich bemühen, ihn in Zukunft zu vermeiden. Das ist alles, was ich tun kann."

Sich durch Schuldgefühle das Leben schwer zu machen, ist eine hartnäckige Angewohnheit. Es kann Wochen und Monate dauern, bis Sie dieses nutzlose Verhalten abgelegt haben. Haben Sie also Geduld mit sich. Weigern Sie sich, wenn Sie sich Schuldgefühle machen, zu denken: „Ich hätte doch wissen müssen, dass es falsch ist, sich Schuldgefühle zu machen." Wenn Sie sich noch intensiver mit Schuldgefühlen befassen wollen, dann finden Sie in meinem Buch ‹Wenn Schuldgefühle zur Qual werden› viele weiterführende Hilfestellungen und Berichte von Betroffenen.

Übung 17
Zum Abschluss möchte ich Ihnen noch einen kleinen Fragebogen als Vorbereitung auf das nächste Kapitel vorlegen. Bitte kreuzen Sie die auf Sie zutreffenden Aussagen an.

Fragebogen: **Sind Sie ein Genießertyp?**

- Morgens muss alles schnell gehen und ich schütte den Kaffee nur so in mich hinein.
- Manchmal weiß ich nicht, ob ich etwas gegessen habe.
- Manchmal bin ich erstaunt, warum plötzlich die Packung Kekse leer ist, die ich gerade erst geöffnet habe.
- Wenn ich mit einer Tätigkeit beschäftigt bin, gehen mir immer tausend andere Gedanken durch den Kopf.
- Für die Essenszubereitung nehme ich mir kaum Zeit.
- Mit Freunden esse ich selten zusammen.
- Ruhephasen betrachte ich als Zeitverschwendung.
- Häufig nehme ich mir nicht die Zeit, in Ruhe zu essen.
- Mir fällt das Abschalten von der Arbeit schwer.
- Ich greife oft zu Fast-Food und Fertiggerichten.

Schlusswort

Liebe Leserin, lieber Leser,
ich hoffe, dass ich Sie von der Idee begeistern konnte, dass Sie Ihre Gefühle durch Ihre Gedanken beeinflussen können. Wieviel leichter fällt doch das Leben, wenn man weiß, dass man seine Gefühle selbst erzeugt und verändern kann. Für mich ist es die größte und eindrücklichste Entdeckung, dass jeder Mensch sein eigener Therapeut und Heiler ist. Auch in meinem Leben ist es nicht so, dass ich nur positive Gefühle verspüre. Auch ich bin manchmal enttäuscht, traurig, wütend oder ängstlich. Was ich aber ganz sicher weiß, ist, dass ich ganz alleine diese Gefühle überwinden kann. Ich brauche keine anderen Menschen, die sich meinetwegen ändern (wenngleich es zugegebenermaßen einfacher wäre). Ich muss nicht darauf warten, bis sich bestimmte Situationen ändern. Solange ich denken kann, besitze ich die Kraft und Fähigkeit, meine Gedanken und damit meine Gefühle und mein Verhalten zu steuern. Und das Großartige ist: Sie besitzen diese Fähigkeit ebenfalls - auch wenn Sie diese im Augenblick vielleicht noch zu Ihrem Nachteil nutzen.

8
Wie ich meinen Genuss steigere und mein Verlangen stoppe

Liebe Leserin, lieber Leser,
ich bin froh, dass Sie mich weiterhin begleiten. Ich weiß, dass ich Ihnen in den zurückliegenden Kapiteln sehr viel Neues vermittelt habe. Das will erst einmal verdaut sein. Die vielen Übungen und neuen Möglichkeiten der Selbstveränderung haben Sie hoffentlich begeistert, vielleicht aber auch etwas entmutigt oder überfordert. Deshalb wollen wir uns zu Beginn dieses Kapitels zunächst damit beschäftigen, wie Sie Ihre Motivation für dieses Programm stärken können.

Danach werden wir über die Bedeutung von Spaß und Genuss beim Essen sprechen, darüber, ob und was gegen Fast Food- und Fertigprodukte spricht, und ob es so etwas wie eine gesunde Ernährung gibt.

Wie Sie Ihre Motivation erhalten

Motivation - die Bereitschaft, sich für ein Ziel einzusetzen - überfällt uns nicht aus heiterem Himmel. Wir selbst motivieren oder entmutigen uns. Sie könnten sich z.B. durch die folgenden Gedanken viel Begeisterung genommen bzw. Ihren Veränderungsdrang gebremst oder gar gestoppt haben.

„Das schaffst du nicht."
„Das ist zu viel zu lernen."
„Das kostet zu viel Zeit."
„Wenn es nicht auf Anhieb funktioniert, dann lass es bleiben."

„Jetzt hast du nicht alle Übungen gemacht und alle Fragebögen ausgefüllt, dann kannst du es ganz sein lassen."
„Das alles sollte mir leichter fallen."
„Ich sehe keinen Fortschritt. Das geht zu langsam."

Vermutlich ging Ihnen der eine oder andere Gedanke durch den Kopf. Woher ich das weiß? Weil es völlig normal ist, dass man Einwände und Durchhänger hat, wenn man aus alten Bahnen ausbricht und etwas Neues ausprobiert. Schauen wir uns an, was Sie tun können, um nicht vom Weg des natürlichen schlanken Menschen abzukommen.

Stellen Sie sich einen Canyon vor, durch den jahrtausendelang schon Wasser fließt. Der Canyon versinnbildlicht Ihre alten Denk-, Gefühls- und Verhaltensgewohnheiten, die sich im Laufe der Jahre immer tiefer in den Stein gegraben haben. Das Wasser ist Ihr aktuelles Verhalten in einer Situation. Nun wollen Sie das Wasser umleiten, Sie wollen neues Verhalten erlernen. Wie müssen Sie vorgehen? Sie müssen das Wasser ganz bewusst und gezielt lenken, um ein neues Bett zu graben. Sie müssen dem Wasser die neue Richtung vorgeben und Kraft, Anstrengung und Geduld einsetzen. Richtig? Wie lange es dauert, bis der Graben genauso tief wie der alte ist und das Wasser ohne Anstrengung in den neuen Canyon fließt, kann keiner sagen: Man kann lediglich sagen, dass die Umleitung mit jedem Mal besser funktioniert, in dem das Wasser in seinem neuen Bett fließt.

Wenn Sie neue Gewohnheiten entwickeln wollen, heißt dies also: Sie müssen das neue Verhalten so lange bewusst wiederholen, bis es schließlich zur Gewohnheit wird.

Gewohnheiten sind die treuesten Diener oder die schlimmsten Herren

Es ist also gar nicht möglich, dass Ihre neuen Denk- und Verhaltensweisen schon automatisch in die gewünschte

Richtung laufen oder dass Sie sich immer nach diesen verhalten. Ab und zu wird das Wasser noch in den alten Canyon zurückfließen, weil Sie keine Lust oder Kraft haben, es bewusst in die neue Richtung zu lenken. Vielleicht sind Sie in solchen Momenten zu erschöpft oder überfordert, sind nicht darauf gefasst, sind nicht in der Stimmung, wollen sich etwas beweisen, und, und, und ...

Das macht überhaupt nichts. Jedes Mal zählt, an dem das Wasser im neuen Bett fließt. Sie haben Zeit, sich neue Gewohnheiten anzueignen - Gewohnheiten, die Ihnen körperlich und seelisch gut tun. Auf eine Situation mehr oder weniger, in der Sie rückfällig geworden sind, kommt es nicht an. Es kommt nur darauf an, dass Sie immer wieder aufs Neue das Wasser in den neuen Canyon lenken.

Hören Sie also nicht auf Ihre alten sabotierenden Stimmen, die Ihnen den Mut nehmen wollen. Solange Sie lernfähig sind, können Sie sich ändern und einen neuen Canyon graben! Halten Sie sich die Vorteile vor Augen, in deren Genuss Sie kommen werden, wenn Sie das Leben eines natürlich schlanken Menschen führen. Malen Sie sich täglich möglichst oft und ganz lebendig aus, wie positiv sich Ihr Leben verändern wird, wenn Sie die Übungen fortführen (Schlagen Sie nochmals in Kapitel 4 nach, in dem wir ausführlich die Vorstellungsübungen besprochen haben). Loben Sie sich - von Lob kann man nie genug haben. Klopfen Sie sich auf die Schulter für jeden kleinen Erfolg, den Sie errungen haben. Machen Sie sich klar: Nobody is perfect - auch Sie nicht. Gestehen Sie sich also zu, Fehler machen zu dürfen, zeitweise entmutigt sein zu dürfen, in alte Gewohnheiten zurückfallen zu dürfen, einfach Mensch sein zu dürfen. Denken Sie daran:

Nicht der Boxer, der zu Boden geht,
hat verloren,
nur derjenige, der liegen bleibt.

Hier noch drei Tipps meiner Kursteilnehmer zur Stärkung Ihrer Motivation:

1. Vorschlag von Rebecca:
„Nehmen Sie ein Foto von sich, auf dem Sie Ihr Rekordgewicht haben, lassen Sie es im Copyshop auf DIN A4 vergrößern, und hängen Sie es an den Kühlschrank. Beim Blick darauf setzt doch meist das Gehirn ein."
Ich möchte den Vorschlag von Rebecca noch um ein zweites, motivierendes Bild erweitern. Hängen Sie daneben ein Bild von sich aus einer Zeit, als Sie noch schlank waren. So haben Sie gleich Ihr Ziel vor Augen.
2. Vorschlag von Petra:
„Ein Kleidungsstück, in das man unbedingt wieder passen möchte, gut sichtbar in der Wohnung aufhängen."
3. Vorschlag von Renate:
„Schlüpfen Sie immer einmal wieder in Ihr Lieblingskleidungsstück aus ‚mageren' Zeiten und freuen Sie sich daran, wenn es immer besser passt."

Wie Sie mit einem Rückfall oder gar einem längeren „Durchhänger" umgehen können, werden wir ausführlich in Kapitel 10 besprechen. Doch nun wollen wir zu genussvolleren Themen und Informationen übergehen.

Genuss statt Verdruss: die Bedeutung von Spaß und Genuss beim Essen

Pizza, Döner, Currywurst, Eis - alles zum Mitnehmen, neudeutsch „to go" und zum sofortigen Verzehr. Wohin wir auch gehen, überall treffen wir auf sie, die Schnellimbisse, Würstchenbuden, Schnellrestaurants und Bäckereien mit süßen Teilchen. Aus ihnen strömen Düfte und Gerüche in unsere Nase, und fast wie im Schlaraffenland fliegen uns die „gebratenen Tauben" in die Hand und in den Mund. Wir essen im Stehen und Gehen, zwischendurch und nebenbei. Die Zeit drängt und es gibt Wichtigeres zu tun, als die Zeit mit Essen zu verbringen. Da warten die Kinder, der Hausputz, die Freunde, der Kinobesuch, die Arbeit, das Unkraut im Garten, der Krimi oder die Vorabendserie im Fernsehen, der Einkauf im Supermarkt, das Bügeln, die alten Eltern, der Chat im Internet, das neue Video-Spiel.

Und wo bleibt der Genuss? Der bleibt meist auf der Strecke. Schade, denn Genuss und Genießen gehen mit positiven Gefühlen einher, und positive Gefühle stärken und fördern unser körperliches und seelisches Wohlbefinden.

Das genussvolle Essen ändert das Essverhalten, die ungesunden Ernährungsgewohnheiten und die damit verbundenen Probleme, das Übergewicht, ganz automatisch. Wer genießt und sich beim Essen auf das Essen konzentriert, der spürt nämlich, was ihm gut tut und was nicht. Er spürt, wieviel ihm gut tut, und er bekommt ein Gefühl für seinen Körper. Wichtige Voraussetzungen für ein natürlich schlankes Leben.

Aber noch etwas bleibt beim Essen im Stehen und Gehen auf der Strecke: die Befriedigung. Je weniger wir bewusst mit unseren Sinnen das wahrnehmen, was wir essen, desto weniger Befriedigung verspüren wir, und umso mehr haben wir das Verlangen nach noch mehr Befriedigung, nach noch mehr Essen.

Wenn wir nebenbei essen, dann lassen wir uns eine sehr angenehme Begleiterscheinung des Essens entgehen: den Spaß und die Freude, etwas Schönes zu erleben. Essen ist mehr als reine körperliche Sättigung. Essen kann ein Fest der Sinne sein, das ebenso, wenn auch anders, befriedigend sein kann, wie guter Sex, ein Sonnenuntergang am Meer, die Zuneigung und Liebe eines anderen Menschen. Voraussetzung hierfür ist jedoch, dass wir bewusst essen, mit all unseren Sinnen dabei sind, d.h. schmecken, riechen, sehen, tasten und hören, was wir zu uns nehmen.

Wenn Sie Ihre Sinne verwöhnen, verspüren Sie die größtmögliche Befriedigung beim Essen. Ihr Auge erfreut sich vielleicht an der Art, wie das Essen angerichtet ist, Ihr Ohr an dem knusprigen Brötchen, Ihre Zunge und Ihr Gaumen an dem Geschmack, Ihre Nase an den Aromen und Düften. Wohlbefinden und Zufriedenheit stellen sich ein, die beste Voraussetzung für ein natürlich schlankes Leben.

Viele Menschen haben das Essen verlernt - sie können nur noch schlucken.
– Paul Bocuse –

Machen wir eine kleine Genuss-Übung, die Sie erleben lässt, wovon ich gerade gesprochen habe - vorausgesetzt Sie sind ein Schokoladefan. Wenn nicht, ersetzen Sie die Lieblingsschokolade durch Ihr Lieblingsprodukt.

Die Genuss-pur-Übung mit Schokolade

Legen Sie ein kleines(!) Stück Ihrer Lieblingsschokolade vor sich in Reichweite. Machen Sie es sich auf einem Stuhl bequem, schließen Sie die Augen und atmen Sie mehrmals tief ein und aus. Malen Sie sich so lebendig wie möglich aus, Sie würden dieses herrliche Stück Schokolade langsam und genüsslich essen. Spüren Sie, wie die Schokolade in Ihrem Mund schmilzt, wie sich die Aromen der Schokolade in Ihrem Mund ausbreiten. Öffnen Sie dann die Augen und nehmen Sie das Stück Schokolade in Ihre Hand! Schließen Sie Ihre Augen wieder und riechen nun mehrmals intensiv und neugierig an der Schokolade! Wie riecht sie? Was riechen Sie? Befeuchten Sie nun Ihre Lippen und reiben die Schokolade sanft darüber. Was spüren Sie auf den Lippen? Lecken Sie nun die Lippen ab. Mit geschlossenen Augen lecken Sie nun mehrmals und genüsslich an der Schokolade! Was schmecken Sie? Schmecken Sie andere Aromen, als Sie mit der Nase gerochen haben? Ihre Augen sind immer noch geschlossen. Legen Sie das Stückchen Schokolade nun auf Ihre Zunge und lassen es dort einen Augenblick ruhen. Warten Sie, bis es warm genug ist, zu schmelzen. Nun schieben Sie es in die linke Wange und nach einigen Momenten des Schmeckens in die rechte Wange! Welche Empfindungen haben Sie dabei? Ist sie samtig, klebrig, breiig? Dann bewegen Sie das Stückchen Schokolade mit der Zunge hin und her. Während die Schokolade in Ihrem Mund langsam kleiner und kleiner wird, konzentrieren Sie sich nur auf die angenehmen Empfindungen in Ihrem Mund. Genießen Sie und geben Sie sich dem Genuss hin. Gehen Sie völlig darin auf. Wenn sich die Schokolade in Ihrem Mund aufgelöst hat, dann schmecken Sie noch einige Momente nach und genießen den Abgang, wie man in der Weinsprache sagt, d.h. erleben Sie, wie lange der Geschmack der Schokolade noch in Ihrem Mund verbleibt, obwohl die Schokolade schon längst weiter in Ihren Magen gewandert ist. Wenn sich der Geschmack in Ihrem Mund verflüchtigt hat, dann öffnen Sie die Augen. Das kann durchaus einige Minuten dauern!

Schmecken ist wie eine zärtliche Berührung.
– Aristoteles –

Wie war das für Sie? Mussten Sie sich beherrschen, das Stückchen Schokolade zu kauen? Hätten Sie es am liebsten gleich verschlungen? Empfanden Sie es vielleicht gar als qualvoll, das Stück Schokolade nicht kauen und sofort schlucken zu dürfen?

Dann ist das eine interessante und wertvolle Erfahrung für Sie. Sie neigen dann nämlich vermutlich generell dazu, Ihr Essen zu schlingen. Damit berauben Sie sich aber vieler genussvoller Momente, da Sie die Schokolade und Ihren Geschmack nicht voll auskosten. Und Sie benötigen sehr rasch ein zweites und drittes Stück, um wieder in den Genuss der Schokolade zu kommen.

Wenn Sie möchten, können Sie sich in dieser Art und

Weise auf den Weg machen, die ultimative Schokoladensorte für sich zu suchen, die Ihnen mit einem Bissen den größten Genuss bietet (mit Nuss, mit Likör, Zartbitter, Vollmilch, mit Waffel ...). Sie sollten auch ausprobieren, ob die Schokolade warm oder kalt sein soll und wie groß das Stück sein muss, um den ultimativen Kick zu bekommen.

Wenn Sie den Geschmack und die Aromen bis zum Letzten auskosten, dann benötigen Sie möglicherweise kein zweites und drittes Stück mehr, da Sie schon nach dem ersten Stück voll und ganz befriedigt sind. Und was bedeutet das für Ihr Gewicht?

Genuss kann Übergewicht verhindern.
Genuss lässt Sie schlank bleiben.

Wenn Sie eher auf scharfe Sachen wie Käse, Kräcker oder Salami stehen, dann können Sie die folgende Genussübung machen. Ich nehme als Beispiel Kartoffelchips:

Die Genuss-pur-Übung mit Kartoffelchips

Nehmen Sie sich aus einer Kartoffelchip-Tüte einen Chip heraus. Schließen Sie die Augen und riechen Sie an ihm. Riecht er nach Paprika, Käse, Fett? Dann lecken Sie an dem Chip. Ist er salzig? Wonach schmeckt er? Nach welchem Gewürz? Beißen Sie ein Stück davon ab und kauen Sie es. Wie verändert der Chip seinen Geschmack, während Sie kauen? Schmeckt er Ihnen besser oder schlechter, wenn er weich wird? Wann haben Sie das Bedürfnis, ihn hinunterzuschlucken? Was mögen Sie an dem Chip am meisten? Den Geruch, das Knackige, den Geschmack? Wenn Sie ihn hinutergeschluckt haben, spüren Sie im Mund nach, wie lange sein Geschmack noch nachwirkt.

Wenn Sie möchten, können Sie im Gegenzug dazu ausprobieren, was Sie empfinden, wenn Sie die Chips essen wie bisher (wahrscheinlich, indem Sie sie ganz kurz zerbeißen und dann hinunterschlucken).

Über die Kunst zu genießen

Der Brockhaus definiert Genuss so:
„Genuss - angenehme Empfindung, die bei der Befriedigung eines materiellen oder geistigen Bedürfnisses auftritt".
Um etwas genießen zu können, müssen jedoch über die Befriedigung hinaus noch weitere Bedingungen erfüllt sein:

1. Bewusste Wahrnehmung
Wir müssen die Befriedigung auch bewusst wahrnehmen. Sicher ist es Ihnen auch schon so ergangen, dass Sie gleichzeitig gegessen und ferngesehen haben. Und dann haben Sie sich gewundert, dass der Teller schon leer war. Sie haben Ihren Magen angefüllt, aber haben nicht genießen können, weil Ihre Aufmerksamkeit dem Fernsehprogramm galt.

2. Die Abwechslung
Sie haben sicher schon erlebt, dass Sie nach den opulenten drei Weihnachtstagen kein Essen und keine Plätzchen mehr sehen konnten. Die Genussfähigkeit ist anfällig für Gewöhnung. Gegenüber allem, was wir im Überfluss oder für eine lange Zeit haben, werden wir blind, taub und unempfänglich. Eine konstante Beschallung durch Musik, ein Parfum, das jeden Tag aufgesprüht wird, die Farben in unserer Wohnung führen zu einem Nachlassen der Empfindungsfähigkeit. Das erste Stückchen Schokolade schmecken wir meist intensiver als das letzte Stückchen. Wenn wir nach dem Heilfasten das erste Stück Brot essen, werden wir dies als Delikatesse erleben. Zum Alltag und normalen Essen zurückgekehrt, wird uns ein Stück Brot kaum noch hinter dem Ofen hervorlocken.

Der Wunsch nach Abwechslung ist übrigens auch der

Grund, dass Sie, wenn Sie nur noch das essen, was Sie wirklich möchten, auf Dauer dennoch nicht an der Schokolade oder der Salami hängenbleiben. Wenn Sie etwas immer haben können, „hängt es Ihnen irgendwann zum Hals oder zu den Ohren heraus".

Die Macht unserer 5 Sinne

In unserem Alltag sind wir so sehr damit beschäftigt, was in der Welt draußen passiert, was andere über uns denken, was wir erledigen müssen, dass die bewusste Besinnung auf unsere Sinne nur sehr wenig Platz hat. Nur wenn es um gefährliche oder sehr unangenehme Situationen geht, bemerken wir die Signale unseres Körpers. Wir spüren, wenn wir uns an der Herdplatte verbrennen, schmecken, dass etwas versalzen oder verdorben ist, hören, dass der Nachbar spät am Abend noch Nägel in die Wand schlägt. Wir merken erst dann, wie wichtig die Sinne für uns sind, wenn sie nicht mehr richtig funktionieren. Erinnern Sie sich nur an den letzten heftigen Schnupfen und daran, dass Sie plötzlich nichts mehr geschmeckt haben.

Für das Genießen sind unsere Sinne zuständig. Mit unseren Augen, den Ohren, den Geschmacksknospen der Zunge, den Sensoren in der Haut und unserer Nase können wird die Welt wahrnehmen.

Unsere Sinnesempfindungen sind zum einen wichtig zu unserem Schutz, für unser Überleben, zum anderen aber auch für unsere Freude am Leben.

- Wir können **hören**: z.B. das Zwitschern der Vögel, den Lärm vorbeirasender Autos, das vom Kinderspielplatz herüberdringende Kinderlachen, Musik und die Stimmen während eines Gesprächs.
- Wir können **spüren**: z.B. Schmerzen, Berührungen, Zärtlichkeiten, Zittern und Schwitzen, Wind und Sonne auf

unserem Körper, die Wärme eines angenehmen Bades.
- Wir können **sehen**: z.B. Bäume, Häuser, Menschen, Autos. Die Augen zählen in unserer Gesellschaft zu den wichtigsten Sinnesorganen. Die Werbung, Mode, Fernsehen und Kino zielen darauf ab.
- Wir können **riechen**: z.b. die Abgase an der Hauptverkehrsstraße, den Duft von Blumen oder von Parfum, den Duft von frischgebackenem Kuchen oder gegrilltem Fleisch.
- Wir können **schmecken**: z.B. Bitteres, Scharfes, Salziges, Süßes, Kaltes und Warmes, Hartes und Weiches.

Wir Menschen unterscheiden uns sehr stark in der Bereitschaft, auf unsere Sinne zu hören. Es gibt Menschen, die ständig nach außen orientiert sind und ihrem Körper überhaupt keine Aufmerksamkeit schenken. Meist werden sie dann recht unsanft durch irgendeine Krankheit an ihren Körper erinnert. Und es gibt Menschen, die sich nur mit sich selbst beschäftigen und auf die innere Welt hören.

Ich denke, wir sollten uns darum bemühen, ein Gleichgewicht zu schaffen zwischen dem, was innen passiert, und wie wir uns den äußeren Anforderungen widmen.

Jeder Mensch hat auch einen Sinn, der besonders gut bei ihm ausgeprägt ist. Wissen Sie, welches Sinnesorgan bei Ihnen am stärksten ausgeprägt ist? Manchmal kann man das an den Worten erkennen, die wir im Gespräch verwenden. Menschen, die besonders gut auf Berührung reagieren, sprechen beispielsweise davon: *„Das hat mich besonders berührt", „Das war wie ein Schlag ins Gesicht."* Andere sprechen davon, *„jemanden nicht riechen zu können"*, oder *„dass er ihnen aus den Augen gehen solle."* *„Das verdirbt mir den Appetit", „Dabei kommt es mir hoch"*, sind Redewendungen typisch für Menschen, deren Geschmackssinn gut ausgebildet ist. Gut ist es für jeden von uns, sich in den Sinnesbereichen zu trainieren, denen er bisher keine große Aufmerksamkeit geschenkt hat. Es genügt, kleine Zeit-Inseln im Alltag einzubauen, während derer wir uns mehr um das Genießen kümmern.

Essen - wie es uns die größte Befriedigung geben kann

Wie wäre es, sich zu überlegen, was Sie gerne kochen möchten und dann bewaffnet mit dem Einkaufszettel auf dem örtlichen Markt oder beim Bauern Ihr Gemüse, Salat oder Obst direkt auszusuchen und einzukaufen. Bereits auf dem Markt werden viele Ihrer Sinne angeregt: Sie sehen die Fülle unterschiedlichster einheimischer und tropischer Früchte, Gemüse, Salate, etc. schön dekoriert in den unterschiedlichsten Farben. Sie riechen den Duft aromatischer Erdbeeren oder Himbeeren. Vielleicht gibt es auf Ihrem Markt auch einen Brot- oder Käsestand, der Sie ebenfalls mit seinem Duft betört.

Vielleicht werden Sie nun einwenden: *„Dann sind die Verführung und Versuchung umso größer."*

Da muss ich Ihnen Recht geben, doch dafür haben Sie Ihre Einkaufsliste, nach der Sie vorgehen. Generell heißt die Devise: **Alles, was in meinen Mund kommt, muss eine optimale Qualität und einen optimalen Geschmack haben. Für mich und meinen Körper ist das Beste gerade gut genug. Genießen und natürlich Schlanksein gehören zusammen.**

Sie wollen essen wie ein natürlich Schlanker und der ist sehr geizig damit, was er in seinen Einkaufskorb legt und später in seinen Mund gelangen lässt. Er ist „geschmäcklerisch" und „wählerisch". Lieber kauft er nichts oder lässt es auf dem Teller liegen, als mindere Qualität zu verzehren. Außerdem isst er nur, bis er satt ist. Und an diesem Punkt greift die Gewöhnung, von der wir bereits gesprochen haben: Mit zunehmender Menge des Gleichen lässt der Geschmack nach - vorausgesetzt wir hören auf unseren Körper wie der natürlich Schlanke.

Folgende Argumente zählen für natürlich Schlanke nicht oder zumindest nur selten:
„Hauptsache, das Essen geht schnell zuzubereiten."
„Ich bin doch nicht so dumm und kaufe teurer ein, als es sein muss."
„Hauptsache, es macht schnell satt."
„Es ist zwar schon welk und älter, aber dafür war es günstig."
„Ich esse, was auf dem Teller ist."
„Das lohnt nicht aufzuheben, also esse ich den Rest."
„Jetzt ist die Packung eh schon offen, da kann ich sie auch ganz leer essen."

Aber gehen wir der Reihe nach vor, also zurück zum Markt. Sie haben Ihren Einkaufskorb mit ansprechenden frischen Produkten gefüllt und sie zu Hause einsortiert. Sie spüren langsam Hunger und machen sich an die Zubereitung. Auch bei der Zubereitung des Essens wollen Sie wieder möglichst viele Sinne einschalten und sich dadurch schon vor dem Verzehr des Essens möglichst viel Befriedigung verschaffen. Deshalb wollen wir hier ein kleines Genusstraining einbauen:

Ihren Sehsinn haben Sie bereits eingesetzt.
Sie haben sich auf dem Markt oder im Gemüseladen höchstwahrscheinlich beim Kauf der Produkte von deren Aussehen leiten lassen. Achten Sie nun bei der Zubereitung und langsamen Fertigstellung der Speise darauf, wie das Produkt sich in Form und Farbe verändert.

Beschäftigen Sie Ihren Berührungssinn:
Nehmen Sie die Produkte, die Sie verarbeiten wollen, - sofern möglich - erst einmal in die Hand. Spüren Sie bewusst,

wie sie sich in rohem und unbearbeitetem Zustand anfühlen. Fühlen sie sich kalt oder warm an, sind sie außen hart oder weich? Gibt es ein Innen und ein Außen? Gibt es Unterschiede zwischen innen und außen? Überlegen Sie, mit welchen Worten Sie einem anderen Menschen beschreiben könnten, wie sich diese Produkte anfühlen. Beobachten Sie, wie die Produkte sich während der Zubereitung verändern.

Schalten Sie Ihren Geruchssinn bewusst ein:
Riechen Sie an den einzelnen noch rohen Zutaten, den Kräutern, der Zitrone, dem Fisch und prägen Sie sich diesen Geruch ein. Woran erinnert er Sie? Was erzählt er Ihnen von dem Ort, von dem die Produkte herkommen?
Schnuppern, statt naschen. Untersuchungen haben ergeben: Der Duft von Nahrung kann ausreichen, um im Gehirn Sättigung und Befriedigung auszulösen.

Schließlich: Vergessen Sie Ihren Geschmackssinn nicht.
Probieren Sie die Produkte - falls sie roh nicht giftig sind - zunächst in unverarbeitetem Zustand. Lecken Sie daran. Nehmen Sie ein kleines Stückchen auf die Zungenspitze. Schieben Sie es im Mund hin und her. Schmeckt es an unterschiedlichen Orten im Mund unterschiedlich? Verändert es sich mit der Zeit, in der es im Mund ist? Kauen Sie es mit den Zähnen oder machen Sie Kaubewegungen. Schlucken Sie ein kleines Stückchen hinunter. Und an der Stelle kommt das Fühlen wieder zum Einsatz: Wie fühlt es sich an, es hinunterzuschlucken?

Sie sehen an meinen kleinen Vorschlägen, dass Genießen kaum besonderen Zeitaufwand erfordert. Das Geheimnis liegt darin, sich in diesem Augenblick den Kopf von anderen Dingen freizuhalten. Genießen heißt, in diesem Augenblick bei sich und seinem Körper zu sein. Seien Sie „geizig" und achten Sie darauf, beim Essen und bei Aktivitäten, die Sie selbst betreffen, den optimalen Genuss zu erhalten.

Es liegt an Ihnen, sich immer einmal wieder zu fragen:
Was spüre ich?
Was sehe ich?
Was höre ich?
Was rieche ich?
Was schmecke ich?

Wenn Sie sich diese Fragen stellen und in sich hineinhören, können Sie nicht gleichzeitig über die Erfüllung Ihres Tagespensums, den Feierabend oder das Leben nachdenken. Machen Sie es wie die Buddhisten: „Wenn ich gehe, dann gehe ich; wenn ich esse, dann esse ich; wenn ich mich unterhalte, dann unterhalte ich mich." Widmen Sie sich immer nur einer Beschäftigung zu einer Zeit.

Weitere Strategien, um aus jedem Bissen Essen den optimalen Genuss herauszuholen:

- Richten Sie Ihr Essen liebevoll auf dem Teller an und sorgen Sie für eine schöne Umgebung am Tisch. Wie sagt man so treffend: Das Auge isst mit. Sie haben eine angenehme Umgebung verdient. Heimlich, auf die Schnelle, aus dem Topf, zwischen schmutzigem Geschirr essen natürlich schlanke Menschen nicht.
- Sorgen Sie nach Möglichkeit dafür, dass Sie beim Essen mit der Familie keine Streitthemen diskutieren. Dies birgt die Gefahr, dass Sie abgelenkt werden oder auch, dass das Essen infolge von Ärger wieder ins Spiel kommt.
- Essen Sie langsam, kauen Sie jeden Bissen oder schieben Sie weiche Speisen ein wenig im Mund umher, um den Geschmack richtig wahrzunehmen.
- Machen Sie immer einmal wieder eine Pause. Sehen Sie sich an, wie das Essen nach einer Weile aussieht und wie es riecht. Kauen Sie es langsam. Schmeckt es Ihnen noch? Essen Sie von jedem Nahrungsmittel, das auf dem Teller liegt, einen Bissen und sortieren Sie aus, was Ihnen nicht oder nicht mehr besonders schmeckt. Essen

Sie nur das, was Ihnen ausgezeichnet schmeckt. Hören Sie in sich hinein, ob und wann sich der Gewöhnungseffekt einstellt und damit der Genuss verblasst.
- Wenn Sie mit Freunden zusammen essen, sprechen sie mit ihnen über das Essen, das, was Sie sehen, riechen und schmecken.

„Muss ich immer so bewusst und konzentriert beim Essen und seiner Zubereitung sein? Dann komme ich ja zu nichts anderem mehr."
Nein, überhaupt nicht. Es geht mir vor allem um zwei Dinge:
1. Ich möchte Sie anregen, wieder mehr zu genießen und Spaß beim Essen zu haben. Optimalen Genuss und Spaß und damit auch Befriedigung haben Sie nur, wenn Sie sich beim Essen Zeit lassen und sich bewusst auf das konzentrieren, was Sie zu sich nehmen.
2. Auch natürlich Schlanke nehmen sich nicht immer die Zeit, ihr Essen voll und ganz auszukosten. Mittags beispielsweise muss auch bei mir der Genuss- und Spaßfaktor beim Essen etwas zurücktreten. Nicht, dass ich mein Essen gedankenlos hinunterschlinge, aber ich genieße auch nicht jeden Bissen bewusst. Abends jedoch nehme ich mir Zeit dafür. Das heißt nicht, dass ich abends immer ein opulentes kulinarisches Mal zu mir nehme. Manchmal esse ich auch nur einen Pfannenkuchen mit etwas Obst oder einen angemachten Quark und Pellkartoffeln. Dann nehme ich mir allerdings die Zeit dafür und genieße auch das einfache Essen. Essen heißt für mich auch abschalten, etwas tun, was Spaß macht, den Feierabend einläuten.

Was gegen Fast Food- und Fertigprodukte spricht

Aus meiner Sicht sprechen vor allem 4 Argumente gegen die Verwendung von Fast Food und Fertiggerichten:

- Sie sind (zu) teuer. Sie zahlen sehr viel mehr Geld dafür, als wenn Sie das Essen frisch zubereiten würden, und bekommen dennoch weniger Genuss und weniger Nährstoffe dafür.

Klar, man muss die frischen Produkte waschen, putzen, schnipseln, zubereiten. Aber dafür hat man dann auch den unverfälschten Eigengeschmack der Produkte. Und ehe Sie sich am Abend langweilen und vor lauter Langeweile zum Essen greifen, warum nicht die Zeit mit der Zubereitung frischer Gerichte verbringen?

Das Kochen ist schon der Gesundheit wegen nicht als Nebensache zu betrachten.
- Henriette Davidis, Kochbuchautorin -

Es ist einfach, billig, vor allem aber gesund, viele Grundnahrungsmittel des alltäglichen Bedarfs selbst zuzubereiten: Brotbackautomaten zaubern frische, wohlduftende und gesunde Brote und Pizzateige ohne unnötige Zusatzstoffe. Einfach alle Zutaten hineingeben, die Maschine verknetet alles von selbst, und anschließend backen Sie den Teig. Joghurtgeräte liefern Ihnen frische Joghurts ohne Konservierungsstoffe, Stabilisatoren und andere unnötige Zusätze.

Die Ersparnis könnten Sie dann in Fleisch von Tieren aus artgerechter Haltung und Fütterung investieren (was ich mir sehr wünschen würde - der Tiere und Ihrer Gesundheit wegen), in sehr gute und gesunde Schokolade mit mindestens 70 Prozent Kakaoanteil, und eine neue Designer-Jeans würde dabei gelegentlich auch noch rausspringen.

- Industriell gefertigte Speisen sind denaturierte Speisen. Der Geschmack entspricht nicht mehr dem frischer Produkte.

Obst in Büchsen kann und wird nie wie frisches Obst

schmecken. Mal ganz abgesehen davon enthalten industriell verarbeitete Nahrungsmittel nicht mehr so viele Vitamine und Nährstoffe (Obst und Gemüse aus der Tiefkühltheke mal ausgenommen).

- Industriell gefertigte Nahrungsmittel enthalten in der Regel Geschmacksverstärker, Farbstoffe, Konservierungsstoffe, künstliche Aromen, Stabilisatoren, Emulgatoren (und weiß der Teufel, was sonst noch).

Niemand kann mit Sicherheit heute sagen, was all diese Stoffe in unserem Körper anrichten. Auf der einen Seite nimmt die Umweltverschmutzung durch die Industrie und deren Schadstoffe immer mehr ab, andererseits nehmen Krankheiten wie Allergien sprunghaft zu. Kann es an den Zusätzen der Fertigprodukte liegen?

Und dann die Geschmacksverstärker. Sie bombardieren unsere Geschmacksknopsen und lassen sie stumpf werden gegenüber dem natürlichen Eigengeschmack der Produkte. Viele von uns und insbesondere unsere Kinder finden inzwischen frisches Obst und Gemüse fad und langweilig, weil ihre Gaumen von klein auf an die „Geschmackshämmer" der Fertigprodukte gewöhnt sind.

Da Fertigprodukte in riesigen Mengen produziert werden, lange haltbar und leicht zubereitbar sein sollen, müssen die Lebensmittel vollkommen anders behandelt werden als in unserer Küche. Sie benötigen Emulgatoren, Stabilisatoren, Antioxidantien, usw. Es gibt bis 7500 Präparate, die irgendwo und irgendwie in den großen Lebensmittelfabriken eingesetzt werden.

Und es geht noch weiter mit dem, was Lebensmittelzusätze in Fertiglebensmitteln alles zaubern können: Da gibt es Knusperstoffe, Duftstoffe, Raucharomen und Färbemittel, die unseren Appetit anregen. Mit Hilfe von Reaktionsaromen bekommen wir vorgegaukelt, dass Mutter gerade die Bratkartoffel fertig gebraten, das Roggenbrot frisch aus dem Ofen genommen und das Hähnchen lecker gegrillt hat.

- Fast Food heißt so, weil es schnell zubereitet und gegessen ist. Schnell essen macht aber dick, weil wir dann nicht mehr auf die Sättigungssignale unseres Körpers hören und somit mehr essen, als unser Körper braucht.

Vielleicht ist Ihnen beim Lesen dieses Abschnitts der Einwand gekommen, dass ich Ihnen „durch die Hintertür" doch wieder bestimmte Produkte ausreden und verbieten will. Dies ist nicht der Fall: Sie dürfen alles essen, was Sie möchten. Sie können auswählen, welche Nahrungsmittel Sie Ihrem Körper gönnen. Ihr Blick geht als natürlich Schlanker in eine vollkommen andere Richtung: Sie fragen sich nicht mehr: „Was macht dick?", sondern:
Was ernährt mich optimal?
Wie kann ich meinen Körper am besten unterstützen?
Was tut mir langfristig gut?

Bedenken Sie bitte eines: Vergleichen Sie Ihren Körper mit Ihrem Auto. Sie dürfen in Ihr Auto jede Art von Treibstoff füllen, angefangen vom Markenbenzin über no-name-Benzin bis zum Zuckerwasser. Ihre Entscheidung bleibt - und da können Sie sicher sein - nicht ohne Folgen für die Funktionsfähigkeit Ihres Autos. Ebenso ist dies mit Ihrer Ernährung. Wenn Sie Ihrem Körper hochwertige Nahrungsmittel zuführen, dann wird er auch mehr und länger funktionsfähig sein. Für Ihren Wagen ist das Beste wahrscheinlich gerade gut genug, warum dann nicht für Ihren Körper?

Einen neuen Wagen können Sie sich kaufen, einen neuen Körper nicht. Jemand sagte einmal: *Du hast nur einen Körper auf dieser Welt, in dem deine Seele wohnen kann. Also sorge gut für ihn.*

Gesunde Ernährung - wie sieht die aus?

Was sollen wir essen? Womit tun wir unserem Körper einen Gefallen? Womit fördern wir unsere Gesundheit? Das sind schwierige Fragen. Im Grunde genommen kann ich Ihnen keine zufriedenstellende Antwort darauf geben. Das hat mehrere Gründe:

1. Die Gesundheitsexperten sind sich nicht einig darüber. Die Erkenntnisse verändern sich im Laufe der Zeit. Was heute empfehlenswert ist, kann morgen schon wieder auf der Verbots-Liste stehen. Beispiele hierfür aus den letzten Jahrzehnten sind die Empfehlungen von Margarine und Süßstoff.

Was uns zu denken geben sollte: In einer Studie in den USA wurden 67.000! Krankenschwestern 8! Jahre lang beobachtet. Es konnte kein Zusammenhang zwischen gesunder Ernährung und dem Risiko, eine schwere chronische Erkrankung zu bekommen, festgestellt werden. Amerikanerinnen, die sich ungesund ernährten, waren genauso gesund oder krank, wie diejenigen, die sich gesund ernährten.

2. Selbst wenn wir Ernährungsexperten folgen und mehrmals pro Tag Obst und Gemüse essen, ist nicht gesagt, dass wir uns gesund ernähren. Der Nähr- und Gesundheitswert hängt auch von der Frische der Produkte ab und davon, wie sie erzeugt, gelagert und transportiert wurden. Und da liegt viel im Argen.

Fast jeden Tag erfahren wir, dass schadstoffbelastetes Obst und Gemüse im Handel entdeckt wurde. Es gibt kaum ein Lebensmittel, das nicht schon in einen Skandal verwickelt gewesen wäre. Und nur, weil gerade nichts in der Presse über ein gesundheitsschädliches Nahrungsmittel zu lesen ist, heißt das nicht, dass nicht eines im Umlauf ist.
Ja, es ist sogar so, dass heute so gut wie alles Obst und

Gemüse mehr oder weniger mit Schadstoffen belastet ist. Es kann keine Rede mehr davon sein, dass es gesund ist, viel frisches Obst und Gemüse zu essen, das konventionell erzeugt wurde. Bei all der Nitrat-, Insektizid-, Pestizid- und Fungizid-Belastung der Nahrungsmittel wäre es wahrscheinlich sogar gesünder, überhaupt auf Obst und Gemüse zu verzichten und nur noch Vitamintabletten zu schlucken.

Und bei Fleisch sieht es nicht besser aus. Glauben Sie wirklich, ein Putenschnitzel oder Hähnchenfleisch ist gesund? Haben Sie eine Vorstellung, was Hühner und Truthähne während ihrer Massenaufzucht alles durchmachen und schlucken müssen, mal ganz abgesehen davon, dass sie unter unwürdigen Bedingungen gehalten werden? Diese armen Kreaturen werden mit Wachstumshormonen vollgepumpt, damit sie in Rekordzeit schlachtreif sind. Sie werden mit Chemikalien besprüht, damit sich auf Grund der Enge der Käfige keine gesundheitsschädlichen Bakterien und Keime bilden können, den Tieren wird mittels Laser, Schere oder heißer Metallplatte der Oberschnabel gekürzt, um Federpicken und Verletzungen durch Aggressionen zu vermindern (was schmerzhaft sein soll) ... Und natürlich finden sich Spuren der Chemikalien auch im Fleisch, das Sie verzehren. Nicht besser sieht es bei den Schweinen aus. Der gängige Medikamenten-Cocktail für Schweine enthält Wachstumshormone, Antibiotika und Psychopharmaka. Diese Mischung soll die Schweine bei guter Laune halten, ihre Abwehr gegen Krankheiten stärken und sie schneller schlachtreif machen. Und Fisch ist auch nicht unbedingt eine Alternative. Sie glauben, Sie tun sich etwas Gutes, Scampis, Riesengarnelen oder Lachs zu essen? Viele Fische werden heute in Fischfarmen aufgezogen. Anders ist die Nachfrage nicht mehr zu befriedigen. Das aber hat die gleichen verheerenden Folgen wie bei der Massentierhaltung. Damit die Fische nicht erkranken, müssen Unmengen Antibiotika gefüttert werden, die Fische müssen gegen Pilzbefall behandelt werden, und natürlich sind diese Stoffe dann auch im Fisch. Mittlerweile hat man sogar im Wildlachs eine hohe

Dioxin- und PCB-Belastung nachgewiesen. Meinen Sie wirklich, das ist gesund für uns Menschen?

Und vergessen wir nicht: Die Sprache ist hier nur von den gesetzlich erlaubten Mitteln der Tierhaltung und Fütterung. Täglich können Sie in der Presse über Skandale lesen, dass skrupellose Bauern und Nahrungsmittelkonzerne aus Profitgier unerlaubte (gesundheitsschädliche) Mittel anwenden und zusetzen.

Trotz all dieser Vorbehalte und Missstände: Wir müssen essen, wenn wir leben wollen. Vielleicht nach folgender Weisheit?

Gutes Essen kann gesundheitsschädlich sein;
schlechtes Essen ist es immer.
- Wolfram Siebeck -

Was aber ist nun ‹gutes Essen›?

Ich möchte mich in meinen Ernährungsempfehlungen an dem Ernährungsexperten Dr. Nicolai Worm orientieren. Die Titel seiner Bücher finden Sie im Buchhandel oder auf unserer Webseite www.palverlag.de bei den Psychotipps zum Thema Abnehmen. Er empfiehlt Mittelmeerkost mit relativ wenigen Kohlenhydraten:

Frisches Obst
Frisches Gemüse und Salate
Olivenöl und Rapsöl
Frischen oder gefrorenen Fisch
Mageres Fleisch und Geflügel aus artgerechter Haltung und Fütterung(!)
Eier von freilaufenden und artgerecht gehaltenen Hühnern
Nüsse als Zwischenmahlzeit oder als eigenständige Mahlzeit

Fettarme Milch und Milchprodukte wie Joghurt, Kefir und Käse
Pilze

Selten sollten auf unserem Speiseplan „leere" Kohlenhydrate erscheinen. Darunter versteht man chemisch behandelte Lebensmittel, die kaum Ballaststoffe, Vitamine und andere Inhaltsstoffe aufweisen wie etwa Produkte aus Weißmehl (Kuchen, Plätzchen, Pralinen, Gebäck), Schokolade und andere Süßigkeiten. Auch Nudeln und Kartoffeln sollten nur selten verzehrt werden. Beim Verzehr dieser Produkte kurbeln wir unsere Insulinproduktion an. Das Hormon Insulin macht aber zusätzlich Appetit und fördert die Fettbildung. Deshalb empfiehlt Worm, Nahrungsmittel mit niedriger Blutzuckerwirkung. Er plädiert für eine eiweißbetonte Ernährung mit genügend hoher Fettzufuhr. So wird der Blutzuckerspiegel möglichst konstant auf niedrigem Niveau gehalten und gleichzeitig die Fettverbrennung auf hohem Niveau. Der Körper erlebt keinen Mangel, muss dadurch sein Ökoprogramm nicht einschalten und seinen Energieumsatz nicht senken. Vorteil für uns: Wir haben keine Heißhungerattacken und fühlen uns lange Zeit gesättigt.

Haben Sie gerade gedacht, dass diese Ernährung für Sie zu teuer oder nicht durchführbar ist, weil Sie in der Kantine essen? Dann möchte ich Ihnen zu bedenken geben:

- Ich spreche hier nicht vom Alles-oder-Nichts-Prinzip. Es genügt, wenn Sie in Zukunft mehr darauf achten. Es zählt jedes Mal, an dem Sie Ihrem Körper gesunde Kost gönnen.
- Auch in der Kantine gibt es eine Auswahl von Speisen, die besser oder schlechter für Ihren Körper sind. Und wenn nicht, dann bringen Sie sich Joghurt und Obst von zu Hause mit.
- Sie haben nur diesen einen Körper, in dem Sie wohnen können. Sie können ihn nicht gegen einen neuen eintau-

schen. Hat er nicht das Beste verdient, was Sie für ihn bekommen können?

Vielleicht haben Sie aus der Zeit der Diäten noch Light-Produkte im Haus und fragen sich nun, wie es um diese steht. Sie ahnen es wahrscheinlich schon: Ich halte nichts von diesen.

- Je weniger Produkte noch ihrer ursprünglichen natürlichen Zusammensetzung ähneln, desto mehr Gesundheitsrisiken bergen sie.
- Um Light-Produkten Fett zu entziehen und dennoch zu erreichen, dass sie uns gut schmecken, müssen sie mit Aromen und Geschmacksverstärkern aufgepeppt werden.
- Fettarme Kost soll bei übergewichtigen Menschen mit überwiegend sitzender Beschäftigung Störungen des Zucker- und Insulinstoffwechsels fördern, einen Anstieg der Blutfette bewirken sowie das gute HDL-Cholesterin senken.
- Unser Körper wird betrogen und bemerkt dies. Als Folge davon sendet er so lange Signale zum Gehirn, bis er die richtigen Kraft- und Nährstoffe bekommt, die er benötigt. Deshalb fühlen Sie sich zwar voll, aber noch hungrig - und natürlich unzufrieden.
- Wenn wir mit Süßstoff angereicherte Nahrungsmittel essen, weil sie süß schmecken, dann geben wir unserem Körper eine Mogelpackung. Wir versprechen ihm wohltuende Nahrung, die er aber nicht erhält. Es besteht die Gefahr, dass wir dann die zuckerhaltige Nahrung noch zusätzlich verzehren.

Höre ich den Einwand von Ihnen, dass Ihnen Vollwertprodukte, Olivenöl, Gemüse oder Obst einfach nicht schmecken? Dann möchte ich hier nochmal das Canyon-Beispiel, das ich Ihnen zu Beginn des Kapitels erzählt habe, anführen: Auch unsere Nahrungsvorlieben sind einfach nur alte

Gewohnheiten. Was uns schmeckt und was nicht, ist erlernt und nicht angeboren. Da brauchen wir nur mal über die Grenzen unseres Kulturraums hinweg z.B. nach Südostasien zu schauen, wo Hunde, Schlangen, Spinnen, Affen und alles Mögliche an Getier mit Begeisterung verzehrt werden. Unsereins hier wendet sich da mit Grausen ab.

Im Prinzip können wir unserem Körper jedoch beibringen, jede Nahrung schmackhaft zu finden. Neue unbekannte Lebensmittel können wir gleich ohne ein „Ja, aber das schmeckt doch nicht" des Körpers lieb gewinnen. Lebensmittel, die wir bisher nur unter Aufwendung großer Willenskraft gegessen oder gar gemieden haben, können wir ebenfalls mit der Zeit zu unseren Favoriten machen. Wenn Sie möchten, können Sie also lernen, den Geschmack von den Lebensmitteln zu genießen, die gleichzeitig auch gesund für Ihren Körper sind. Sie müssen allerdings auch hier wieder die 3. Phase: ‹Der Kopf sagt: Das ist gesund! Und der Körper sagt: Das schmeckt scheußlich!› durchlaufen, indem Sie sich eine Zeit lang nur nach dem Kopf richten. Der Tag wird jedoch kommen, an dem Sie wieder nach dem Gefühl gehen können, das dann diese gesunden Produkte verlangt.

Und wie sieht es mit den Getränken aus?

Mindestens 80% unseres Körpers bestehen aus Wasser. Unsere Zellen sind umgeben von Lymphflüssigkeit, die für den Abtransport von Abbaustoffen zuständig ist. Eine ausreichende Flüssigkeitszufuhr ist deshalb sehr wichtig für unseren Körper. Über den Tag verteilt sollten Sie Ihrem Körper deshalb mindestens 2 - 3 Liter Flüssigkeit zuführen. Auch wenn Sie nicht so viel Durst verspüren, sollten Sie sich diese Menge einverleiben (es sei denn, es sprechen medizinische Gründe dagegen).

Nun, ich erzähle Ihnen wohl kaum etwas Neues, wenn

ich vorschlage, Limonade, Fruchtsaftgetränke und Cola aus der Liste gesunder Getränke zu streichen. In Cola und Limonaden ist eine Unmenge von Zucker enthalten. Selbst von den Light-Alternativen ist abzuraten, denn diese enthalten Zuckerersatzstoffe, die unserem Körper Inhalt vorgaukeln, den er dann nicht bekommt. Der Körper bemerkt, dass seine Energiebilanz nicht mehr so ist wie gewohnt und wir trinken dann mehr davon. Außerdem reden wir uns noch ein, dass wir davon mehr konsumieren dürfen, weil es ja ‹light› ist. Wird unser Körper öfter getäuscht, befürchtet er eine Mangelsituation und steigert vorsorglich den Appetit. Am besten unterstützen Sie Ihren Körper mit:
- Mineralwasser
- frisch gepressten Säften
- Fruchtsaftschorlen
- ungesüßten Früchte- oder Kräutertees
- mäßigem Weinkonsum (gilt nur für Männer)

Der leidige Kampf mit dem Verlangen

„Ich möchte gerne so gesund leben, wie Sie es vorgeschlagen haben, aber ich schaffe es einfach nicht, auf Schokolade und Süßigkeiten zu verzichten."

Dieses Problem beschreiben viele meiner Klienten, nachdem sie sich von ihrem Diätdenken befreit haben. Sie haben ihren Körper lieben gelernt und wollen noch mehr tun, damit es ihm gut geht. Er soll nun die optimalen Nährstoffe bekommen, aber sie wissen nicht, wie sie ihrem Verlangen nach Süßem beggegnen können.

Zunächst einmal möchte ich Ihnen sagen: Schokolade - vor allem, wenn es sich um solche mit sehr hohem Kakaoanteil (Bitterschokolade mit 70% Kakaoanteil) handelt, ist nicht ungesund und macht auch nicht dick. Das ist eine Frage der Menge. Wenn Sie sie als Genussmittel einsetzen - ab und zu ein paar Rippchen Schokolade genießerisch auf der Zunge zergehen lassen - dann schadet sie keinesfalls, sondern fördert sogar Ihr Wohlbefinden.

Wenn Sie dazu neigen, Süßes in Unmengen zu verzehren und diese Angewohnheit ablegen wollen, dann habe ich einige wirkungsvolle Strategien für Sie. Ich beschreibe sie am Beispiel von Verlangen nach Schokolade, aber sie funktionieren für jedes andere Produkt.

Wie Sie Ihr Verlangen ein für alle Male stoppen können

1. Verbinden Sie Schokolade mit negativen Bildern und Gedanken.

Schließen Sie für einen Augenblick Ihre Augen und stellen Sie sich Ihre Lieblingsschokolade lebendig vor. So lebendig und genussvoll, dass Sie sich am liebsten auf den Weg machen würden, um sich ein Stück zu holen. Was haben Sie getan, um dieses Verlangen zu bekommen? Nun, für mich ist das nicht schwer zu erraten: Im Augenblick verbinden Sie mit Schokolade nur **positive** Signale und eine positive Vorstellung.

- Ein positives **Bild**: Vielleicht sehen Sie die Verpackung Ihrer Lieblingsschokolade vor sich, den Schriftzug der bevorzugten Marke; vielleicht sehen Sie ein Stück Ihrer Lieblingsschokolade dunkelbraun leicht schmelzend auf Ihrer Hand liegen. Vielleicht sehen Sie, wie die Praline gleichmäßig in glatte glänzende Schokolade eingehüllt ist und obendrauf eine Walnuss thront.
- **Geschmack** und **Gefühl**: Vielleicht schmecken Sie das Süße und Weiche auf der Zunge; vielleicht spüren Sie, wie sich die Schokolade am Gaumen breitmacht, wie die flüssige Schokolade langsam die Kehle hinunterläuft, wie sich der Schnaps von Mon Cheri in Ihren Mund ergießt, usw.
- Positive **Gedanken**: Vielleicht denken Sie: *„Ich gönn' mir*

etwas. Das erlaube ich mir. Das hab ich jetzt verdient ... Zum Feierabend gehört ... Das brauch' ich jetzt ... Das schmeckt total lecker ... unwiderstehlich".

Um auf Schokolade verzichten zu können, müssen Sie das Bild und die mit der Schokolade verknüpften Gedanken, Gefühle und den Geschmack verändern. Ganz intuitiv haben Sie dies vielleicht schon bei den Speisen gemacht, nach deren Verzehr es Ihnen einmal furchtbar schlecht wurde. Immer dann, wenn Sie diese Speisen heutzutage sehen, riechen oder schmecken, fällt Ihnen Ihre schlimme Erfahrung damit ein, und es verschlägt Ihnen den Appetit und die Lust darauf. Kommen wir zurück zur Schokolade. Um Ihr Verlangen abzubauen, müssen Sie mit der Schokolade Negatives verknüpfen. Beispielsweise:

1. Sehen Sie die Masse an raffiniertem Zucker, die sich in der Schokolade befindet, vor sich im Stapel aufgetürmt.
2. Sehen Sie das Schweineblut, das in viele Schokoladen gemischt ist.
3. Sehen Sie das Fett, das sich auf der Schokolade obendrauf breitmacht oder aus der Schokolade herausläuft.
4. Erinnern Sie sich daran, dass Schokolade süchtig macht, und Sie sehen einen völlig unförmigen Menschen vor sich.

Jedesmal wenn Sie an Schokolade denken und ehe Sie diese essen, müssen Sie sich möglichst lebendig diese negativen Bilder ausmalen - so eklig, dass es Ihnen den Appetit verschlägt. Danach sollten Sie etwas tun, das Ihnen Spaß macht, um wieder in gute Stimmung zu kommen.

BITTE LESEN SIE JETZT NUR WEITER, WENN SIE SICH IHR VERLANGEN NACH SCHOKOLADE WIRKLICH EIN FÜR ALLE MALE ABGEWÖHNEN WOLLEN.

Wenn nicht, springen Sie gleich zu Punkt 2: Verändern Sie Ihre Vorstellungsbilder.

Wenn Sie Ihr Verlangen wirklich abstellen wollen, dann können Sie natürlich auch noch ganz andere abstoßende Assoziationen finden. Beispielsweise können Sie sich ausmalen, wie die Farbe der Schokolade durch die Hitze richtig ausgeblichen und angelaufen ist, wie die Nüsse ranzig schmecken, wie Maden aus der Schokolade krabbeln, wie sich die Maden im Mund anfühlen und wie eklig es ist, wenn Sie diese hinunterschlucken, wie Sie auf Würmer beißen oder wie ein Hund auf die Schokolade pinkelt, wie sich die feuchte Schokolade dann anfühlt, wie die Schokolade dann riecht, wie die Urin getränkte Schokolade auf der Zunge schmeckt, etc. Wiederholen Sie diese Assoziationen immer wieder, 5 bis 6 Mal, und steigern Sie diese noch weiter ins Negative.

Wichtig ist, dass Sie bei den negativen Assoziationen möglichst viele Sinne ansprechen: Sehen, hören, riechen, schmecken und fühlen. Je drastischer Sie sich die Vorstellung ausmalen, desto schneller vergeht Ihr Verlangen. Wohlgemerkt: diese Strategie ist nur für diejenigen gedacht, die wirklich ein für alle Male von der Schokolade Abschied nehmen wollen.

2. Verändern Sie Ihre Vorstellungsbilder.

Wir haben bereits darüber gesprochen, dass unsere Bilder und Phantasien über unsere körperlichen Reaktionen und unser Verhalten bestimmen. Machen Sie einfach ein kleines Experiment mit mir, welche unterschiedlichen Auswirkungen Bilder haben können.

Wählen Sie das Lebensmittel aus, dessen Verlangen Sie sich abgewöhnen möchten, von dem Sie im Augenblick noch glauben, „es unbedingt haben zu müssen": das nennen wir **A**. Dann wählen Sie ein Lebensmittel aus, das Sie mögen, aber nicht unter einem intensiven Verlangen danach leiden: das nennen wir **B**.

Schließen Sie nun die Augen und stellen Sie sich **A**, Ihre absolute **Lieblingsspeise**, ohne die Sie glauben, kaum leben zu können, lebendig vor. Dann beantworten Sie die folgenden Fragen:

1. Wie sieht das **Bild** Ihrer Lieblingsspeise aus? Wie groß ist das Bild vor Ihrem inneren Auge? Sehen Sie die Speise unmittelbar vor sich, bereit zum Zugreifen oder in weiter Ferne? Welche Farben hat das Bild oder ist es nur schwarz-weiß? Wie hell ist es? Ist es scharf oder eher verschwommen?
2. Welche **Gefühle** verspüren Sie bei diesem Bild im Körper? Wie stark sind sie? Wo spüren Sie etwas?
3. Was **denken** Sie über A (z.B. „Ich muss es unbedingt haben", „Lecker!")? In welchem Ton sagen Sie dies?
4. Was **riechen** Sie? Wie stark ist der Geruch?

Öffnen Sie die Augen und schauen Sie sich ein wenig im Raum umher. Dann schließen Sie die Augen erneut und stellen sich dieses Mal die Speise **B** vor, die Sie **ganz gerne mögen**:

1. Wie sieht das **Bild** dieser Speise aus? Wie groß ist das Bild vor Ihrem inneren Auge? Sehen Sie die Speise unmittelbar vor sich, bereit zum Zugreifen oder in weiter Ferne? Welche Farben hat das Bild oder ist es nur schwarz-weiß? Wie hell ist es? Ist es scharf oder eher verschwommen?
2. Welche **Gefühle** verspüren Sie bei dieser Vorstellung? Wie stark sind sie? Wo spüren Sie etwas?
3. Was **denken** Sie über B (z.B. „Es wäre ganz nett, es jetzt zu essen", „Schmeckt ganz gut")? In welchem Ton sagen Sie dies?
4. Was **riechen** Sie? Wie stark ist der Geruch?

Öffnen Sie die Augen und beantworten Sie die folgenden Fragen:

Gibt es einen Unterschied zwischen den beiden Bildern? Wo **genau** ist der größte Unterschied: im Bild, im Gefühl, in den Gedanken, im Geruch, in der Entfernung zur Speise? Was beeinflusst Ihr Verlangen am stärksten?

Welche Sinneseindrücke sich stärker oder schwächer auswirken, ist individuell verschieden, d.h. Sie müssen selbst herausfinden, was bei Ihnen am stärksten zum Verlangen beiträgt, und dies dann gezielt verändern. Ist es die Farbigkeit des Bildes, die Intensität des Geruchs, ...?

Die stark Verlangen-auslösende Vorstellung ist meist heller, größer und klarer, die Farben sind bunter, der Geruch ist betörender und die Sache scheint zum Greifen nahe. Gefühle wie Wärme, Prickeln und Anspannung sind stärker. Die Gedanken darüber sind euphorischer („Ich sterbe, wenn ich das nicht bekomme"). Der Tonfall, in dem wir zu uns innerlich sprechen, ist lauter, eindringlicher und entschiedener.

Eine Vorstellung dagegen, die in uns kein allzu starkes Verlangen auslöst, ist meist verschwommener, dunkler, kleiner, farbloser und man sieht die Sache eher in weiterer Entfernung. Die Gedanken darüber sind eher sachlich („Schön, dass es das gibt", „Es wäre schön, wenn ich das irgendwann mal wieder essen könnte"). Der Tonfall, in dem wir innerlich zu uns sprechen, ist gelassener und ruhiger. Die Gefühle gegenüber der Sache sind verhaltener. Der Geruch ist eher zurückhaltend.

Wenn Sie die Unterschiede zwischen Ihren beiden Bildern herausgefunden haben, dann können Sie Ihre Vorstellungskraft ganz gezielt einsetzen, um Ihr Verlangen abzubauen:

Ändern Sie das Bild A so, dass es dem Bild B entspricht.
Wenn Sie das Bild Ihrer Lieblingsspeise (Bild A) dahingehend verändern, dass es kleiner, farbloser oder verschwom-

men wird, oder wenn Sie beim Gedanken an Ihre Lieblingsspeise eher sachlich und nüchtern bleiben, oder wenn Sie Ihre Lieblingsspeise nicht mehr in greifbarer Nähe, sondern in größerer Entfernung sehen, dann schwindet das Verlangen nach Ihrer Lieblingsspeise. In der nächsten Situation, in der Sie wieder ein Verlangen spüren, wenden Sie diese Strategie erneut an. Mit der Zeit wird das Verlangen nach A nicht mehr auftreten.

3. Erinnern Sie sich daran: Sie haben die Kontrolle über Ihr Verhalten, nicht Ihr Verlangen.
Sprechen Sie mit Ihrem Verlangen:
„Ich höre dich. Ich habe mir eingeredet, dass ich Schokolade brauche, und so bist du entstanden. Jetzt brauche ich dich und die Schokolade nicht mehr. Die Schokolade gibt mir nicht die Energie, die mein Körper braucht."
Danach trinken Sie ein Glas Wasser, lenken sich ab und **tun etwas Schönes, was Sie lieben**. Erinnern Sie sich an Ihre Wohlfühl-Liste? Picken Sie sich eine Aktivität heraus und gönnen Sie sich etwas, was Ihnen wirklich gut tut. Sie haben es verdient! Auch Bewegung wirkt Wunder. Werden Sie körperlich aktiv, das ist der schnellste Weg, Ihren Gefühlszustand und Ihr Verlangen zu beeinflussen.

4. Nehmen Sie die Schokolade und tun Sie etwas vollkommen anderes, anstatt sie zu essen.
Überlegen Sie sich: Was könnte ich mit der Schokolade tun, anstatt sie zu essen? Lassen Sie Ihrer Kreativität freien Lauf. Tun Sie verrückte Dinge. Beispielsweise:

- Erhitzen Sie die Schokolade in einem Topf und lassen Sie sie anbrennen. Dieser verbrannte Geruch geht Ihnen so schnell nicht mehr aus der Nase.
- Gießen Sie Essig über die Schokolade - und wenn Sie mutig sind, essen Sie ein Stück davon.
- Legen Sie die Schokolade auf den Boden und tanzen Sie wie Rumpelstilzchen um sie herum. Zeigen Sie sich,

dass die Schokolade Sie nicht kontrolliert. Sie haben sich unter Kontrolle, Ihr Verlangen wird nachlassen.

5. Unterbrechen Sie Ihr Verlangen, anstatt in sich hineinzuhorchen und sich dadurch verführbar zu machen.

- Lenken Sie sich ab. Tun Sie etwas Produktives. Werden Sie aktiv und setzen Sie Ihr Verlangen in Bewegung um.
- Putzen Sie sich die Zähne.
- Stellen Sie sich nackt vor den Spiegel, um sich an Ihr Ziel zu erinnern.
- Klatschen Sie in die Hände und rufen Sie laut: „Du hast keine Macht über mich. Hier bestimme ich."

6. Unterbrechen Sie Ihre Lust machenden Phantasien, indem Sie Ihre Augen folgendermaßen bewegen:
Sitzen Sie aufrecht, halten den Kopf gerade und schauen Sie geradeaus. Dann legen Sie Ihren linken Zeigefinger außen an das linke Auge, Ihren rechten Zeigefinger innen (bei der Nasenwurzel) an das rechte Auge und bewegen Sie Ihre Augen zu diesen beiden Punkten. Nun legen Sie den linken Zeigefinger innen an das linke Auge (bei der Nasenwurzel), den rechten Zeigefinger außen an das rechte Auge und lassen Ihre Augen zu diesen Punkten folgen. Und beginnen Sie wieder von vorne. Ziel ist, die Augen wie einen Scheibenwischer zwischen den Punkten hin und her zu bewegen und die Augenbewegung durch den leichten Fingerdruck zu unterstützen. Der Kopf bewegt sich dabei nicht mit.

Diese Übung machen Sie 15 Male hintereinander. Dann prüfen Sie, ob Sie das Verlangen noch verspüren. Wenn ja, machen Sie einen zweiten Durchlauf von 15 Augenbewegungen. Natürlich können Sie die Übung auch ausführen, wenn Sie unmittelbar vor Ihrem „Lustobjekt" sitzen.

7. Verändern Sie Ihre Einstellungen.
Vielleicht haben Sie im Laufe der Jahre auch die Einstellung

entwickelt: *„In bestimmten Situationen brauche ich unbedingt ein Stück Schokolade. Wenn ich die Schokolade nicht bekomme, halte ich es nicht aus."*

Dann sollten Sie an dieser Stelle auch Ihre Einstellung ändern. Eine hilfreiche Einstellung könnte sein:
„Ich entscheide, was ich esse. Mein Ziel ist, meinem Körper nur noch die beste Nahrung zu geben, und nur dann, wenn er hungrig ist. Jetzt braucht er keine Schokolade, sondern Entspannung. Ich tue jetzt .... dann geht mein Verlangen vorbei."

Ein weiterer Gedanke, der Ihr Verlangen nach Schokolade aufrechterhält, könnte lauten: *„Wenn ich keine Schokolade mehr esse, werde ich für immer unter dem Verzicht leiden. Ich bin ein bedauernswerter Mensch."*

Wenn Sie sich dies einreden, dann werden Sie sich natürlich auch nicht von der Schokolade verabschieden - wer will sich schon freiwillig für alle Zeiten Leid zufügen? Tatsache ist es jedoch, dass Ihr Verlangen verschwindet, wenn Sie Ihre Gedanken und Bilder verändern, die Ihr Verlangen erzeugen. Sie werden also auf Dauer keinesfalls unter dem Verlust leiden müssen, sondern im Gegenteil dies als Befreiung genießen und stolz darauf sein können.

Hilfreich ist deshalb folgende neue Einstellung:
„Mein Verlangen entsteht durch meine Gedanken und Bilder. Wenn ich diese verändere und dem Verlangen nicht nachgebe, werde ich mich bald wohl fühlen ohne Schokolade. Ich tue meinem Körper damit etwas Gutes."

Vielleicht kommen Ihnen auch diese Einstellungen vertraut vor:
„Ich verdiene heute die Schokolade."
„Ich belohne mich mit Schokolade."

Auch in diesem Fall verknüpfen Sie das Schokolade-Essen mit Positivem und den Verzicht mit Negativem. Kein Wunder, dass es Ihnen nicht gelingt, auf Schokolade zu verzichten. Sie benötigen am Ende des Tunnels etwas Positives, das Sie erwartet. Wie wäre es beispielsweise mit folgenden neuen Gedanken? *„Mein Körper verdient heute etwas, was ihm ganz besonders gut tut. Ich wähle etwas aus meiner Wohlfühl-Liste aus."*

Das sollten Sie sich dann mit entsprechenden Bildern ausmalen und sich gönnen. Wichtig bei der Veränderung der Gedanken ist wiederum, dass Sie die hilfreichen Einstellungen laut und mit **vollster Überzeugung** wiederholen.

Ihre ganz persönlichen Übungen

Ihre Sinne können Sie natürlich auch ganz allgemein schulen. Nehmen Sie sich ab und zu eine Auszeit vom Alltag und gönnen Sie sich eine Extraportion Genuss und Spaß, indem Sie einen Ihrer Sinne besonders verwöhnen.

Übung 1
Wie Sie den Berührungssinn schulen können:
Besonders schön ist es natürlich, wenn Sie Ihr Partner streichelt oder wenn Sie massiert werden. Doch es gibt auch andere Möglichkeiten. Setzen Sie sich auf eine Parkbank und spüren Sie die Sonne auf Ihrem Körper oder den leichten Wind über Ihre Haare streichen. Cremen Sie nach dem Bad Ihren Körper von oben bis unten ein und bemühen Sie sich dabei, jeden einzelnen Körperbereich bewusst zu streicheln. Auch das Duschen mit unterschiedlich stark eingestelltem Duschkopf bietet die Möglichkeit, sich um die einzelnen Körperregionen intensiv zu bemühen.

Übung 2
Wie Sie Ihren Geruchssinn trainieren können:
Kaufen Sie sich verschiedene Kräuter oder Blumensorten

auf dem Markt. Tauchen Sie Ihre Nase in die Blüten oder Blätter. Zerreiben Sie die Kräuter ein wenig zwischen Ihren Fingern und machen Sie sich den Geruch bewusst. Es gibt in vielen Geschäften Aromaöle, die Sie zu Hause in einem kleinen Schälchen mit Wasser verdampfen lassen können. Vielleicht tauchen beim Riechen auch Erinnerungen an einen Urlaub oder die Kindheit auf. Ein Spaziergang nach einem Platzregen oder ganz früh am Morgen kann Ihren Geruchsinn auch auf Vordermann bringen.

Übung 3
Wie Sie mit Ihrem Geschmackssinn experimentieren können:
Kaufen Sie sich Ihre Lieblingsspeise und bereiten Sie diese zu. Dann nehmen Sie ein klein wenig auf Löffel oder Gabel. Schauen Sie den Bissen an, riechen Sie daran und nehmen Sie ihn auf die Zunge. Spüren Sie nach, wo Sie etwas schmecken und ob sich der Geschmack mit der Zeit verändert. Schmeckt die Speise am hinteren Ende der Zunge noch genauso wie vorne? Süßes schmecken wir an der Zungenspitze, Saures am Zungenrand, Salziges auf der ganzen Oberfläche und Bitteres ganz hinten.

Übung 4
Wie Sie Ihrem Hörsinn mehr Raum einräumen können:
Setzen Sie sich im Wald auf eine Bank und schließen Sie die Augen. Sie werden erstaunt sein, welche Geräusche an Ihr Ohr dringen: das Zwitschern der Vögel, das Summen von Bienen und Fliegen, knackende Äste, vielleicht ein leichtes Hin- und Herbewegen der Baumwipfel. Vielleicht hören Sie von weit her das Lachen von Kindern. Wenn es in Ihrer Nähe einen Bach oder See gibt, können Sie sich auch mit dem Plätschern und den Wellenbewegungen vertraut machen. Auch Regentropfen, die auf den Schirm oder das Dach prasseln, geben eine angenehme Geräuschkulisse. Sie können sich auch ein Musikstück anhören und dabei mal bewusst auf das eine oder andere Instrument achten.

Übung 5
Werden Sie geizig.
Alles, was Sie schlucken, sollte höchstmögliche Qualität haben und Ihnen ein größtmögliches Geschmackserlebnis vermitteln. Lässt der Geschmack nach, entscheiden Sie bewusst, ob Sie noch weiteressen oder aufhören wollen.

Übung 6
Machen Sie sich Lust aufs Selbstkochen.
Schauen Sie einmal in eine der zahlreichen Kochsendungen im Fernsehen. Verschaffen Sie sich in einer Buchhandlung einen Überblick über die aktuellen Kochbücher, aber bitte nicht über DIÄTEN und Diätkochbücher - wenn Sie im Kochen wenig Erfahrung haben. Vielleicht tun Sie sich auch mit einer Freundin zusammen, um mit ihr Rezepte auszuprobieren, oder besuchen einen Kochkurs.

Übung 7
Als Vorbereitung auf das nächste Kapitel möchte ich Sie bitten, die folgenden Fragen zu beantworten. Kreuzen Sie die zutreffenden Aussagen an und beantworten die Fragen.

Wieviel Bewegung haben Sie im Augenblick im Alltag?

Zum **Arbeitsplatz**
- laufe ich zu Fuß
- fahre ich mit öffentlichen Verkehrsmitteln
- fahre ich mit dem Auto
- fahre ich mit dem Fahrrad

Beruflich verrichte ich eine
- sitzende Tätigkeit
- stehende Tätigkeit mit leichter körperlicher Anstrengung
- Tätigkeit mit großer körperlicher Anstrengung

Im **Haushalt** verbringe ich wöchentlich Zeit mit

Bügeln	.... Min.
Putzen	.... Min.
Kochen	.... Min.
Betten machen	.... Min.
Einkaufen	.... Min.
Erledigungen machen zu Fuß	.... Min.

In meiner **Freizeit** verbringe ich wöchentlich Zeit mit

Spazierengehen	.... Min
ein Instrument spielen	.... Min
Radfahren	.... Min
Tanzen	.... Min
mit den Kindern spielen	.... Min
Gymnastik	.... Min
Schwimmen	.... Min
Gartenarbeit	.... Min
Walken	.... Min
Rasen mähen	.... Min
Wandern	.... Min
Tennis/Fußball spielen	.... Min
Joggen	.... Min

Besonders viel Spaß machen mir folgende Aktivitäten:

....

....

Als Kind habe ich besonders gern folgende Aktivitäten gemacht:
....

....

Wenn ich nicht zu dick wäre, würde ich gerne folgende Aktivitäten machen:

....

....

Ich beneide andere Menschen, die folgenden Sport ausüben:

....

....

Schlusswort

Liebe Leserin, lieber Leser,
Sie haben in diesem Kapitel viel über Genuss und Spaß am Essen erfahren. Sie haben aber auch ganz viel Bedauerliches erfahren müssen. Es ist leider so, dass die meisten von uns kein eigenes Gemüse und Obst heranziehen und keine Tiere halten können. So müssen wir damit leben, was wir käuflich erwerben können. Essen müssen wir auf jeden Fall. Deshalb sollten wir uns den Genuss auch nicht selbst vermiesen, indem wir nur noch an all die Katastrophen und Horrornachrichten denken. Gehen wir zum Schluss deshalb noch einmal von einer ganz anderen Seite heran. Bedanken wir uns bei unserem Planeten Erde, dass er uns eine so große Vielfalt an Nahrungsmitteln zur Verfügung stellt. Bedanken wir uns dafür, dass wir in unserer kleinen Welt einfach auf den Markt gehen und uns diese Köstlichkeiten kaufen können. Nehmen wir es nicht für selbstverständlich, dass wir frei auswählen können, womit wir unseren Körper verwöhnen wollen.

9
Wie ich meinen Körper optimal unterstütze

Liebe Leserin, lieber Leser,
ich hoffe, Sie konnten sich Zeit nehmen, Ihre Sinne bewusst einzusetzen. Haben Sie Ihr Essen abwechslungsreicher gestaltet? Haben Sie bemerkt, wie viel Spaß verlorengeht, wenn Sie achtlos und schnell das Essen in sich hineinschaufeln? Haben Sie gespürt, wie viel zufriedener Sie sind, wenn Sie sich bewusst auf das Kauen, Schmecken, Riechen und Schlucken konzentrieren? Haben Sie Lust bekommen, selbst mehr zu kochen? Haben Sie sich entschieden, in Zukunft mehr auf die Qualität der Nahrungsmittel, als auf den Preis zu achten? Haben Sie bemerkt, wie Sie durch das Genießen weniger essen müssen, um befriedigt zu sein? Betrachten Sie Ihren Körper vielleicht jetzt schon mehr als einen Partner, dessen Wohlbefinden Ihnen am Herzen liegt?

Und wie sieht es generell mit Ihren Schritten auf dem Weg ins Land natürlich Schlanker aus? Denken Sie noch daran, nur bei körperlichem Hunger genau das zu essen, worauf Sie Lust haben, es zu genießen und aufzuhören, wenn Sie satt sind? Nutzen Sie Ihr Vorstellungsvermögen, um sich Ihren Körper natürlich schlank auszumalen? Ist die Spiegelübung, in der Sie sich liebevoll begrüßen und sich sagen, dass Sie sich mögen, zu Ihrer täglichen Routine geworden? Vergessen Sie auch nicht, sich täglich liebevoll über Ihren Körper zu streicheln und ihn als Ihren wichtigsten Mitstreiter zu bestätigen?

Wenn Sie sich entschieden haben, nur an einem einzigen Punkt anders zu denken und zu handeln, dann haben Sie ein dickes Lob verdient. Sie wissen ja inzwischen: Jeder kleine Schritt zählt und hat eine Wirkung auf Ihr seelisches und körperliches Befinden. Ihr neuer Canyon wird mit jeder Umsetzung des neuen Verhaltens ein wenig tiefer werden.

Jetzt wollen wir uns eingehend um den Körper kümmern. Wir haben uns bereits damit befasst, dass Übergewichtige dann essen, wenn es ihnen seelisch schlecht geht. Für sie ist das Essen das Zaubermittel, um negative Gefühle zu überwinden. Natürlich schlanke Menschen dagegen nutzen andere Strategien, um wieder in gute Stimmung zu gelangen. Zwei dieser Strategien, nämlich Entspannung und Bewegung, möchte ich Ihnen jetzt vorstellen.

Was passiert in unserem Körper, wenn die Seele aus dem Gleichgewicht kommt?

Körper und Seele sind Teamkollegen, der eine beeinflusst den anderen. Fühlen wir uns seelisch schlecht, ist auch der Körper aus seinem Gleichgewicht. Beispielsweise laufen bei Stress, Ärger oder Angst folgende Veränderungen in unserem Körper ab:
- Unsere Muskeln spannen sich an.
- Wir beginnen, schneller und tiefer zu atmen.
- Stoffwechselhormone wie Adrenalin und Cortisol werden ausgeschüttet.
- Herzschlag und Blutdruck verändern sich.
- Wir verlieren die Lust auf Sex.
- Wir bekommen Harndrang.
- Der Stoffwechsel wird angeregt.
- Die Verdauung wird unterbrochen.
- Unsere Immunabwehr ist unterdrückt.

Für unsere Vorfahren waren diese Mechanismen sehr sinnvoll und sogar überlebensnotwendig. Ihr Körper machte sich bereit zum Kampf mit Feinden oder zur Flucht vor Feinden und anderen Gefahren. Nachdem die Gefahr vorüber war, ging er automatisch wieder in seinen Ruhezustand zurück.

Doch heutzutage gibt es kaum noch wilde Tiere und es besteht auch kaum noch die Notwendigkeit, uns mit Fäusten gegen körperliche Angriffe zu wehren, bzw. vor Feinden zu flüchten. Die heutigen Gefahren bestehen eher in Ablehnung, Kränkung, Leistungsdruck, Entlassung, usw.

Unser Körper hat sich diesen neuen Erfordernissen jedoch noch nicht angepasst. In ihm laufen die uralten Reaktionen ab. Da wir uns nicht „abreagieren" können, bleibt er erst einmal im Alarmzustand.

Von uns werden die körperlichen Veränderungen wie etwa Muskelanspannung, innere Unruhe, Beschleunigung der Atem- und Herzfrequenz, meist als unangenehm erlebt. Deshalb wollen wir so schnell wie möglich unseren Körper wieder in den Ruhezustand bringen. Hierzu gibt es viele unterschiedliche Wege.

Die meisten Übergewichtigen versuchen den körperlichen Veränderungen durch Essen zu begegnen. Sie haben die Erfahrung gemacht, dass Essen den Körper beruhigt. Durch das Kauen bauen sie Spannung ab und verlangsamen die Atmung. Das Essen löst eine angenehme Schwere in ihrem Körper aus. Sie machen durch die Nahrungsaufnahme ihren Körper sozusagen „mundtot". Da der Körper in den „Gefahrensituationen" der heutigen Zeit jedoch keine Nahrung braucht, legt er die Vorräte im Fettspeicher an.

Besser ist es, die Anspannung in Bewegung umzusetzen, sich abzulenken, die Atmung bewusst zu verändern oder sich zu entspannen.

In Ihr Repertoire als natürlich Schlanker gehören also unbedingt noch Strategien, die Sie „statt zu essen" mit gleichem Erfolg einsetzen können. Und das Schöne an den Strategien ist, dass sie nicht nur kurzfristig Erfolg bringen wie das Essen, das zunächst auch beruhigt, sondern auch langfristigen Erfolg: Sie fühlen sich besser **und** nehmen ab oder halten Ihr Gewicht. Ist unser Körper nicht eine großartige Konstruktion? Wir können ihn ohne Essen, Alkohol, Nikotin oder Medikamente wieder ins Gleichgewicht bringen.

Statt zu essen, können Sie nun Ihre körpereigenen Strategien nutzen, um Stress abzubauen.

Beginnen wir mit wirkungsvollen Entspannungsverfahren. Ich werde Ihnen einige Entspannungs-Techniken vorstellen. Sie können dann diejenige auswählen, die Ihnen am leichtesten fällt und am besten liegt. Gut wäre es, wenn Sie alle Übungen erst einmal ausprobierten.

Wie Sie Ihren Körper wieder ins Gleichgewicht bringen

Unsere Anspannung, die wir unter Druck, bei Gefahr, bei Angst, bei Ärger, bei Unzufriedenheit oder Enttäuschung verspüren, können wir in den Griff bekommen, indem wir an zwei unterschiedlichen Punkten ansetzen:
- an unserer Atmung und
- an unserer Muskulatur.

Entspannung durch Atmung

Wenn wir Angst haben, ärgerlich oder überfordert sind, atmen wir schneller und mit den Brustmuskeln, statt mit dem Zwerchfell. Ja, manchmal kommt es gar zum Hyperventilieren, d.h. wir atmen schneller und/oder tiefer, als es für die Versorgung des Körpers mit Sauerstoff und den Abbau des Kohlendioxids nötig ist. Das falsche Atmen bewirkt, dass wir zu viel Sauerstoff einatmen und zu viel Kohlendioxid ausatmen. Symptome wie Schwindel, Benommenheit, Zittern, Schwitzen, Kribbeln in den Händen und Füßen können auftreten. Um die körperlichen Symptome zu reduzieren und auch wieder ruhiger zu werden, können wir unseren Atem bewusst verlangsamen.

Es gibt viele unterschiedliche Atemtechniken. Ich möchte Ihnen zwei vorschlagen, die ohne allzu lange Übung und Zeitaufwand gut funktionieren. Sie reduzieren durch diese Atemtechniken die Sauerstoffzufuhr und Ihr Körper hat weniger Energie zur Anspannung. Sie können damit ganz gezielt ein Gefühl der Entspannung erzeugen.

a) Anleitung zur Bauchatmung
Legen Sie Ihre Hand flach 2 cm unterhalb des Nabels auf die Bauchdecke. Atmen Sie tief ein und stellen Sie sich vor, wie der Atem langsam bis hinunter zu Ihrer Hand fließt und schließlich Ihre Hand hochatmet. Dann stellen Sie sich vor, wie der Atem langsam wieder über den Brustraum zurück über die Nase nach außen entweicht, und konzentrieren sich darauf, wie die Hand wieder nach unten sinkt. Wiederholen Sie diese Technik mehrere Minuten.

Üben Sie die Bauchatmung am besten zunächst morgens vor dem Aufstehen und abends vor dem Schlafengehen im Liegen. Wenn das klappt, gehen Sie zur Übung im Stehen und dann erst zur Übung im Sitzen über. Den meisten Menschen fällt die Bauchatmung im Sitzen nämlich am schwersten. Führen Sie die Bauchatmung täglich zwei- bis dreimal durch. Mit zunehmender Erfahrung und Übung brauchen Sie die Hand nicht mehr auf Ihren Bauch zu legen, sondern spüren auch so, wann der Atem im Zwerchfell angekommen ist und Sie in die Tiefe des Körpers atmen.

In Situationen, in denen Sie Stress, Angst, Anspannung und Wut verspüren, können Sie die Bauchatmung dann sofort einsetzen und sich wieder in einen lockereren Zustand bringen.

b) Anleitung zur Spontan-Entspannungs-Technik
Atmen Sie etwas tiefer ein, als Sie das gewöhnlich tun. Dann atmen Sie in einer Bewegung wieder aus, ohne den Atem nach dem Einatmen anzuhal-

ten. Wenn Sie ausgeatmet haben, halten Sie Ihren Atem für ca. 6 - 10 Sekunden an. Finden Sie selbst heraus, welche Zeit für Sie am angenehmsten ist. Zählen Sie in Gedanken von 1001 - 1006 oder 1010 (eintausendundeins ... eintausendundsechs). Nachdem Sie den Atem angehalten haben, atmen Sie wieder ein, atmen in einer Bewegung wieder aus, ohne den Atem anzuhalten, und halten ihn dann für weitere 6 bis 10 Sekunden an. Wiederholen Sie diese Atemübung für 2 bis 3 Minuten bzw. so lange, bis Sie sich deutlich entspannter und ruhiger fühlen.

Auch die Spontan-Entspannungs-Technik sollten Sie zunächst täglich in Ruhe und ohne Erregung am besten morgens vor dem Aufstehen und abends vor dem Einschlafen üben. Dann haben Sie diese auch in Stresssituationen automatisch parat, ohne sich lange besinnen zu müssen, wie sie eigentlich geht. Und sie wird Ihnen dann ebenso automatisch einfallen wie im Augenblick der Schokoriegel oder die heiße Schokolade.

Entspannung durch gezielte Muskelübungen

Die Progressive Muskelentspannung

Wann immer wir uns bedroht, unter Druck, überfordert, benachteiligt, abgelehnt sehen, spannen sich automatisch auch unsere Muskeln an. Häufig sind wir uns gar nicht bewusst, wie stark wir unter Strom stehen.

Die Progressive Muskelentspannung kann helfen, unsere Muskelanspannung und Verspannung zu spüren und gezielt zu entspannen. Diese Entspannungsmethode können Sie einsetzen, wann immer Sie wegen seelischen Hungers zum Essen greifen wollen, aber auch sonst, um sich zu beruhigen. Sie beruht auf der wechselseitigen Anspannung und Entspannung der Muskulatur. Im Gegensatz zum Autogenen Training sind Sie bei dieser Form der Entspannung aktiv.

Indem Sie bei der Progressiven Muskelentspannung Ihre Muskeln bewusst an- und entspannen, beruhigen Sie das autonome Nervensystem und ersetzen Ihre Anspannung durch Gefühle der Ruhe und Entspannung. Freilich benötigen Sie zu dieser Form der Entspannung mehr Übung und anfangs auch mehr Zeit als bei den Strategien zur Beeinflussung Ihres Atems. Das langfristige Ziel ist jedoch auch hier, die Entspannungsreaktion in kritischen Situationen schnell abrufen zu können. Klären Sie, falls Sie Kreislaufprobleme haben, zuvor bei Ihrem Arzt ab, ob die Entspannungsübung für Sie geeignet ist.

Anleitung zur Progressiven Muskelentspannung
Nehmen Sie sich 20 - 30 Minuten Zeit. Suchen Sie sich zum Entspannen einen ruhigen Raum aus, wo Sie ungestört im Liegen oder in einer bequemen Sitzhaltung Ihre Entspannungsübung durchführen können. Ihre Hände ruhen dabei neben sich liegend auf dem Boden oder auf Ihren Oberschenkeln. Dämpfen Sie unter Tage das Licht ein wenig ab.

Atmen Sie einige Male tief ein und aus. Spannen Sie dann nacheinander jede einzelne Muskelgruppe Ihres Körpers, die ich unten aufgeführt habe, etwa 5 Sekunden lang an - gerade so stark, dass Sie ein leichtes Ziehen verspüren und ein deutliches Gefühl für die Lage der Muskeln haben; es soll nicht zu einer Verkrampfung kommen. Dann lösen Sie die Spannung wieder, ohne sich viel dabei zu bewegen. Machen Sie sich etwa 10 Sekunden lang das Gefühl der Entspannung bewusst. Wiederholen Sie Anspannung - Entspannung, wenn Sie die Entspannung nicht gleich beim ersten Mal empfinden. Während Sie die jeweiligen Muskeln anspannen, versuchen Sie alle anderen Muskeln so entspannt wie möglich zu halten. Beginnen Sie nun mit der rechten Faust.

1. Ballen Sie die rechte Faust, zählen Sie langsam von 1 bis 5, dann lassen Sie die Spannung los. Genießen Sie das Gefühl der Entspannung. (10 sek.)
2. Nun ballen Sie die linke Faust, zählen Sie langsam von 1 bis 5 und dann lassen Sie wieder locker.
3. Nun spannen Sie die Oberarmmuskeln (Bizeps). Beugen Sie dabei die Unterarme, dass sie im rechten Winkel zum Oberarm stehen. Dann entspannen Sie wieder.
4. Spannen Sie nun die Unterarmmuskeln (Trizeps), indem Sie mit den

Handflächen flach auf die Unterlage drücken, dann entspannen Sie wieder.
5. Runzeln Sie nun die Stirn. Öffnen Sie die Augen dabei ganz weit. Ziehen Sie die Augenbrauen hoch, so dass Querfalten auf der Stirn entstehen, dann entspannen Sie wieder.
6. Ziehen Sie nun die Augenbrauen so zusammen, dass eine senkrechte Falte über der Nase entsteht - entspannen wieder und glätten die Stirn.
7. Nun kneifen Sie die Augen ganz fest zusammen und zählen langsam von 1 bis 5, dann entspannen Sie wieder.
8. Pressen Sie nun die Lippen aufeinander, ohne die Zähne zusammenzubeißen, dann entspannen Sie wieder.
9. Nun drücken Sie mit der Zunge gegen den Gaumen, dann entspannen Sie wieder und lassen die Zunge locker im Mund liegen.
10. Beißen Sie nun die Zähne zusammen und entspannen dann wieder.
11. Drücken Sie nun den Nacken fest gegen die Unterlage oder nach hinten, dann entspannen Sie wieder.
12. Pressen Sie nun das Kinn fest auf die Brust und entspannen wieder.
13. Ziehen Sie nun die Schultern hoch bis zu den Ohren, dann lassen Sie sie wieder fallen und entspannen sich.
14. Nun drücken Sie die Schulterblätter nach hinten zur Wirbelsäule hin zusammen, dann entspannen Sie wieder.
15. Nun atmen Sie tief ein, dass sich der Brustkorb wölbt. Halten Sie nun den Brustkorb so und atmen nur flach weiter. Dann lassen Sie den Brustkorb zusammenfallen und entspannen sich wieder.
16. Nun drücken Sie den Bauch heraus und halten ihn eine Weile, während Sie weiter atmen. Dann ziehen Sie den Bauch ein und entspannen wieder.
17. Wenn Sie in der Liegeposition sind, heben Sie nun das Gesäß ab und machen Sie ein Hohlkreuz. Beim Sitzen spannen Sie nur die Gesäßmuskeln zusammen, dann entspannen Sie wieder.
18. Spannen Sie die Oberschenkel an, indem Sie so tun, als ob Sie mit den Knien etwas wegdrücken wollten. (Wenn Sie liegen, müssen Sie die Beine erst anziehen und aufstellen). Dann entspannen Sie wieder.
19. Spannen Sie die Unterschenkel an, indem Sie die Füße nach unten auf die Unterlage drücken, dann entspannen Sie wieder.
20. Spannen Sie die Unterschenkel an, indem Sie die Füße nach oben ziehen, dann entspannen Sie wieder.

Bleiben Sie nun noch einige Minuten ruhig liegen und genießen Sie die Entspannung. Gehen Sie noch einmal alle Muskelgruppen durch und lockern Sie sie weiter. Fragen Sie sich: „Fühle ich noch Anspannung in den Schultern, fühle ich noch Anspannung im Gesäß, fühle ich noch Anspannung im ...?" Dann zählen Sie vier, drei, zwei und eins. Bei eins sagen Sie sich: „Ich fühle mich wohl und erfrischt und hellwach", und stehen auf.

Atmen Sie bei der Übung tief, langsam und gleichmäßig aus und ein. Denken Sie am Ende der Übung beim Einatmen das Wort „ganz", beim Ausatmen das Wort „ruhig". Störende Gedanken lassen Sie vorüberziehen, indem Sie sich wieder auf die Entspannung konzentrieren. Später, nach der Entspannungsübung können Sie sich eingehend damit beschäftigen. Für manche Menschen ist es auch hilfreich, sich eine schöne angenehme Situation vorzustellen, statt die Worte „ganz ruhig" zu denken.

Machen Sie diese Entspannungsübung täglich und beobachten, wie diese Ihnen immer besser gelingt. Nutzen Sie immer die gleichen Worte (ganz ruhig) oder die gleiche schöne Phantasie als Signal zur Entspannung. Mit der Zeit werden schon die Worte „ganz ruhig" oder die Vorstellung der angenehmen Situation eine Entspannung auslösen. Sie werden immer schneller in einen entspannten Zustand gelangen, denn Sie haben Ihrem Körper eine neue Gewohnheit beigebracht, nämlich auf das Signal „ganz ruhig" oder die Vorstellung des angenehmen Bildes mit Entspannung zu reagieren. In für Sie kritischen Situationen müssen Sie sich dann lediglich an das Bild oder die Worte erinnern und schon kommt automatisch die Entspannung.

Wenn Sie möchten, sprechen Sie die Anleitung zur Progressiven Muskelentspannung auf Band oder kaufen Sie sich eine bereits besprochene Kassette oder CD. Auf der CD ‹Tiefenentspannung nach Jacobson› (PAL-Verlag), finden Sie eine Kurzform der Progressiven Muskelentspannung und eine Phantasiereise (Dauer je 20 Minuten). Andere Möglichkeiten, sich gezielt zu entspannen, bieten das Yoga und das Autogene Training. Wenn Sie bereits eine der beiden Strategien beherrschen, können Sie auch diese zur Entspannung einsetzen.

Bewegung mit Spaß und Lust

Wenn unser Körper angespannt ist, weil wir uns seelisch schlecht fühlen, dann ist Essen das Letzte, was er benötigt. Wie wir bereits besprochen haben, ist er bereit zu Kampf oder Flucht. Da wir heute unsere Konflikte nur noch sehr selten durch Kampf oder Flucht lösen können, müssen wir uns etwas anderes einfallen lassen, um unsere überflüssige Energie loszuwerden: Eine sehr wirkungsvolle Methode des Stressabbaus ist Bewegung.

Bewegung vermag jedoch noch mehr. Sie weckt automatisch den Instinkt des Körpers, sich richtig und gesund zu ernähren. Sie weckt wieder das Gefühl dafür, wann es Zeit ist, zu essen, und wann wir satt sind. Und Bewegung verschafft uns ein gutes Körpergefühl.

Bewegung macht beweglich und Beweglichkeit kann manches in Bewegung setzen.
- Paul Haschek -

Bei dem Gedanken, sich mehr bewegen zu „müssen", kommen Ihnen vielleicht eine ganze Menge Einwände:
„Ich hasse Bewegung."
„Mir tut alles weh, wenn ich mich bewege."
„Diesen durchgestylten Typen im Fitnessstudio mag ich nicht begegnen."
„Was werden die Leute von mir denken, wenn ich meinen dicken Körper bewege? Ich mach' mich doch nur lächerlich."
„Sport hat mir noch nie Spaß gemacht. Das ist nur eine Quälerei."
„Nach all den Jahren Inaktivität kann ich doch nicht einfach Sport machen."
„Ich werde mich dumm anstellen."
„Mir geht so schnell die Luft aus."
„Mir tut ohnehin schon alles weh und ich kriege keine Luft."

Kommen Ihnen diese Stimmen vertraut vor? Verbinden Sie mit Bewegung nur negative Gefühle und Gedanken? Ist für Sie Bewegung gleichbedeutend mit Unwohlsein, Schweiß, Muskelkater, Schmerzen, Atemnot, Leid, Ablehnung, Lächerlichkeit, Ungeschicklichkeit, Ungelenkigkeit?

Dann kann ich gut verstehen, dass Sie beim Stichwort Bewegung gleich dankend abwinken. Sie wissen inzwischen, dass wir Menschen alles anstreben, was uns lustvoll erscheint, und alles zu vermeiden versuchen, was wir mit Schmerzen und Anstrengung verknüpfen. Es geht aber auch anders. Wie wäre es mit dieser Vorstellung von Bewegung?

Lustvolle und genussvolle Kalorien-Killer
30 Minuten guter Sex = 150 kcal
30 Minuten Küssen = 100 kcal

Bewegung soll in erster Linie Spaß machen. Die neue hilfreiche „Bewegungsformel" könnte folgendermaßen für Sie lauten:

Bewegung = Entspannung, Spaß, wohl fühlen im Körper, beweglicher werden, sich freier fühlen, sich leichter fühlen
Das soll von nun an Ihre Devise hier sein.

Vergleichen wir das Verhalten Übergewichtiger wieder mit dem natürlich Schlanker. Wenn sich natürlich Schlanke bewegen, dann in der Regel nur, weil es ihnen Spaß macht. Sie sehen es nicht als Verpflichtung und tun es auch nicht „nur der Gesundheit wegen". Es gibt aber auch natürlich Schlanke, die sich wenig bewegen, weil sie damit nichts Positives verknüpfen. Sie haben also die Wahlmöglichkeit, sich in Zukunft mehr zu bewegen oder alles so zu belassen wie bisher. Beachten Sie jedoch: Regelmäßige Bewegung unterstützt Ihr Ziel, abzunehmen, und deshalb wäre es hilfreich für Sie, sich häufiger in Bewegung zu setzen.

Um es ganz klar zu sagen: **Abnehmen kann nur, wer eine negative Energiebilanz hat.** D.h. Sie müssen mehr Energie verbrauchen, als Sie zu sich nehmen. Und wenn Sie Ihr Gewicht halten wollen, dann dürfen Sie nur so viel Energie zuführen, wie Sie verbrauchen. Essen Sie mehr, dann bedeutet das für Sie auch mehr Bewegung, wenn Sie Ihr Gewicht halten wollen. Die Art und Weise der körperlichen Betätigung ist dabei nicht entscheidend. Entscheidend ist nur, dass Sie sich bewegen - regelmäßig.

Wenn wir uns an unseren Vorfahren orientieren und uns überlegen, wofür unser Körper konstruiert ist und welche Aufgaben er früher hatte, dann kommen wir zu dem Schluss, dass Bewegung **in unserer Natur** liegt. Früher musste man sich bewegen und seine Nahrung suchen, um nicht zu verhungern. Früher musste man sich bewegen, um sein Leben zu erhalten und sich zu wehren. Vom Supermarktparkplatz bis zur Ladenkasse, vom Kühlschrank bis zum Fernseher, von der Tiefgarage bis zum Lift - dafür brauchen wir wenig Energie und sie reicht auch nicht aus, um Kalorien zu verbrauchen und Spannung abzubauen.

Untersuchungen haben ergeben, dass ein deutscher Beamter heute täglich im Schnitt nur 400 bis 700 Meter zu Fuß geht - inklusive Arbeitsweg. Das sind ungefähr 5 Minuten körperliche Aktivität pro Tag. Bei uns anderen sieht es nicht viel besser aus.

Wenn wir uns keine Zeit für unsere Gesundheit nehmen, dann müssen wir uns Zeit für unsere Krankheiten nehmen.

Wenn Sie sich zu mehr Bewegung bewegen wollen, müssen Sie Ihre bewegungshemmenden Vorstellungen ablegen.

Wie können Sie Ihr negatives Bild von Bewegung löschen?

Auch hier muss ich Ihnen antworten: „indem Sie zunächst **so tun, als ob** Sie Spaß an Bewegung hätten."

Ebenso wie Sie ganz bewusst damit beginnen, wie ein natürlich Schlanker zu denken, fühlen und handeln, und dann mit der Zeit automatisch so reagieren, ist es auch bei der Bewegung.

Sie können (wieder) Spaß an körperlicher Bewegung finden. Hatten Sie bisher sehr negative Erfahrungen gemacht, müssen Sie allerdings damit rechnen, dass Ihnen die Bewegung anfänglich wenig Spaß macht.

Vielleicht erscheint es Ihnen als Widerspruch, was ich Ihnen erzähle: Zum einen sollen Sie etwas so lange tun ohne Lust, bis es lustvoll wird. Zum anderen sollen Sie nur tun, was Ihnen Spaß macht. Und da haben Sie Recht, es ist widersprüchlich. Ich möchte Ihnen nochmals erklären, wie das zusammenhängt:

Wenn wir uns nur zur Bewegung zwingen und sie uns keinen Spaß macht, dann tut das weder unserer Seele, noch unserem Körper gut. Andererseits kann es sein, dass wir nur keinen Spaß empfinden, weil wir bisher schlechte Erfahrungen mit körperlicher Aktivität gemacht haben und das Ganze falsch angegangen sind. Um also herauszufinden, ob wir nicht auch mit der Bewegung Spaß und Zufriedenheit verknüpfen können, müssen wir es zumindest nochmals eine Zeit lang ausprobieren.

Was den neuen Start in die Bewegung von all den anderen Starts unterscheidet, ist: **Sie starten mit der Mentalität natürlich Schlanker,** d.h. Sie bewegen sich nicht vermehrt, weil Sie abnehmen müssen oder Ihr Arzt es Ihnen geraten hat. **Sie wollen stattdessen entdecken, ob Sie Spaß an mehr Bewegung und an Ihrem Körper finden können.**

Ganz bewusst suchen Sie nach Aktivitäten, die Ihnen Spaß bringen könnten:

Wenn Sie gerne putzen, dann putzen Sie die Wohnung besonders intensiv oder zusätzlich die Wohnung der Freundin.

Wenn Sie gerne gärtnern, warum sich nicht nach einem Kleingarten umschauen.

Wenn Sie Tiere lieben, warum nicht zwei- bis dreimal pro Woche einen Hund vom Tierheim ausführen?

Wenn Sie gerne Rad fahren, warum nicht den üblichen Einkauf mit dem Fahrrad erledigen?

Wenn Sie gerne tanzen, warum nicht zu Hause Ihre Lieblingsmusik auflegen und eine Runde tanzen?

Wenn Sie gerne Schlager trällern, warum nicht das Singen mit Bewegung verknüpfen?

Wenn Sie gerne spazieren gehen, warum nicht ab und zu einen Zahn zulegen oder zum Walken übergehen?

Der Ansatz des Natural Weight Program ist es, seinem Körper zu folgen und auf seine Signale zu hören. Deshalb möchte ich hier auch nur kurz darauf eingehen, weshalb Bewegung für Ihre Gesundheit förderlich ist.

Warum regelmäßige Bewegung gesund ist:

1. Regelmäßige Bewegung ist die Voraussetzung, um das zugeführte Fett maximal zu verbrennen.
2. Regelmäßige Bewegung baut Muskelmasse auf. Wenn wir mehr Muskelmasse statt Fettmasse haben, wird mehr aufgenommene Energie verbraucht und weniger Fett gespeichert.
3. Bewegung kurbelt den Energieverbrauch an, erhöht den Grundumsatz.
4. Wenn Sie sich ausreichend bewegen, hilft Ihnen das dabei, Hunger und Sättigung wieder besser zu spüren.
5. Mit körperlicher Bewegung senken Sie die Blutfett- und Blutdruckwerte sowie die Gerinnungsneigung des Blutes.

6. Regelmäßige Aktivität steigert den Stoffwechsel der Zellen und stärkt das Immunsystem.
7. Regelmäßige Bewegung hellt die Stimmung auf und hilft Depressionen zu überwinden. Ihr Körper setzt körpereigene Schmerzmittel und Highmacher, sog. Endorphine frei.
8. Bewegung hilft, das Risiko für Herz-Kreislauf-Erkrankungen zu senken.
9. Bewegung hilft, die Stresshormone, die auch für einen erhöhten Blutfettspiegel verantwortlich sind, abzubauen.
10. Bewegung hilft, einen gesunden Zucker- und Fettstoffwechsel zu erhalten.
11. Bewegung sorgt für eine bessere Sauerstoffversorgung, die besonders unserem Gehirn zugute kommt und unsere Kreativität steigert.

Wer sich regelmäßig bewegt, bekommt mehr Lust auf gesunde Nahrung und weniger Heißhungerattacken, und dessen Blutzuckerspiegel ist stabiler.

„Wie viel Zeit muss ich denn nun für körperliche Aktivität opfern?", das werden Sie sich nun vielleicht fragen.

Mit dieser Frage bewegen wir uns wieder weg von der Denkweise natürlich schlanker Menschen. Die Wörter „müssen" und „opfern" führen uns weg von der Lust. Gestatten Sie, dass ich Ihre Frage dahingehend umformuliere:

Wieviel Bewegung ist notwendig, um all diese positiven Effekte zu erhalten?

Den positiven gesundheitlichen Effekt können wir durch ein kurzes intensives 30-Minuten-Training oder langsameres längeres (60 Min.) Training erreichen - drei- bis fünfmal wöchentlich, besser noch täglich. Wenn Sie untrainiert sind, empfiehlt es sich, langsam zu starten und mehr Zeit zu investieren. Ihr Körper muss sich erst an die zusätzliche Bewegung gewöhnen, und Sie wollen ja auch Freude dabei verspüren. Große Muskelgruppen wie Bein- und Rückenmuskulatur sollten trainiert werden. Um Sie ein wenig zu motivieren: Untersuchungen zeigen, dass bereits 6 Minuten Treppensteigen täglich das Leben im statistischen Durchschnitt um 2 Jahre verlängern kann. Und: Nur 10 Minuten Treppen steigen oder Rad fahren verbraucht 100 Kalorien.

Sie haben noch viele weitere Möglichkeiten, es sich besonders leicht zu machen, diese Durststrecke zu überbrücken, bis Sie (wieder) Spaß an der Bewegung finden.

Was Ihnen den Einstieg in mehr Bewegung erleichtern kann

- **Bauen Sie eine Extra-Portion Bewegung in Ihren normalen Tagesablauf ein.**
Dies haben Sie vielleicht schon praktiziert? Am Ende des 1. Kapitels hatte ich Ihnen bereits vorgeschlagen, täglich für ein wenig mehr körperliche Aktivität zu sorgen. Dabei meinte ich nicht den Gang zum Fitness-Studio, sondern einfach im Alltag häufiger aktiv zu werden, Treppen statt den Lift zu nehmen, zu Fuß statt mit dem Auto die Brötchen zu holen oder das Rad zu nehmen, usw. **Jeder Schritt macht fit.**
Wenn Sie bisher noch nicht die Kurve bekommen haben, sich mehr zu bewegen, dann nehmen Sie jetzt den Fragebogen am Ende von Kapitel 8 ‹Wieviel Bewegung haben Sie im Augenblick in Ihrem Alltag?› zur Hand. Wo können Sie mühelos mehr Bewegung einbauen?

Sie könnten Ihre Muskeln auch trainieren, indem Sie statt des Einkaufswagens einen Korb nehmen, indem Sie am Arbeitsplatz der Kollegin im Nachbarzimmer eine Nachricht direkt vorbeibringen, statt eine Mail zu schicken, indem Sie sich am Ballspiel der Kinder beteiligen, usw.

- **Suchen Sie sich eine Aktivität aus, die Ihnen (noch am ehesten) Spaß machen könnte,** wenn Sie sich gezielt

Zeit für Bewegung in Ihren Alltag einplanen wollen. Ich weiß aus eigener Erfahrung, wie frustig es ist, sich etwas auszuwählen, was eigentlich gar nicht zu einem passt. Ich hatte mir vor Jahren vorgenommen, zu joggen. Da ich bei jedem Joggen Seitenstechen bekam und mir die Luft ausging, musste ich mich jedes Mal zum Joggen zwingen. Jedes noch so kleine Wölkchen am Himmel nahm ich zum Anlass, nicht rauszugehen, *„denn es könnte ja schließlich regnen"*. Jetzt walke ich begeistert fast jeden Tag 40 Minuten lang und bedaure es aufrichtig, wenn ich einmal nicht walken kann. Beim Walken bekomme ich ausreichend Luft, kein Seitenstechen und mein Körper gibt mir sofort ein Wohlgefühl.

- **Stecken Sie sich gut erreichbare Zeit-Ziele.**

Wenn Sie sich ein allzu hohes Ziel stecken und sich vielleicht jeden Tag 1 Stunde Bewegung vornehmen, dann machen Sie es sich ausgesprochen schwer, mit Bewegung ein positives Gefühl und Erfolg zu verknüpfen. Immer wenn Sie sich keine Stunde Zeit nehmen, haben Sie dann das Gefühl, „versagt" zu haben, und Sie laufen Gefahr, dann alles hinzuwerfen. Lieber nehmen Sie sich ein kleines, realistisches, überschaubares Ziel vor und entscheiden sich dann, wenn es sich ergibt, mehr Zeit zu investieren. Dann haben Sie das Gefühl „besonders fleißig" zu sein. Jedes auch noch so kleine Mehr an Bewegung zählt.

- **Gehen Sie behutsam mit sich um und überfordern Sie sich nicht.**

Lieber die Bewegung langsam steigern und Spaß dabei haben, als sich zu überfordern, am nächsten Tag mit Muskelkater bestraft zu werden, und dann nie mehr an den Start zu gehen. Sie können sich Zeit lassen, es geht darum, neue lebenslange(!) „Leidenschaften" zu entwickeln.

- **Belohnen Sie sich für jedes kleine Schrittchen.**

Lenken Sie Ihren Blick auf das, was Sie tun, und nicht auf

die Misserfolge. Loben Sie sich, wenn Sie in Bewegung kommen. Vielleicht wollen Sie sich dafür auch anfangs etwas Schönes gönnen, wenn Sie die Woche über Ihrem Plan gefolgt sind? Wenn Sie erst einmal eine Form der Bewegung gefunden haben, die Ihnen Spaß macht, dann ist das Bewegen und das damit verbundene Wohlbefinden alleine schon Belohnung genug.

- **Tun Sie sich mit Menschen zusammen, die sich gerne bewegen und Sie sozusagen einführen** (Natürlich sollten Sie keine Hochleistungssportler aussuchen, bei denen Sie sich dann nur als Versager vorkommen). Viele Menschen motivieren sich leichter, wenn Sie sich mit anderen verabreden und wissen, dass sie erwartet werden. Außerdem kann es mehr Spaß machen, mit anderen aktiv zu sein.

- **Tun Sie sich mit Menschen zusammen, die bisher auch Bewegungsmuffel waren, um sich gegenseitig zu unterstützen.**
Unter Gleichgesinnten und Leidensgenossen fühlen sich viele wohler, weil sie sich verstanden fühlen und auch eher das Gefühl haben, mithalten zu können.

- **Überlegen Sie sich, wie Sie sich Ihre Bewegung „schmackhaft machen und versüßen".**
Wenn Sie ohnehin täglich Nachrichten im Fernsehen schauen, warum nicht den Hometrainer vor dem Fernseher aufstellen und so zwei Fliegen mit einer Klappe schlagen? Für viele Menschen geht mit Musik auch vieles leichter und ein Walkman ist eine gute Anschaffung. Manche lieben es, über ihre „Leistungssteigerung" eine Rückmeldung zu erhalten. Da können sich ein Schrittzähler oder ein Herzfrequenzmesser bewähren (sind in Sportabteilungen erhältlich).

- **Kaufen Sie sich die nötige Gerätschaft und kleiden Sie sich so ein, dass Ihnen die Bewegung Spaß macht.**
Und natürlich motiviert es auch ein wenig mehr, wenn man

weiß, dass man viel Geld angelegt hat und kein Mensch ist, der gerne Geld zum Fenster hinauswirft.

- **Holen Sie sich Motivationshilfe durch Bücher, in denen Ihnen Lust auf Bewegung gemacht wird.**

- **Malen Sie sich schon am Abend im Bett aus, wie Sie am nächsten Tag Ihr Bewegungspensum absolvieren und Spaß dabei haben.**

Manchmal genügt es auch, sich vorzustellen, wie gut es einem danach gehen wird, wie stolz man auf sich selbst ist, wie gut sich der Körper anfühlt, usw.

Zwei Fragen, die bei meinen Kursteilnehmern im Zusammenhang mit Sport häufig auftauchen:

„Ich bin übergewichtig und möchte mich mehr bewegen. Was ist für mich günstig?"

Zur Gewichtsabnahme geeignete Bewegungsarten sind solche, die ausdauernd für 30 bis 45 Minuten betrieben werden können und die gelenkschonend sind. Dazu gehören rasches Gehen (Walking), Wandern, Rad fahren, Schwimmen, Aqua-Jogging, Aqua-Fatburning, Gymnastik mit Musik, Inline-Skaten, Tanzen, Skilanglauf. Joggen ist weniger geeignet, wenn Sie unter starkem Übergewicht leiden, denn dann werden Ihre Gelenke zu sehr strapaziert.

„Nach dem Laufen habe ich regelmäßig einen Bärenhunger. Was soll ich machen?"

Ursache Ihres Bärenhungers ist wahrscheinlich, dass die Belastung zu hoch war. Sie haben also zu intensiv trainiert bzw. sind zu schnell gelaufen.

Was sollten Sie sonst noch beachten?

- Sorgen Sie für ausreichend Flüssigkeit, denn Sie verlieren bei sportlicher Aktivität mit mittlerer Intensität nicht nur Wasser, sondern auch Mineralstoffe und Spurenelemente. Trinken Sie also nach dem Sport am besten Mineralwasser oder Apfelsaftschorle.

- Wenn Sie die Bewegung ganz gezielt einsetzen wollen, um Ihr Gewicht zu beeinflussen, ist es wichtig, im optimalen Herzfrequenzbereich zu laufen. Der optimale Herzfrequenzbereich ist der Bereich, bei dem der Körper den durch die Atmung aufgenommenen Sauerstoff nutzt, um eingelagerte Kohlenhydrate und Fette zu verbrennen und damit die Fettreserven zu reduzieren. Die für Sie geeignete Herzfrequenz können Sie so ermitteln: Ziehen Sie von dem Wert 170 Ihr Alter ab. Die sich ergebende Zahl ist der Puls, den Sie bei sportlicher Tätigkeit nicht überschreiten sollten.

Oder einfacher ausgedrückt: Man läuft ohne Anstrengung und die Muskeln haben genügend Sauerstoff, um Fett zu verbrennen. Wir spüren das, dann haben wir nämlich bei der Bewegung genügend Luft, um uns unterhalten zu können. Richtig ist die Intensität, wenn wir uns 5 Minuten nach dem Sport richtig frisch fühlen und keinen Hunger haben.

Es würde hier jetzt zu weit führen, auf dieses Thema genauer einzugehen. Hierfür möchte ich Ihnen vorschlagen, einen Kurs in der Bewegungsart, für die Sie sich entschieden haben, mitzumachen oder (für die ganz Entschiedenen unter ihnen) einen Sportmediziner zu befragen. Auch eine Pulsuhr kann Ihnen dabei helfen, die geeignete Intensität für Ihren Körper zu finden.

- Sorgen Sie dafür, dass Sie sich möglichst häufig im Freien bewegen. Wenn Sie sich im Freien bewegen, kann Ihr Körper Vitamin D, das die Knochengesundheit mitbeeinflusst, herstellen. Vitamin D ist wiederum für die Insulinproduktion sehr wichtig. Außerdem sorgt Licht dafür, dass das Serotonin, ein Botenstoff im Gehirn, der unsere Stimmung aufhellt, nicht abfällt.

Schlusswort

Liebe Leserin, lieber Leser,
ich hoffe, mir ist es in diesem Kapitel zumindest gelungen, Sie dafür zu begeistern, dass Sie Ihre Stimmung und Ihre körperliche Verfassung unmittelbar und direkt durch Ihre Atmung und die Muskelanspannung beeinflussen können. Mir liegt es sehr am Herzen, Sie auf die in Ihnen liegenden großartigen Ressourcen aufmerksam zu machen. Das Zusammenspiel zwischen Körper und Seele ist einfach phantastisch. Sie können sich im Alltag von Stress, Angst, Ärger und all den anderen unangenehmen Gefühlen befreien, indem Sie sich bewusst entspannen und Ihre Einstellungen verändern. Sie haben diese Beruhigungsmittel immer bei sich und müssen nichts dafür bezahlen.

Ich kann verstehen, wenn Sie im Augenblick auf meinen Vorschlag, sich mehr zu bewegen, vielleicht nur sehr verhalten reagieren. Mir ging es wirklich lange Jahre ähnlich. Erst seit ich die Bewegung fand, die mir wirklich Spaß macht, das Walken, gehört sie zu einer meiner Leidenschaften. Sie können ebenso wie ich Ihre körperliche „Hausapotheke" nutzen, um sich in bessere Stimmung zu bringen, und eine körperliche Aktivität finden, die Sie förmlich anzieht und leidenschaftlich macht.

Wir sind nicht nur
für das verantwortlich,
was wir tun,
sondern auch für das,
was wir nicht tun.
Voltaire

10
Wie ich mit einem Rückfall umgehe und welche Ziele ich habe

Herzlichen Glückwunsch, Sie sind kurz vor Ihrem Reiseziel!

1. Sie haben sich jetzt all das Wissen angeeignet, um das Leben eines natürlich schlanken Menschen führen zu können.
2. Sie motivieren sich, indem Sie sich immer wieder ausmalen, wie Ihr Körper bereits natürlich schlank ist und Sie sich wie ein natürlich Schlanker verhalten.
3. Sie essen nur dann, wenn Sie körperlichen Hunger haben.
4. Sie essen das, was Ihr Körper verlangt und worauf Sie Lust haben.
5. Ihre Diätpläne und Diätprodukte haben Sie weggeworfen. Diätexperten und das Diätdenken haben ihre Macht über Sie verloren.
6. Sie nutzen jetzt wieder alle Sinne beim Essen und wollen aus jedem Bissen den optimalen Genuss ziehen.
7. Sie folgen den Signalen Ihres Körpers und hören auf, wenn er satt ist.
8. Wenn Sie sich seelisch schlecht fühlen und Verlangen nach Essen verspüren, dann ändern Sie die Gedanken, die Ihre negativen Gefühle verursachen.
9. Wenn Sie ein seelisches Verlangen haben, greifen Sie zu einem alternativen Verhalten aus Ihrer Wohlfühl-Liste.
10. Sie stoppen Ihren Heißhunger auf Essen, indem Sie Ihre Bilder und Gedanken verändern.
11. Wenn Sie unter Stress stehen und angespannt sind,

dann entspannen Sie sich aktiv, indem Sie eine Atem- oder Entspannungsübung machen.
12. Sie sorgen dafür, dass Ihr Körper (wieder) mehr Bewegung hat.
13. Sie haben sich mit Ihrem Körper mehr angefreundet und geben ihm Streicheleinheiten.
14. Sie sorgen für ausreichend Flüssigkeitszufuhr.

Höre ich Sie gerade ziemlich energisch und ärgerlich protestieren? *„Das ist zu viel verlangt. Das kann ich doch gar nicht in so kurzer Zeit lernen!" „Die Frau Wolf hat gut reden." „Das kann man doch gar nicht so konsequent durchhalten."* Oder zweifeln Sie vielleicht an sich selbst: *„Ich habe ja gewusst, dass ich das nicht schaffe!" „Ich habe mal wieder versagt."*

Dann möchte ich Sie beruhigen. Ich weiß sehr wohl, dass Sie keine Maschine und kein Computer sind, bei dem man einfach den Motor oder das Programm austauscht. Gewohnheiten lassen sich nicht von einem auf den anderen Tag verändern und so viele Gewohnheiten auf einmal schon gleich gar nicht. Zudem haben wir es hier mit Gewohnheiten zu tun, die Sie schon sehr lange haben. Außerdem sind wir Menschen nicht perfekt. Selbst wenn wir etwas ganz stark wollen, gibt es Ausrutscher und Rückfälle.

Trotzdem rufe ich Ihnen zu: **Willkommen im Club der natürlich Schlanken.** Natürlich Schlanke essen nämlich manchmal auch, wenn es ihnen seelisch schlecht geht. Sie essen auch ab und zu Fast Food. Sie essen und trinken auch mal einen über den Hunger und den Durst. Sie sind nicht unbedingt leidenschaftliche Bewegungsanhänger. Es sind ganz normale Menschen, die auch ihre Fehler und Schwächen haben.

Der Unterschied zu Ihnen besteht nur darin, dass natürlich Schlanke sich deshalb keine Vorwürfe machen und sich nicht verurteilen. Wenn sie über die Stränge schlagen, dann betrachten sie das nicht als Ausrutscher oder Rückfall. Und natürlich Schlanke nehmen ihren „Ausrutscher" auch nicht zum Anlass, alles hinzuschmeißen und dann in Zukunft 'hemmungslos' zu essen.

Das ist nämlich ein großer Gefahrenpunkt, den ich immer wieder beobachte. Im Übergewichtsdenken gibt es eine Art Automatismus. Verstößt man einmal gegen die Diät, dann taucht eine innere Stimme auf, die verkündet: *„Jetzt ist eh alles egal. Jetzt kannst du essen, was und wieviel du willst. Du hast eh versagt."*

Im Denken natürlich Schlanker sind eine solche Denkweise und Schlussfolgerung nicht zu finden. Erst einmal kann man immer essen, was man möchte. Und zweitens hört man in Zukunft wieder auf seinen Körper und darauf, wann er satt ist.

Wenn Sie von Ihrem Reiseziel abkommen ...

Bevor sich unsere Wege trennen, ist es mir ganz wichtig, Sie auf mögliche Umwege, Rückschritte, Ausrutscher, Rückfälle, Durchhänger oder wie wir es auch immer bezeichnen wollen, vorzubereiten.

Ich möchte zwischen Ausrutscher und Rückfall unterscheiden. Unter Ausrutscher verstehe ich, dass Sie ab und zu in einer Situation wie ein Übergewichtiger essen.
Rückfall bedeutet, dass Sie vollständig und für längere Zeit zu Ihrem Übergewichtsdenken und Handeln zurückkehren.

Wie Sie einen Ausrutscher am besten handhaben

Nehmen wir einmal an, es ist passiert! Obwohl Sie sich

ganz fest vorgenommen haben, beim 40. Geburtstag der Freundin nur so viel vom Buffet zu nehmen, bis Sie satt sind, haben Sie über den Hunger hinaus gegessen. Es hat einfach zu gut geschmeckt und überhaupt, die Stimmung war toll und Sie waren gut drauf. Nach dem Essen war der Abend aber dann für Sie gelaufen. Sie waren nur noch damit beschäftigt, sich Ihre Maßlosigkeit und Ihr Versagen vorzuwerfen. Gibt es bessere Wege, mit einem solchen Ausrutscher umzugehen?

Zunächst einmal: Es ist nur ein Ausrutscher.
Willkommen im Club der nicht perfekten Menschen. Natürlich schlanke Menschen würden in einer solchen Situation nicht im Entferntesten daran denken, sich dafür zu verurteilen. Warum auch? Sie haben ja keine Straftat begangen. Nur zu essen, bis sie satt sind, ist für sie kein Dogma und kein unumstößliches Gesetz, auf dessen Verletzung die Todesstrafe steht. Sie halten sich an diese Regel, weil sie im Allgemeinen gut damit fahren. Überschreitungen dieser Regel sind in Ordnung. Dafür essen sie am nächsten Tag weniger, aber nicht etwa, weil sie denken, auf Grund ihrer Maßlosigkeit vom Vortag weniger Kalorien zu sich nehmen zu müssen, sondern weil sie auf ihren Körper hören, der ihnen automatisch signalisiert: „Hör zu, ich bin noch so satt von gestern. Gib mir mal eine Verschnaufpause."

Sollten Sie in ganz bestimmten Situationen regelmäßig über Ihr gesetztes Ziel hinausschießen, dann möchte ich Ihnen folgende Vorgehensweisen vorschlagen - statt sich mit Selbstvorwürfen zu quälen:

Suchen Sie nach den Ursachen für Ihren Ausrutscher.
Sie können von Ihrem Ausrutscher lernen. Konzentrieren Sie sich auf Ihre Gefühle und Ihre Gedanken, die Sie zum „Überessen" gebracht haben - nicht auf das Essen selbst. Das Essen ist lediglich die Folge Ihrer Einstellungen, nicht das Problem.

Nutzen Sie den Ausrutscher als Chance zu erfahren, wie Sie sich zum „Ausrutschen" verleiten. Verfallen Sie in Ihr altes Diätdenken und erzählen sich, dass Sie das Essen unbedingt haben müssen? Essen Sie zu schnell und gierig, so dass Sie Ihr Sättigungsgefühl überhören? Sind Sie rebellisch (*„Ich will mir das nicht verbieten, das steht mir zu ..."*) und wollen einfach nicht auf Ihr Sättigungsgefühl hören? Essen Sie, um negative Gefühle zu unterdrücken und sich ruhiger zu fühlen? Fühlen Sie sich abgelehnt? Haben Sie Ärgergefühle oder Angst vor Ablehnung? Haben Sie Schuldgefühle? Gehen Sie Ihren alten äußeren Signalen auf den Leim und malen sich die Speisen zu lustvoll aus? Ist gerade Festtags-, Weihnachts- oder Urlaubszeit, die Sie immer mit viel Essen verbinden? Reden Sie sich ein, in einer solchen Situation nicht verzichten zu können?

Selbstverurteilung hilft Ihnen bei einem Ausrutscher auf gar keinen Fall. Nur indem Sie an sich und Ihren negativen Gedanken arbeiten, werden Sie Ausrutscher zukünftig immer häufiger verhindern können.

Notieren Sie am besten im ABC der Gefühle, in welcher Situation und durch welche Gedanken Sie den Ausrutscher gewöhnlich auslösen:

Das ABC zu meiner Ausrutscher-Situation:

A die **Situation** ist:

....

B ich **denke**:

....

C ich **fühle** mich **seelisch** ....

und **körperlich** .... und esse.

Überprüfen Sie Ihre Gedanken mit den Fragen: Ist es wirklich so, wie ich denke? Wo sind die Beweise? Wenn es so wäre, wie ich denke, was wäre so schlimm daran? und ersetzen Sie Ihre schädlichen Gedanken durch hilfreiche Gedanken, die in Zukunft einen Ausrutscher vermeiden. Hilfreich für Sie kann es hierbei sein, wenn Sie in den Kapiteln 6 und 7 nachlesen, wie Sie besser mit Ihren negativen Gefühlen umgehen können, und in den Kapiteln 3 und 8, wie Sie Ihr Verlangen stoppen können.

- Erarbeiten Sie sich ein alternatives Programm:
Wenn Sie wissen, wie Sie Ihren Ausrutscher auslösen und durch welche hilfreichen Gedanken und Phantasien Sie ihn in Zukunft verhindern können, dann tragen Sie es hier ein. Außerdem müssen Sie sich noch überlegen, was Sie, statt zu essen, in dieser Situation in Zukunft tun wollen:

Wenn ich wieder in die gleiche Situation komme,

möchte ich DENKEN ....

und mich .... **FÜHLEN**

und .... **TUN.**

Beispielsweise griff Ingrid, eine Kursteilnehmerin, immer zum Essen, wenn sie Streit mit ihrem Mann hatte. Sie schrieb folgendes ABC der Gefühle:
A die **Situation** ist:
Mein Mann wirft mir vor, dass ich den Haushalt nicht im Griff habe.
B ich **denke:**
Was bildet der sich ein. Ich habe genug zu tun. Den ganzen Tag rackere ich mich für ihn ab. Er sollte etwas Rücksicht auf mich nehmen und nicht so viel von mir verlangen. (negative Bewertung)

C ich **fühle** und **verhalte** mich:
Bin ärgerlich, sage nichts und esse eine Tafel Schokolade.

Ingrid hat ihre Gedanken mit der Frage überprüft: „Ist es wahr, dass mein Mann mehr Rücksicht auf mich nehmen und nicht so viel von mir verlangen sollte?" Dies musste sie verneinen. Es wäre zwar schön, aber er muss es nicht tun, nur weil sie es sich wünscht. Sie nahm sich vor, zukünftig in einer ähnlichen Situation so zu denken: „Er hat das Recht, so viel von mir zu erwarten. Ich kann entscheiden, wie ich damit umgehe. Ich kann entscheiden, ob ich mich darüber ärgere oder nicht. Ich tue, was mir mit meiner Zeiteinteilung möglich und wichtig ist. Wenn er damit nicht zufrieden ist, ist das sein Problem. Es steht ihm frei, mir zu helfen."

Ingrid will zukünftig ruhig bleiben und ihrem Mann sagen, dass sie den Haushalt so erledigt, wie sie es für richtig hält. Wenn er mehr erledigt haben wolle, müsse er woanders Abstriche machen oder er müsse mit anpacken. Sie will ihre Meinung kundtun, statt zur Schokolade zu greifen.

- **Machen Sie Vorstellungsübungen.**
Stellen Sie sich die Situation, in der Sie Ihren Ausrutscher haben, mehrmals lebendig vor. Nehmen Sie dabei eine selbstbewusste Körperhaltung ein - wie ein Gewinner. Sehen Sie sich Ihre neuen Gedanken denken, die Sie soeben erarbeitet haben. Sehen Sie sich so fühlen und verhalten, wie Sie es gerne möchten. Stellen Sie sich vor, dass Sie sich wie ein natürlich Schlanker verhalten. Machen Sie diese Übung eine Woche lang täglich 5 bis 10 Minuten.

- **Erinnern Sie sich daran, dass das Verlangen kein verlässliches Zeichen für körperlichen Hunger ist.**
Das Verlangen, das Sie in der Situation, in der Sie den Ausrutscher haben, verspüren, kann die Folge Ihres alten Programms sein, Ihre negativen Gefühle durch Essen zu bekämpfen. Ihr Verlangen kann aber auch einfach ausgelöst werden durch äußere Reize wie den Geruch von Hamburgern oder vom Knacken der Erdnüsse, die die Kollegin am Schreibtisch isst. Überlegen Sie sich, wie Sie in Zukunft

diesen Automatismus unterbrechen wollen. Machen Sie sich nochmals die äußeren und inneren Signale sowie Ihre gesellschaftlichen Regeln bewusst, in denen Sie gefährdet sind, zu essen (s. Kapitel 2). Rufen Sie sich die Strategien in Erinnerung, die Sie einsetzen möchten, um das Verlangen abzubauen (s. Kapitel 3 und 8). Und üben Sie diese Strategien. Wenn es sich um körperlich bedingten Heißhunger handelt (etwa ausgelöst dadurch, dass Sie Mahlzeiten überspringen oder sich überwiegend von kohlenhydrathaltigen Produkten ernähren), dann lesen Sie in Kapitel 3 nach, wie Sie den Fressanfall am besten vermeiden können.

- **Überlegen Sie sich auch, wie Sie sich in Zukunft am besten kurz VOR dem Ausrutscher motivieren können, sich gegen ihn zu entscheiden.**
Was könnte Ihnen helfen, auf dem Pfad natürlich Schlanker zu bleiben? Woran könnten Sie sich erinnern? Was könnte hilfreich in einer solchen Situation für Sie sein? Es könnte hilfreich sein, eine Freundin anzurufen, in einen Chatroom zu gehen oder einfach von Ihrem Platz aufzustehen.

Wenn ich in Zukunft nah daran bin, schwach zu werden, könnte ich Folgendes denken und tun:

1. ....
2. ....
3. ....
4. ....

Wie Sie sich zu einem Rückfall bringen können

Ich habe Ihnen in den vorangegangenen Kapiteln viele Stolpersteine und Hürden auf dem Weg zum natürlich schlanken Leben aufgezeigt. Sie konnten von meinen Erfahrungen und denen meiner Klienten profitieren. Nicht alle Hürden werden auch Sie auf Ihrem Weg vorfinden. Ebenso wie es bei einer Bergbesteigung gut ist zu wissen, welche Schluchten man überqueren und welche Höhenmeter man überwinden muss, ist es für Sie hilfreich, sich auf die Stolpersteine vorzubereiten, die Sie sich **selbst** in den Weg legen könnten. Wenn Sie wissen, wie Sie sich ein Bein stellen könnten, sind Sie wachsamer und können sich sogar vorsorglich wappnen. Deshalb möchte ich Sie ganz provokativ bitten, folgende Fragen zu beantworten:

Was muss ich tun oder denken, um rückfällig zu werden und zu meinem Übergewichtsdenken zurückzukehren?
Wie bringe ich mich ganz besonders in Gefahr, mein Ziel, ein natürlich schlankes Leben zu führen, aus den Augen zu verlieren?

Ich muss **denken** und mir **ausmalen**

....
....
....

Ich muss **tun**

....
....
....

Beispielsweise könnten Sie antworten: „Ich hole meine Waage aus dem Keller und wiege mich täglich. Ich verbiete mir das Stück Kuchen zum Nachmittagskaffee. Ich erzähle mir, dass ich es nicht schaffe. Ich esse, wenn ich mich über die Kinder ärgere. Ich mache mir Lust auf Ferrero-Küsschen, indem ich mir ausmale, welchen Genuss ich beim Essen haben werde."

Seien Sie also besonders wachsam, wenn Sie sich bei

einer der Verhaltens- oder Denkweisen ertappen, die Sie oben eintragen. Entwickeln Sie am besten jetzt schon Ihren **Rettungsplan**:
Was muss ich denken und tun, um mein Ziel, natürlich schlank zu leben, zu erreichen?

Ich muss **denken** und mir **ausmalen**

....
....
....

Ich muss **tun**

....
....
....

Sie können sich also gegen einen Rückfall „immunisieren", indem Sie möglichst oft diese Gedanken denken und sich wie ein natürlich Schlanker verhalten. Am besten schreiben Sie sich diese „Rettungsgedanken" auf ein Kärtchen, das Sie mit sich herumtragen, oder sogar auf ein Poster, das Sie zu Hause an die Wand pinnen.

Wie kann es zum Rückfall kommen?

Trotz aller guten Vorsätze könnten auch Sie zu irgendeinem Zeitpunkt rückfällig werden und für längere Zeit in Ihr altes übergewichtiges Denken und Handeln „verfallen". Nehmen wir einmal an, dass Sie beginnen, in den Situationen wieder zum Essen zu greifen, in denen Sie sich seelisch schlecht fühlen und keinen körperlichen Hunger haben. Sie essen nicht mehr bewusst oder nicht mehr das, was Sie wirklich möchten, oder essen wieder mehr, als Ihr Körper braucht.

Das Umlernen einer Gewohnheit dauert zwischen 30 und 60 Tagen. Auch dann, wenn ein Verhalten bereits automatisch geworden ist, kann es in schwierigen Situationen zu einem Rückfall kommen.
Beispielsweise könnten Sie sich für Ihr altes Übergewichtsdenken und Übergewichtshandeln entscheiden,
- wenn Sie ärgerlich auf einen anderen sind, dem zuliebe Sie abgenommen haben.
- wenn Sie sehr erschöpft, in mieser Stimmung oder ohnehin kraftlos sind.
- wenn Sie in einer generellen Krise sind wie etwa nach einer Trennung, Entlassung, einem Todesfall, Intrigen im Büro.
- wenn Sie verzweifelt und hoffnungslos sind und glauben, es sei ohnehin alles ausweglos.
- wenn Freundinnen erfolgreich und schnell durch eine Diät abgenommen haben und Sie die Regeln natürlich Schlanker generell infrage stellen.
- wenn Sie ungeduldig werden, weil Sie nicht so schnell oder so viel abgenommen haben, wie Sie es möchten.
- wenn Sie Angst vor dem Schlanksein haben (auf diesen Punkt komme ich weiter unten noch zu sprechen).

Was tun bei einem Rückfall?

- Vergeben Sie sich! Verzichten Sie auf Schuldgefühle und akzeptieren Sie Ihren Rückfall.
Ein Rückfall ist absolut kein Grund, sich zu verurteilen oder zu denken: *„Ich werde es nie schaffen."* Jedes Umlernen benötigt Zeit und Training. Sie sind ein Mensch - und jeder Mensch ist von Geburt an dazu verurteilt, immer mal wieder Fehler zu machen. Sie sind liebenswert, allein schon deshalb, weil Sie leben. Daran ändert ein Rückfall absolut nichts. Wenn Sie als kleines Kind beim ersten Sturz liegen geblieben wären, hätten Sie niemals laufen gelernt. Erfolg haben heißt, einmal mehr aufstehen, als man hinfällt.

- Suchen Sie aktiv nach Möglichkeiten, Ihre Probleme ohne Essen zu lösen.
Nehmen Sie Kontakt zu einer Selbsthilfegruppe oder einem Psychotherapeuten auf. Wenn es Ihnen wieder besser geht, haben Sie auch mehr Kraft, sich an die Strategien natürlich schlanker Menschen zu halten.

- Beginnen Sie nochmals mit Kapitel 1
Bringen Sie sich wieder in die positive Stimmung, natürlich schlank zu sein. Wenn Sie sich ausmalen, was Sie als natürlich Schlanker (wieder) gewinnen können, werden Sie mehr Kraft zum Wiedereinstieg und Neuanfang haben.

- Treffen Sie die Entscheidung zum Wiedereinstieg.
Erinnern Sie sich daran: Sie können in jedem Augenblick entscheiden, wieder mit dem selbstschädigenden übergewichtigen Essverhalten aufzuhören - auch und gerade dann, wenn Sie wieder Gewicht zugelegt haben.

- Behandeln Sie sich besonders liebevoll.
In einer Krise braucht Ihr Körper besonders viel Zuwendung und Aufmerksamkeit - aber nicht durch Essen. Lassen Sie sich eine Massage geben. Machen Sie Entspannungs- und Atemübungen. Bauen Sie Ihre Anspannung durch Bewegung ab. Trinken Sie viel Mineralwasser, aber füttern Sie sich nicht mit einer maßlosen Menge an Süßigkeiten. Wenn Sie möchten, essen Sie Süßes, aber mit Genuss! Man weiß beispielsweise, dass Schokolade die Konzentration von Serotonin im Gehirn ansteigen lässt, welches für eine gute Stimmung zuständig ist.

- Verändern Sie Ihre Einstellungen.
Ersetzen Sie Übergewichtsgedanken wie *„Ich brauche jetzt was Süßes, es geht mir schon schlecht genug"*, *„Es ist eh alles egal"*, *„Wenigstens **ich** tue mir noch was Gutes (wenn ich überesse)"*, *„Nur durch Schokolade kann ich die schwere Zeit überleben"* durch hilfreiche Gedanken wie z.B.:

„Mein Körper braucht jetzt besonders viel Unterstützung. Ich tue ihm etwas Gutes, indem ich für ausreichend Flüssigkeit, Bewegung, Schlaf und gesunde Ernährung sorge."
„Ich gebe meinem Körper ein wenig Schokolade und esse sie mit Genuss." „Ich tue meinem Körper etwas Gutes, indem ich mir etwas aus meiner Wohlfühl-Liste auswähle."

Von vielen Klienten und auch von mir weiß ich, dass es besonders in Krisensituationen schwer fällt, auf gesunde Ernährung zu achten. Man hat den Eindruck, überhaupt zu wenig Energie zu haben und zum gesunden Essen schon gleich gar keine Kraft. Häufig tritt dann das Bedürfnis nach Süßem und breiigen Speisen auf, die wir mit der Geborgenheit unserer Kindheit verknüpfen. Sorgen Sie dann einfach dafür, dass Ihr Speiseplan diese Leckereien enthält. Trinken Sie viel und, wenn Sie möchten, können Sie auch noch zusätzlich die Vitamine B, C und E, sowie Magnesium zur Unterstützung Ihres Körpers einnehmen.

- Erlauben Sie sich eine Auszeit.
Manchmal stehen in Krisensituationen so viele Veränderungen an, dass wir unsere Kraftreserven sorgsam dosieren müssen. Dann sollten Sie sich überlegen, ob Sie das Abnehmen nicht auf später verschieben - ohne sich zu verurteilen. Wichtig, setzen Sie sich einen Termin, an dem Sie wieder starten möchten, und beginnen Sie wieder bei Kapitel 1 des Natural Weight Program. Ich werde Sie dann nochmals von Anfang an auf der Reise begleiten. Da Sie die Reiseroute schon kennen, wird Ihnen auch vieles leichter fallen als bei der ersten Anreise.

Jede Erfahrung hat nur die Bedeutung, die wir ihr geben.

- Sehen Sie den Rückfall als Herausforderung.
Es sind nicht die Dinge, die über unser Befinden entscheiden, sondern unsere Sicht der Dinge. Erinnern Sie sich

noch daran? Sehen Sie Ihren Rückfall als Katastrophe an, dann fühlen Sie sich verzweifelt und ängstlich. Sehen Sie Ihren Rückfall als Chance an, neue Fähigkeiten zu entwickeln, oder als Herausforderung, zu beweisen, was alles in Ihnen steckt, dann werden Sie den Rückfall meistern. Wofür wollen Sie sich entscheiden?

Die Angst vor dem Schlanksein

Ich erlebe in meinen Kursen immer wieder Menschen, die sehr lange, sehr konsequent nach den Prinzipien natürlich Schlanker leben, erfolgreich abnehmen und dann eines Tages wieder ins Übergewichtsdenken und Handeln zurückfallen. Oben haben wir schon einige Gründe hierfür besprochen. Auf einen möchte ich noch ausführlich eingehen: Die Angst vor dem Schlanksein.

So widersprüchlich es vielleicht für Sie klingen mag, wo Sie doch nichts lieber wollen, als abzunehmen, könnten Sie doch mehr Gründe haben, dick zu bleiben, als schlank zu werden. Im Folgenden habe ich Ihnen eine Liste von Argumenten für das Dicksein zusammengestellt, die mir meine Kursteilnehmer genannt haben. Am besten, Sie schauen sich die Aussagen einmal an und prüfen, ob Sie diese bejahen können. Erschrecken Sie nicht, wenn Sie mehrere Feststellungen mit Ja beantworten können. Verurteilen Sie sich nicht für Gründe, die Sie erkennen und lieber nicht wahrhaben wollen. Nur wenn Sie die Einstellungen zugeben, können Sie diese verändern. Bitte kreuzen Sie die auf Sie zutreffenden Aussagen ehrlich an. Ohne Ehrlichkeit gegenüber sich selbst können Sie nichts erreichen.

Ich habe in der Vergangenheit nicht abgenommen oder mein Gewicht nicht gehalten,
- weil ich anderen beweisen will, dass sie nicht über mich bestimmen können,
- weil ich mein Gewicht brauche, um zu erfahren, ob mein

Partner mich wirklich liebt, (wenn er mich wirklich liebt, akzeptiert er mich so, wie ich bin),
- weil andere Menschen mich dann verlassen würden, wenn ich einen schöneren Körper hätte,
- weil ich dann nicht weiß, was ich mit der vielen Zeit und Energie, in der ich mich nicht mehr um das Essen sorgen muss, anfangen soll,
- weil ich jetzt nicht das Geld habe, mich neu einzukleiden,
- weil ich Angst habe, meinem Partner sexuell untreu werden zu können, und damit meine Partnerschaft gefährden würde,
- weil Männer mich dann als Sexobjekt betrachten würden,
- weil ich dann keine Entschuldigung mehr für Misserfolge in Beruf und Partnerschaft habe,
- weil ich Ablehnung durch andere dann nicht mehr mit meinem Gewicht entschuldigen kann,
- weil ich andere mit meinem Gewicht strafen und treffen kann,
- weil ich anderen zeigen will, dass es wirklich nicht so einfach ist, abzunehmen, wie sie sagen,
- weil mir mein Gewicht ein Gefühl von Sicherheit und Schutz gibt,
- weil ich dann nicht mit anderen Frauen/Männern konkurrieren muss,
- weil das Gewicht den Eindruck einer ‚gewichtigen' Person, die man nicht übersehen kann, vermittelt,
- weil ich gerne so sein möchte wie .... (mein Vorbild),
- weil ich niemals so sein möchte wie .... (mein abschreckendes Vorbild),
- weil ich Angst habe, mit Menschen in Kontakt zu treten, und mein Gewicht als Entschuldigung brauche,
- weil ich gesund bleibe, wenn ich viel esse (*„Solange ich viel essen kann, habe ich keinen Krebs"*),
- weil ich unangenehme Dinge nicht tun muss, wenn ich esse,

- weil ich mich durch die Beschäftigung mit meinem Gewicht nicht mit anderen unangenehmen Themen und Gefühlen befassen muss.

Wenn Sie sich in einigen der Aussagen wiederentdeckt haben, dann ist es verständlich, dass Sie bisher rückfällig geworden sind. Sie wissen: Wir streben das an, was uns Freude, Sicherheit und Positives bringt, und wollen uns vor Leid und Schmerz schützen. Bisher hatten Sie den Eindruck, dass Ihr Übergewicht mehr Vorteile als Nachteile für Sie bringt. Sie verknüpfen Ihr Gewicht mit Gesundheit, Sicherheit, Ablenkung, Stärke, usw.

Wenn Sie sich noch intensiver mit den inneren Blockaden, die Sie vom Leben natürlich Schlanker abhalten könnten, beschäftigen möchten, nehmen Sie sich für die folgenden Übungen 20 Minuten Zeit.

1. Stellen Sie sich Situationen aus dem Alltag vor; Situationen am Arbeitsplatz, zu Hause, auf einem Fest, mit dem Partner. Stellen Sie sich vor, dass Sie **natürlich schlank** sind. Stellen Sie sich vor, wie Sie sich dann verhalten werden. Werden Ihnen bei dieser Vorstellung unangenehme Gefühle bewusst? Gibt es Dinge, vor denen Sie Angst haben?
Werden Sie von Ihren Eltern abgelehnt, wenn Sie nicht das essen, was diese für Sie herrichten? Werden Sie von Ihrem Partner als Spielverderber bezeichnet, wenn Sie nicht mithalten? Müssen Sie häufiger mit Ihrem Mann schlafen, wenn Sie schlank sind? Bekommen Sie keine Aufmerksamkeit mehr von anderen, wenn Sie schlank sind? Haben Sie Angst vor Fehlern, weil Sie dann Ihr Gewicht nicht mehr als Entschuldigung haben?

Notieren Sie sich im Folgenden, welche Nachteile Ihnen bei der Vorstellung, schlank zu sein, einfallen:

Schlecht daran, schlank zu sein, ist für mich,

dass ....
dass ....
dass ....
dass ....
dass ....
dass ....

2. Stellen Sie sich Situationen aus dem Alltag vor; Situationen am Arbeitsplatz, zu Hause, auf einem Fest, mit dem Partner. Stellen Sie sich vor, wie Sie diese Situationen mit Ihrem dicken Körper erleben.
Haben Sie in diesen Situationen **Vorteile** davon, dass Sie **dick** sind? Können Sie z.B. bestimmte Wünsche von anderen mit dem Verweis auf Ihr Gewicht besser ablehnen, als wenn Sie schlank wären? Können Sie durch Ihr Gewicht unangenehme Kontakte vermeiden?

Notieren Sie sich im Folgenden die Vorteile, die Sie durch Ihr Übergewicht haben.

Gut daran, dick zu sein, ist für mich,
dass ....
dass ....
dass ....
dass ....
dass ....
dass ....

Wenn Sie erfolgreich abnehmen und Ihr Gewicht auf Dauer halten wollen, benötigen Sie genügend gewichtige **positive Gründe für Ihr Leben als natürlich Schlanker.** Nehmen Sie sich deshalb einen Grund nach dem anderen, der für Ihr Übergewicht und gegen das Schlanksein gesprochen hat, vor, und suchen Sie nach anderen Möglichkeiten, diese Vorteile zu bekommen.

In Zukunft brauche ich mein Übergewicht nicht mehr

Ich werde ....
Ich werde ....
Ich werde ....
Ich werde ....
Ich werde ....

Beispielsweise hat Brigitte, eine Kursteilnehmerin, sich folgenden Plan zurechtgelegt:
„Gut daran, dick zu sein, war, dass ich meiner Mutter wenigstens in einem Bereich zeigen konnte, sie kann nicht über mich bestimmen." „In Zukunft werde ich Nein sagen, wenn sie wieder etwas von mir verlangt, was ich nicht möchte."
„Gut daran, dick zu sein, war, dass ich meine Arbeitsstelle nicht wechseln musste. Ich hatte immer das Argument, so dick kriegst du eh keine andere Stelle." „In Zukunft werde ich daran arbeiten, die Angst vor einer Bewerbung und dem Arbeitsplatzwechsel abzubauen."

Stillstand oder Gewichtszunahme als Grund für einen Rückfall

Wahrscheinlich überrasche ich Sie jetzt damit, dass ich auf einmal wieder auf die Waage und Ihr Gewicht zu sprechen komme. Im dritten Kapitel bat ich Sie, Ihre Waage in Urlaub zu schicken. Ich weiß nicht, ob Sie sich auf meine Bitte einlassen konnten, ob Sie sich zwischendurch schon einmal wieder gewogen haben oder ob Sie die Waage weiterhin jeden Tag befragt haben. Gleichgültig wie Sie mit der Waage verfahren sind, haben Sie sicher schon mehr als einmal einen Stillstand oder gar eine Gewichtszunahme erlebt. Obwohl Sie in Ihrem Essverhalten absolut nichts geändert haben oder im Gegenteil sogar noch weniger gegessen haben, wollte das Züngleinan der Waage nicht weiter zurückschnellen oder stieg stattdessen sogar an.

Solche Situationen sind ganz kritische Momente für Ihre Motivation. Verführerische Stimmen wie etwa *„Wofür dich quälen, wenn du doch nicht abnimmst?"*, *„Da siehst du, wohin dich dein Kasteien führt. Da kannst du auch wieder wie immer essen"*, oder wütende Stimmen *„Das taugt doch alles nichts"*, *„Dieser Sch...Körper, warum nimmt er nicht ab?"* treten auf den Plan. Um nicht in einem Rückfall zu enden, müssen Sie sich mit hilfreichen Einstellungen und mit dem Wissen über körperliche Vorgänge wappnen.

Es ist absolut normal, dass es beim Abnehmen immer einmal wieder zu einem Stillstand kommt. Dieser dauert manchmal eine Woche, manchmal mehrere Wochen. **Deshalb: Ruhe bewahren und weitermachen!**
Fahren Sie fort mit dem Natürlich-Schlank-Denken und Verhalten. Sie sind auf dem richtigen Weg, wenn Sie sich nach den Regeln natürlich Schlanker verhalten und zuvor damit abgenommen haben. Gönnen Sie Ihrem Körper eine Ruhephase, bis er zu „neuen Umbauaktionen" bereit ist. Bewegen Sie sich! Körperliche Bewegung hilft die Dauer des Stillstandes abzukürzen.

Weshalb kann man sein Gewicht nicht halten, obwohl man sein neues Essverhalten beibehält? Hierfür kann es viele unterschiedliche Erklärungen geben, beispielsweise:

- Krankheiten wie z.B. eine Schilddrüsenunterfunktion
- Medikamente können eine Gewichtszunahme auslösen: Mittel gegen Depressionen, Diabetes, Cortison oder die Antibabypille.
- Hormonelle Schwankungen während des Zyklus: Bei vielen Frauen kommt es vor den Tagen zur Wassereinlagerung, die sich aber meist in den ersten Tagen der Periode wieder verliert.
- Wechseljahre: In den Wechseljahren kommt es zu vielen körperlichen Veränderungen: In jedem Lebensjahrzehnt verlangsamt sich die Stoffwechselrate um annähernd

5%. Gleichzeitig nimmt die Muskelmasse ab (und meist auch die körperliche Bewegung). In den Wechseljahren benötigt man ca. 15 % weniger Energie als im Alter von 20 Jahren. Isst man mit 45 Jahren noch genauso viel wie mit 25, nimmt man also mit Sicherheit zu, wenn man sich nicht vermehrt bewegt.

Wie soll Ihr Leben generell aussehen?

Wir kommen zum Abschluss unserer gemeinsamen Reise nochmals zu einem Punkt, an dem sich übergewichtiges und natürlich schlankes Denken wesentlich voneinander unterscheiden: den Blickwinkel auf sich und das Leben.

Übergewichtiges Denken kann so aussehen:
- Die Gedanken kreisen um das Übergewicht, was man essen darf und was nicht.
- Übergewichtige vergleichen sich mit Schlanken und sind neidisch auf diese.
- Sie hadern mit dem Schicksal und werten sich ab.
- Sie überlegen, was sie wegen des Gewichts nicht tun können oder dürfen.
- Sie haben Angst, wegen ihres Übergewichts abgelehnt zu werden.
- Sie verschieben Wünsche auf später, „wenn sie erst einmal schlank sind".
- Sie glauben, wenn sie erst einmal schlank sind, dann lösen sich alle Probleme von allein.
- Sie verkneifen sich viele Dinge wegen des Gewichts.
- Sie nehmen ihr Gewicht als Alibi, unliebsame Dinge nicht tun zu müssen.
- Sie stopfen ihre Unzufriedenheit hinunter und ändern nichts an der Situation.

Natürlich schlankes Denken sieht so aus:
- Natürlich Schlanke beschäftigen sich damit, welche Ziele sie beruflich und privat erreichen möchten.

- Sie entwickeln ihre Fähigkeiten und Stärken weiter.
- Sie konzentrieren sich auf das Leben, den Beruf, die Familie, die Kinder, die Zukunft.
- Sie sagen Nein, wenn sie etwas nicht tun möchten.
- Sie ändern ihr Leben an den Stellen, die ihnen nicht gefallen.

Der Unterschied zwischen Übergewichtigen und Schlanken besteht darin, dass das Gewicht bei den natürlich Schlanken kein oder nur ein vorübergehendes Thema ist.

Auf dem Weg zum natürlich Schlanken dürfen Sie also ruhig Ihr Gewicht aus den Augen verlieren.

Übung 1
Meine persönlichen Ziele:
Verhalten Sie sich wie ein natürlich Schlanker, der Gewicht und Essen nicht als Mittelpunkt seines Lebens wählt. Sie haben einen unendlichen Schatz an Fähigkeiten in sich, den Sie nur entwickeln brauchen.

Machen Sie sich auf die Suche nach dem, was es für Sie noch Interessantes und Aufregendes im Leben geben könnte. Überlegen Sie sich, was Ihnen im Augenblick an Ihrem Leben nicht gefällt und was Sie aktiv verändern möchten. Womit sind Sie unzufrieden im Beruf, in der Partnerschaft, in der persönlichen Entwicklung, im Freundeskreis? Was entspricht nicht Ihren Lebensvorstellungen? Tragen Sie in der folgenden Liste ein, welche Ziele Sie angehen möchten. Warten Sie nicht, bis Sie schlank sind, sondern beginnen Sie **sofort** damit. Suchen Sie sich aus der Liste ein Ziel aus, auf das Sie hinarbeiten wollen.

Meine Ziele für die nächsten 90 Tage:

In meinem **Beruf**
1……………………………………………………………………………

2..
3..

in der **Partnerschaft**
1..
2..
3..

im **Haushalt**
1..
2..
3..

für meinen **Körper**
1..
2..
3..

zu meiner **Entspannung** und zu meinem **Vergnügen**
1..
2..
3..

für meine **persönliche Weiterentwicklung**
1..
2..
3..

für meine **finanzielle Situation**
1..
2..
3..

andere **Bereiche**
1..
2..
3..

Formulieren Sie Ihre Ziele möglichst konkret und genau. Nur so merken Sie, wann Sie Ihr Ziel erreicht haben. Achten Sie darauf, keine unrealistischen Ziele auszuwählen.

Da sich ein Ziel aus einer Vielzahl kleiner und kleinster Schrittchen zusammensetzt und Sie bis jetzt nur darin geübt sind, Ihre Handlung nach Erfolg und Misserfolg zu bewerten, ist die folgende Liste, **Ihr Erfolgstagebuch**, sehr wichtig für Sie. Tragen Sie in dieser Liste Ihre täglichen kleinen Schritte auf dem Weg zu Ihrem Ziel ein. Was zählt, sind Ihre Fortschritte und nicht, ob andere schon weiter oder schneller sind. Jetzt haben Sie begonnen. Nur das zählt für Ihr Leben. Mit jedem Tag mehr, an dem Sie etwas für Ihr Ziel tun, rückt Ihr Ziel ein wenig näher.

Übung 2
Mein Erfolgstagebuch
Datum: ......
Ich habe **heute** ein Lob verdient und mich wichtig genommen, weil

....
....

Führen Sie dieses Erfolgstagebuch für die nächsten 30 Tage. Sie können es in Ihr Schlankheits-Tagebuch integrieren oder aber Sie legen sich ein spezielles Erfolgstagebuch an. Sie können auch Ihren Kalender nutzen. Es wäre schade, wenn Sie sich nicht auf die Aufgabe einlassen, denn es ist unheimlich belohnend, wenn man später darin nachliest, wie man um seinen Fortschritt gerungen hat, wo man gestartet ist und wie weit man nun schon gekommen ist.

Und woran erkenne ich meinen Erfolg?

Vielleicht haben Sie sich schon seit langem oder aber auch erst jetzt, kurz vor Ende des NWP gefragt, woran Sie denn nun den Erfolg des gesamten Programms erkennen. Es scheint Ihnen, als ob hier zwei Welten aufeinander getroffen wären: Ich habe Ihnen geraten, die Waage in Urlaub zu schicken. Sie haben mein Buch gelesen, weil Sie Ihren Erfolg deutlich an den verlorenen Kilos festmachen wollen.

Nun, ich gebe zu, dass es belohnend für Sie sein kann, festzustellen, dass Sie soundso viele Kilogramm abgenommen haben. Und ich bin ehrlich gestanden auch neugierig darauf, was sich in Ihrem Körper getan hat.

Und, das ist die gute Nachricht für Sie: Es spricht auch von meiner Seite absolut nichts dagegen, wenn Sie sich zu diesem Zeitpunkt wiegen. Sie haben jetzt, wenn Sie meinen Rat angenommen haben, lange Zeit ohne Waage gelebt. Dies bedeutet, dass das Wiegen und die genaue Höhe des Gewichts nicht mehr die gleiche Bedeutung für Sie und Ihre Zufriedenheit haben. Sie haben außerdem Ihren Blick inzwischen auf ganz andere Dinge richten gelernt: den Genuss, die Qualität des Essens, Ihre weiteren Lebensziele, die Schönheit und Einzigartigkeit Ihres Körpers, Ihre Zufriedenheit, Ihre Lebensfreude ...

Ich hoffe, dass Sie der Waage, gleichgültig, was sie anzeigt, keine Macht mehr zugestehen. Also holen Sie die Waage aus Ihrem Versteck. Steigen Sie mit der absoluten Überzeugung als natürlich Schlanker auf die Waage: Der natürlich Schlanke ist neugierig, was der Zeiger anzeigt, Angst vor der Waage kennt er nicht.

Haben Sie sich gewogen? Was berichtet Ihnen die Waage über Ihre Veränderung? Haben sich Ihre Veränderungen im Denken und Verhalten bereits in Ihrem Körpergewicht niedergeschlagen? Jetzt bedaure ich es sehr, dass wir nur über das Buch miteinander Kontakt haben. Wie gerne würde ich Ihnen jetzt gratulieren und Ihren Erfolg mit Ihnen feiern. Wenn Sie möchten, können Sie mir in einem Brief Ihre persönlichen Erfahrungen und Erfolge mitteilen.

Und wenn sich der Zeiger der Waage nicht oder nicht so stark bewegt hat, wie Sie es sich erträumt haben? Dann sollten Sie Ihren Blick schleunigst weg vom Gewicht auf all die anderen Dinge lenken, die ebenfalls ERFOLG, FORTSCHRITT, WACHSTUM und mehr WOHLBEFINDEN bedeuten. Hier eine Auflistung möglicher Fortschritte, die Sie bereits gemacht haben:

Meine persönliche Erfolgsliste

- Ich mache keine Diät mehr und nehme keine Schlankheitsmittel mehr.
- Ich esse häufiger, was mir gut schmeckt, statt mir etwas zu verbieten.
- Ich habe ein unverkrampftes Verhältnis zum Essen.
- Ich denke nicht mehr ständig an „Du-darfst"- und „Du-darfst-nicht"-Nahrungsmittel.
- Ich kaufe keine Light-Produkte mehr.
- Ich kontrolliere nicht mehr so häufig mein Gewicht.
- Ich spüre häufiger, wenn ich körperlich hungrig bin.
- Ich esse seltener bei seelischem Verlangen.
- Ich kenne mein Sättigungssignal und esse seltener mehr, als mein Körper benötigt.
- Ich nutze meine Wohlfühl-Liste, um mich zu belohnen, zu trösten und in gute Stimmung zu bringen.
- Ich esse häufiger langsam und esse bewusster.
- Ich genieße das Essen mehr mit allen Sinnen (sehen, riechen, spüren, schmecken, hören).
- Ich habe seltener bzw. keine Heißhungerattacken mehr.
- Heißhungerattacken kann ich häufiger, ohne zu essen, stoppen.
- Ich sehe mich in der Vorstellung als natürlich Schlanken.
- Ich mag bzw. akzeptiere meinen Körper mehr.
- Ich erinnere mich häufiger an meine Stärken, Fähigkeiten und Erfolge und stärke damit mein Selbstwertgefühl.
- Ich habe seltener Angst vor Ablehnung.

- Ich verurteile mich seltener für Fehler.
- Ich erkenne häufiger negative Gedanken, die für meine negativen Gefühle verantwortlich sind.
- Ich schwäche häufig meine Ängste und Kränkungsgefühle ab, indem ich mir hilfreiche Gedanken mache.
- Ich ersetze meine kritischen Stimmen durch motivierende Stimmen.
- Ich verwende seltener Forderungen wie „sollte" und „darf nicht", sondern denke stattdessen „Es wäre besser ...", „Mir wäre lieber ...".
- Beim Blick in den Spiegel sage ich mir, dass ich mich mag.
- Ich bewege mich häufiger als früher bzw. betätige mich sportlich.
- Ich habe häufiger ein Bedürfnis nach gesunder Nahrung.
- Ich nehme mir häufig Zeit, mein Essen selbst zuzubereiten und schön anzurichten.
- Ich lasse häufiger einen Rest auf dem Teller liegen, wenn ich satt bin.
- Ich trinke 2 - 3 l Wasser oder Tee täglich.
- Ich setze bei Anspannung und Stress häufiger eine Atemübung oder die Muskelentspannung ein.
- Ich verurteile mich seltener für einen Ausrutscher.
- Ich habe seltener Ausrutscher.
- Ich habe mir neue Ziele im Beruf, in der Partnerschaft und im Privaten gesetzt.
- Ich lobe mich für jeden kleinen Schritt auf dem Weg zum natürlich Schlanken.

An dieser Liste sehen Sie, dass es viele Möglichkeiten gibt, einen Fortschritt für sich auszumachen. Sie haben sicher beim Lesen bemerkt: Ich spreche von „seltener", „weniger", „häufiger". Veränderungen verlaufen nicht nach dem Alles-oder-Nichts-Prinzip. In manchen Situationen wird es Ihnen gelingen, sich anders zu verhalten, in anderen nicht.

Da Lob und Bestätigung unser Treibstoff sind, um uns

zu motivieren und voranzutreiben, sollten Sie die Kriterien, wann Sie etwas als Erfolg betrachten, niedrig halten. Wenn Sie Perfektion erwarten, gibt es sonst viel zu wenig Gelegenheiten, sich etwas Gutes zu sagen oder zu gönnen!

Die Devise heißt auf ein Neues: **Jeder einzelne Schritt auf dem Weg zum Ziel zählt**. Den Canyon neuer Gewohnheiten können Sie nur graben, indem Sie geduldig Tag für Tag aufs Neue anders denken und handeln. Wenn Ihnen der Weg zum Ziel so unendlich lang vorkommt, dann entscheiden Sie sich: **immer nur für diesen einen Tag**, der vor Ihnen liegt, das neue Verhalten zu zeigen. Wenn Sie gerade mal wieder den Eindruck haben, nicht recht voranzukommen, dann schlagen Sie einfach die Erfolgsliste auf und überzeugen sich, dass Sie genügend Fortschritte machen.

Rückblick und Ausblick

Sie haben sich entschieden, natürlich schlank zu sein und Ihr Leben zu genießen. Nehmen Sie Ihr Übergewicht als Herausforderung, neue Einstellungen zu entwickeln und Ihren Körper so zu behandeln, dass es Ihnen und ihm gut geht.

Es gibt nur eine Person in Ihrem Leben, der Sie gefallen müssen - das sind Sie selbst. Werden Sie nicht schlank für andere, denn dann geben Sie die Verantwortung für sich und Ihr Leben aus der Hand. Sie wissen niemals sicher, wie andere sich verhalten. Andere können plötzlich ihre Meinung ändern. Und dann gibt es für Sie keinen Grund mehr, Ihr Gewicht zu reduzieren bzw. zu halten. Wenn Sie für andere schlank werden wollen, könnten Sie einen etwaigen Misserfolg damit entschuldigen, dass die anderen sich nicht so verhalten haben, wie Sie es erwartet haben.

Der Körper, den Sie gestalten, gehört Ihnen ganz allein. Er ist der einzige Ort, an dem Ihre Seele wohnen kann.

Wenn Sie ihn für sich formen, werden Sie einen größeren Ansporn haben. Sie schaffen sich Ihren Körper, der auf Ihre ureigensten Bedürfnisse zugeschnitten ist. Sie tun es für sich selbst und nicht für andere. Deshalb wird Ihr Erfolg dauerhaft sein und Sie werden ihn genießen.

Machen Sie sich das Geschenk, natürlich schlank und zufrieden mit sich zu sein. Sie müssen sich nicht mehr ständig um Ihr Gewicht sorgen, nach neuen Diäten suchen, sich wegen Ihres Gewichts verurteilen, sich von Aktivitäten wegen des Gewichts zurückhalten, sich Versager schimpfen. Sie haben die Gabe, sich selbst zu beschenken.

Sie brauchen die Einstellung, dass Sie Gutes verdienen, wenn Sie sich mit einem schlanken Körper beschenken wollen. Wenn Sie darauf warten, dass Sie sich so fühlen, als ob Sie Gutes verdienen, ehe Sie sich etwas Gutes tun, warten Sie vergebens. Zunächst benötigen Sie die Einstellung, dass Sie liebenswert sind und Schönes verdienen. Dann müssen Sie sich danach verhalten und sich kleine Komplimente und Geschenke machen. Und erst mit der Zeit werden Sie spüren, dass es ‚richtig' ist, sich so zu behandeln.

Wann haben Sie sich das letzte Mal ein Geschenk gemacht? Sie brauchen dazu keinen bestimmten Anlass und müssen keine bestimmte Leistung vollbringen. Es muss auch kein teures Geschenk sein. Ein Geschenk kann ein Blumenstrauß, ein schönes Bad, ein paar Stunden etwas zu lesen, eine schöne Musik zu hören, sein. Es soll ausdrücken, dass Sie sich selbst wichtig nehmen und als liebenswert ansehen.

Erfolgreiche Leistungen und Ereignisse bringen Ihnen von alleine keine Zufriedenheit. Sie können jetzt Zufriedenheit wählen und trotzdem weitere Ziele anstreben. Klopfen Sie sich auf die Schulter und sagen Sie sich: *„Ich habe es verdient, glücklich zu sein."* Geben Sie sich jetzt schon das

Gefühl, das Leben eines natürlich Schlanken zu genießen.

Sagen Sie sich: *"Von diesem Augenblick an bin ich ein natürlich schlanker Mensch. Ich denke, fühle und verhalte mich wie ein natürlich Schlanker, gleichgültig was auch geschieht. Ich erlaube mir, jetzt schon schlank zu sein."*

Seien Sie geduldig mit sich. Geben Sie sich Zeit und Raum für Ausrutscher und Rückschläge. Der Weg zum natürlich Schlanken ist voller Stolpersteine.

Es kann sein, dass sich Ihre Umwelt Ihnen gegenüber plötzlich anders verhält. Häufig versucht die Umwelt auch, Sie zu boykottieren. Sie versteht nicht, dass Sie alles essen, was Sie möchten, ohne in „Du-darfst"- und „Du-darfst-nicht"-Kategorien einzuteilen. Wenn Sie möchten, können Sie anderen erklären, wie natürlich Schlanke essen. Möglicherweise werden diese es dennoch nicht verstehen. Einige Menschen finden, dass Leiden und Verzicht zur Gewichtsabnahme gehören. Sie denken, dass sie besser wissen, was für Sie richtig ist. Sie denken, dass Sie nicht essen können, was Sie wollen, und trotzdem abnehmen. Sie vergessen dabei aber, dass Sie nur essen, wenn Sie körperlich hungrig sind, und aufhören, wenn der Hunger gestillt ist.

Sie brauchen diese Menschen nicht zu überzeugen, weshalb Sie sich so verhalten. Gleichgültig, ob andere Sie verstehen oder nicht, können Sie ihnen mitteilen, welche Unterstützung Sie von ihnen wünschen.

Möchten Sie, dass andere Sie loben, wenn Sie sich wie ein natürlich Schlanker verhalten? Möchten Sie, dass andere überhaupt zu Ihrer Ernährung schweigen? Möchten Sie häufiger oder gar nicht in ein Restaurant essen gehen? Möchten Sie alleine essen? Möchten Sie, dass andere dieses Programm lesen? Teilen Sie es den anderen mit. Wenn Sie von anderen nicht die gewünschte Unterstützung bekommen, liegt es an Ihnen, sich zu entscheiden, ob Sie weiterhin mit diesen Menschen zusammenkommen möchten. Was für Sie zählt, ist, das Leben eines natürlich Schlanken zu leben:

1. **Sie essen dann, wenn Sie wirklich körperlichen Hunger haben. Sie essen nicht, wenn Sie ein seelisches Verlagen haben, sondern schauen nach, welche Einstellungen oder Bilder Sie zu diesen Gefühlen gebracht haben und wie Sie diese auf angemessene Weise verändern können.**
2. **Wenn Sie körperlichen Hunger haben, fragen Sie sich, worauf Sie Lust haben. Was möchten Sie am liebsten? Dann essen Sie genau das. Wenn Sie sich Essen verbieten, denken Sie wie ein Übergewichtiger.**
3. **Sie essen bewusst und genießen das Essen mit allen Sinnen.**
4. **Sie hören auf, wenn Sie gesättigt sind.**

Das Leben eines natürlich Schlanken zu leben, bedeutet, sein Leben zu genießen und die ständige Beschäftigung mit dem Essen aufzugeben. Der natürlich Schlanke weiß, dass er sich und seinem Körper vertrauen kann. Er weiß, dass er liebenswert ist, so wie er ist, und ist bereit, sich in jedem Moment zu akzeptieren.

*Nur wenn wir selbst
neue Schritte machen,
können wir den alten Tanz
verändern.*
Harriet Goldhor Lerner

Schlusswort

Liebe Leserin, lieber Leser,
nun ist es Zeit, good bye zu sagen. Ich danke Ihnen für die Zeit, die Sie mit mir verbracht haben. Sie waren offen für Neues und mutig, ein Risiko einzugehen. Ihre Seele und Ihr Körper werden es Ihnen danken. Ihre neuen Einstellungen, die Sie sich angeeignet haben, werden Ihnen mehr innere Zufriedenheit und Lebensfreude schenken. Ihre neuen Essgewohnheiten und körperlichen Aktivitäten werden Ihrem Körper zu einer veränderten äußeren Form, zu mehr Genuss, Gesundheit und Entspannung verhelfen.

Sie haben eine großartige Leistung vollbracht, dass Sie bis zum Ende des Programms durchgehalten haben. Das Ende des Buches ist erst der Beginn Ihrer lebenslangen Veränderung. Denken Sie daran: Es kommt auf Ihre Beständigkeit an und nicht auf den schnellen Erfolg. Vergessen Sie nicht, sich durch kleine Belohnungen bei der Stange zu halten. Wie wäre es, wenn Sie sich Belohnungen fürs Durchhalten ausdenken, wenn Sie 1 Monat, 3 Monate und 1 Jahr von jetzt an als natürlich Schlanker gelebt haben?

Lesen Sie die einzelnen Kapitel immer wieder einmal durch. Mit den Strategien zur Beeinflussung Ihrer Gefühle können Sie sich in jeder Situation wieder ins seelische Gleichgewicht bringen. Ich wünsche Ihnen, dass Sie die Zufriedenheit in Ihrem Körper und in Ihrem Leben verspüren können, die ich erleben darf.

Wenn Sie möchten, können Sie mich an Ihren persönlichen Erfahrungen und Fortschritten teilhaben lassen und mir schreiben. Ich freue mich über jede Rückmeldung und freue mich mit Ihnen über jeden Fortschritt und jede Veränderung, die Sie bewirken.

Ihre *Doris Wolf*

Anhang:

Die wichtigsten Schritte des Natural Weight Program auf einen Blick:

Sie denken und handeln wie ein natürlich Schlanker (Kapitel 1 - 4):
Sie essen nur, wenn Sie körperlich hungrig sind.
Sie essen genau das, worauf Sie Lust haben.
Sie essen bewusst und mit Genuss.
Sie hören dann auf, wenn sie satt sind.

Wenn Sie in Zukunft Verlangen nach Essen verspüren, fragen Sie sich:

Bin ich körperlich hungrig	oder habe ich ein seelisches Verlangen?
Wenn ja:	Wenn ja:
Was genau will ich essen und/oder trinken?	Wie kann ich meinen seelischen Hunger befriedigen? Was kann ich tun, statt zu essen? (Wohlfühl-Liste)

Täglich malen Sie sich in der Phantasie aus, wie Sie bereits natürlich schlank sind und sich wie ein natürlich Schlanker verhalten. Kritische Stimmen ersetzen Sie durch motivierende Stimmen.

Sie ersetzen negative Einstellungen durch positive und hilfreiche Einstellungen (Kapitel 5 - 7):
Sie behandeln Ihren Körper liebevoll - wie Ihren Freund und treuen Begleiter. Er hat es verdient, dass Sie gut für ihn sorgen.
Sie lernen sich selbst als liebenswert anzusehen und sprechen sich liebevoll im Spiegel an.
Sie begegnen Langeweile und innerer Leere, indem Sie aktiv werden, Interessen nachgehen und Kontakt zu anderen aufnehmen.

Sie akzeptieren Ihr Verhalten und das Verhalten anderer für den Augenblick und suchen nach Möglichkeiten, wie Sie Ihre Wünsche dennoch erfüllt bekommen.
Sie verzeihen sich Fehler und arbeiten daran, den Schaden wiedergutzumachen und die Fehler in Zukunft zu vermeiden.

Sie sorgen dafür, dass das Essen Ihnen die größtmögliche Befriedigung gibt, und achten auf Qualität und optimalen Geschmack (Kapitel 8):
Sie setzen all Ihre Sinne (sehen, riechen, schmecken, spüren, hören) ein.
Sie nutzen alle Möglichkeiten, Ihr Verlangen zu stoppen.

Sie bauen Anspannung, Stress und negative Gefühle durch Atem- und Entspannungsverfahren ab und sorgen für mehr Bewegung (Kapitel 9).

Sie erweitern Ihre Blickrichtung. Ihr Leben besteht nicht nur aus Gewicht (Kapitel 10):
Sie akzeptieren, wenn Sie ab und zu einen Ausrutscher haben, und begeben sich dann wieder zurück auf Ihren Weg zum natürlich Schlanken.
Sie geben sich genügend Gründe dafür, schlank zu werden, und überwinden die Angst vor dem Schlanksein.
Sie suchen ganz bewusst jeden Tag nach Möglichkeiten, sich für einen Fortschritt zu loben.
Sie setzen sich neue Ziele, wie Sie Ihr Leben noch verbessern und sich mehr Zufriedenheit verschaffen können.

Hilfreiche Informationen im Internet

www.expertenrat.info
Kostenlose psychologische Videos zu Angststörungen - ihren Ursachen und der Behandlung

www.angst-panik-hilfe.de
Informationen zu Angststörungen für Betroffene und Angehörige

www.psychotipps.com
Selbsthilfe-Strategien und Tipps für die Bewältigung persönlicher und zwischenmenschlicher Probleme

www.partnerschaft-beziehung.de
Hilfestellungen und Informationen zu Partnerschafts- und Beziehungsproblemen

www.selbsthilfe-beratung.de
Psychologische Erste-Hilfe-Strategien zur Linderung seelischer Probleme

www.lebenshilfe-abc.de
Psychologische Informationen und Hilfestellungen zu mehr als 450 psychologischen Themen - Psychologie Lexikon

PAL Lebenshilfe-Bibliothek
Ratgeber erfahrener Therapeuten

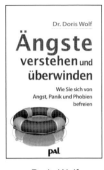

Doris Wolf
Ängste verstehen und überwinden
Auflage 250.000 Exemplare

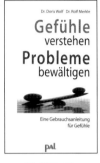

Wolf/Merkle
Gefühle verstehen Probleme bewältigen
Auflage 295.000 Exemplare

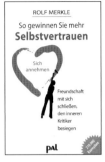

Rolf Merkle
So gewinnen Sie mehr Selbstvertrauen
Auflage 250.000 Exemplare

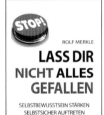

Rolf Merkle
Lass dir nicht alles gefallen
Auflage 115.000 Exemplare

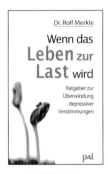

Rolf Merkle
Wenn das Leben zur Last wird
Auflage 100.000 Exemplare

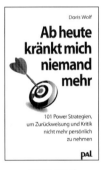

Doris Wolf
Ab heute kränkt mich niemand mehr
Auflage 60.000 Exemplare

Unsere Selbsthilfe-Ratgeber werden von vielen Kliniken, Ärzten, Beratungsstellen und Psychotherapeuten zur Therapiebegleitung und zur Nachsorge empfohlen.

PAL Verlag - Am Oberen Luisenpark 33 - 68165 Mannheim
Tel: 0621 - 415741 (9-13Uhr)
www.palverlag.de - www.partnerschaft-beziehung.de
www.expertenrat.info - www.lebenshilfe-abc.de